Dr. Dr. Michael Despeghel
mit Doris Muliar

DIE
INTERVALLDIÄT

Effizient und gesund abnehmen –
mit nur 2 Tagen Diät pro Woche

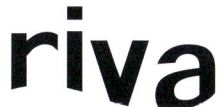

Bibliografische Information der Deutschen Nationalbibliothek
Die Deutsche Nationalbibliothek verzeichnet diese Publikation in der Deutschen National-
bibliografie. Detaillierte bibliografische Daten sind im Internet über http://d-nb.de abrufbar.

Für Fragen und Anregungen
info@rivaverlag.de

Wichtiger Hinweis
Dieses Buch ist für Lernzwecke gedacht. Es stellt keinen Ersatz für eine individuelle medizi-
nische Beratung dar und sollte auch nicht als solcher benutzt werden. Wenn Sie medizini-
schen Rat einholen wollen, konsultieren Sie bitte einen qualifizierten Arzt. Der Verlag und die
Autoren haften für keine nachteiligen Auswirkungen, die in einem direkten oder indirekten
Zusammenhang mit den Informationen stehen, die in diesem Buch enthalten sind.

Originalausgabe
1. Auflage 2019
© 2019 by riva Verlag, ein Imprint der Münchner Verlagsgruppe GmbH
Nymphenburger Straße 86
D-80636 München
Tel.: 089 651285-0
Fax: 089 652096

Redaktion: Desirée Šimeg
Umschlaggestaltung: Manuela Amode
Umschlagabbildungen: Shutterstock: Jacek Chabraszewski, margouillat photo
Innenabbildungen: Despeghel & Partner: 93–99, 304; VVG: 304; iStockphoto/Juanmonino
252; Shutterstock: a9photo: 215; Agfoto: 232, 263; Alexander Levitsky: 223; Andre Helbig: 144;
Audi Dela Cruz: 150; bitt24: 126, 143, 147; bloody: 207; Bratwustle: 231; carlosdelacalle: 299;
Diana Taliun: 238; Digivic: 235; Dream79: 167; Ekaterina Smirnova: 251; Elzbieta Sekowska: 179;
Fanfo: 159; Hassel Sinar: 295; hlphoto: 197, 259, 285; Ildi Papp: 281, 291; Jacek Chabraszewski:
193, 204; jirapath09: 171; Kamila i Wojtek Cyganek: 185; Kondor83: 201, 241; kungverylucky:
162; Lecic: 126, 163; Lisovskaya Natalia: 135; Lukas Gojda: 127, 219; Michael Vesia: 229; Olena
Mykhaylova: 153; Olha Afanasieva: 273; Peredniankina: 126, 139, 269, 277; PHB.cz (Richard Semik):
189; popovasdon: 225; Robyn Mackenzie: 127, 245; sarsmis: 131; siamionau pavel: 288; vsl: 249;
Wiktory: 129, 182; 175; 211; 255; 300
Satz: inpunkt[w]o, Haiger (www.inpunktwo.de)
Druck: Florjancic Tisk d.o.o., Slowenien
Printed in the EU

ISBN Print 978-3-7423-0803-0
ISBN E-Book (PDF) 978-3-7453-0424-4
ISBN E-Book (EPUB, Mobi) 978-3-74530-425-1

Weitere Informationen zum Verlag finden Sie unter

www.rivaverlag.de

Beachten Sie auch unsere weiteren Verlage unter www.m-vg.de

INHALT

Vorwort

Liebe Leserinnen, liebe Leser,

Beyoncé, Ben Affleck, Liv Tyler – sie alle tun es: Intervallfasten. Wieder so ein vollmundiges Pseudo-Diätkonzept, das viel verspricht und nichts hält? Nein! Und keine Sorge, es steht kein einzelner Diätguru hinter dem Konzept, sondern es fußt auf wissenschaftlichen Grundlagen in Form von Studien aus Deutschland, England, der Schweiz, Australien und den USA.

Jüngste Untersuchungen haben gezeigt, dass man mit Intervallfasten effektiver Fettmasse verlieren kann als mit einer streng kalorienarmen Diät. Neben der Gewichtsreduktion gelingt es durch das Intervallfasten, viele Volkskrankheiten positiv zu beeinflussen. Nach neueren Untersuchungen, die am Institut für Medizin und am Feist-Weiller Cancer Center der University of Southern California durchgeführt wurden, kann es selbst Krebs, Alzheimer, Parkinson oder Demenz entgegenwirken. Das Deutsche Krebsforschungszentrum in Heidelberg weist darauf hin, dass laut aktuellen Studien über ein Drittel aller Krebserkrankungen in Deutschland zu verhindern wären, wenn der Risikofaktor Übergewicht durch eine Gewichtsreduktion positiv beeinflusst werden könnte. Die Wirksamkeit des Intervallfastens ist also bewiesen. Das zeigt sich auch an den Erfolgen der zahlreichen Anhänger, die mit dieser Methode einen gesunden Lifestyle verfolgen.

Diese Erfolge können auch Sie erreichen. Das Gute ist, dass Ihnen beim Intervallfasten nicht vorgeschrieben wird, was Sie essen sollen und wie viel. Lediglich der Essensrhythmus ist entscheidend und die Gewichtsabnahme erfolgt schnell und vor allem nachhaltig. Diätfrust, Naschattacken und den gefürchteten Jo-Jo-Effekt gibt es bei dieser Methode nicht. Versprochen! Die Intervalldiät lässt sich ganz individuell und simpel in Ihren gewohnten Tagesablauf integrieren. Sie genießen Ihr Essen wie gewohnt, aber fasten dennoch wirksam und effizient. Ihre Pfunde werden blitzschnell und nachhaltig purzeln und Ihr Körper durchlebt einen Reinigungsprozess von innen und von außen. Wagen Sie den Versuch und erreichen Sie Ihre Ziele!

Kapitel 1

Die Intervalldiät

Zeitschriften wie *Geo* oder *Spiegel* übertrumpfen sich mit den innovativsten Diäten, die viel versprechen und am Ende doch meist nur Frustration und ein Gefühl des Versagens bringen. Es ist aber auch eine große Herausforderung, gesund zu leben, abzunehmen oder gesund und leistungsfähig zu sein, wo doch so viele Verlockungen auf uns warten: Essen, egal wann oder wo, wir haben ständig Zugang zu Nahrung. Wir sitzen zudem viel und bewegen uns zu wenig.

Es gibt jedoch eine etwas mildere Form der Diät, die wesentlich nachhaltiger ist und keinen Jo-Jo-Effekt im Schlepptau hat: das Intervallfasten. Es ist das abgeschwächte Pendant zum klassischen Fasten. Hierbei geht es weniger darum, was gegessen werden darf, sondern vielmehr darum, zu welchen Zeiten gegessen werden darf. Wissenschaftler tüfteln schon lange am optimalen Essensrhythmus, um Erkenntnisse zu erlangen, wie langfristig die größten gesundheitlichen Erfolge zu erzielen sind.

Aber Fasten alleine reicht nicht. Wer schnell, aber nachhaltig Gewicht verlieren, seine Vitalität steigern und dauerhaft gesund leben möchte, sollte zudem mehr Bewegung in seinen Alltag integrieren und seinen Lifestyle anpassen. Heutzutage bewegen wir uns immer weniger, während Nahrung überall und in Massen verfügbar ist. Wir sitzen beispielsweise jeden Tag durchschnittlich 11,5 Stunden — und das passt so gar nicht zu unseren Genen. Sitzen führt bereits nach 30 Minuten dazu, dass der Stoffwechsel sich verändert und die Fettverbrennung nicht mehr funktioniert. Die Folgen: Typ-2-Diabetes, Herzinfarkt, Hirnleistungsstörung, Demenz und natürlich die Gewichtszunahme.

Fasten kann heilsam sein

Fasten ist im Grunde genommen tief in unserer Genetik verankert, denn in der Stein-zeit waren die Menschen noch gezwungen zu fasten, da Nahrung nicht immer und jederzeit zur Verfügung stand. Heutzutage bieten Supermärkte und Schnellimbisse hingegen ständig und überall Zugriff auf etwas Essbares. Oft ist es aber nicht der Hun-ger, der uns zum Essen verleitet, sondern vielmehr Appetit oder schlicht Langeweile. Mit dem Intervallfasten lernen Sie, wieder zwischen richtigem Hunger und bloßem Appetit zu unterscheiden. Ihr Sättigungsgefühl wird trainiert, sodass sich ein neues Gefühl für das Essen und die Mengen einstellen kann. Zudem kommen ungesunde Essgewohnheiten ans Tageslicht.

Weitere positive Effekte der Intervalldiät sind:

- Senkung des Blutzucker- und Insulinspiegels: Bei der Vorbeugung und Behandlung von Typ-2-Diabetes kann die Intervalldiät positiv wirken. Patienten sollten jedoch vor dem Fastenbeginn unbedingt ihren behandelnden Arzt konsultieren.
- Gewichtsreduktion und Fitness: Die Ausschüttung des menschlichen Wachs-tumshormons HGH erhöht sich bis auf das Fünffache – bei Männern auf bis zu 2000 Prozent, bei Frauen auf bis zu 1300 Prozent. Je höher das Level, desto besser sind die Fettverbrennung und der Muskelaufbau. Das führt zu einer gesteigerten Kondition und die Muskeln regenerieren sich nach einem Training wesentlich schneller. Eine Gewichtsreduktion stellt sich relativ rasch ein.
- Anti-Aging: Durch die Bildung weiterer Mitochondrien – die Energiekraftwerke in den Zellen – werden die Zellen repariert und die Zellverjüngung wird angekurbelt.
- Erholung der Körperzellen und Gene: Der Körper kann nun zum Beispiel Abfall-stoffe aus den Zellen transportieren. Das Intervallfasten senkt zudem die Wahrscheinlichkeit für Herz-Kreislauf-Erkrankungen. Laut den Ergebnissen von Tierversuchen wirkt sich das Intervallfasten auch positiv auf den Blutdruck, die Blutfette, die Harnsäurewerte und den Cholesterinspiegel aus.
- Verbesserte Gedächtnisleistung: Das Intervallfasten verbessert die Hirnfunktion, da neue Nervenzellen gefördert werden können, beziehungsweise die Produktion des Wachstumsfaktors BDNF (brain derived neurotrophic factor), der wichtig für die Bildung neuer Synapsen ist. Diese Erkenntnisse belegte jüngst das Institut für Altersforschung in Baltimore.

- Verzögerter Alterungsprozess: In einer Studie lebten fastende Ratten 83 Prozent länger als nicht fastende Ratten. Die fastende Tiergruppe erhielt nur jeden zweiten Tag Nahrung, die andere Gruppe durfte jeden Tag ständig essen. Das verzögerte Wachstum und somit der verzögerte Alterungsprozess der fastenden Tiere könnte ein Indiz dafür sein, dass Intervallfasten zu einem längeren Leben und längerer Jungendlichkeit führen könnte.
- Verbesserung der Symptome bei Asthma: Bei einer zweiwöchigen Studie mit zehn übergewichtigen Asthmapatienten konnten eindrucksvolle Ergebnisse erzielt werden. Durch die Veränderung der Ernährung verbesserten sich ihre Symptome und ihre Lebensqualität stieg.
- Verminderung von Entzündungen und oxidativem Stress: Oxidativer Stress ist unter anderem die Folge von Rauchen, Medikamenten, zu langem Sonnen und übermäßigem Alkoholkonsum. Durch die Reduktion von Bauchfett können Entzündungen vermindert werden, die häufig als Ursache für chronische Krankheiten gelten.

Doch wo es Vorteile gibt, gibt es auch Nachteile. Zu Beginn einer Umstellung der Essenszeiten und -rhythmen meldet sich der Körper recht schnell und reagiert oft mit Abgeschlagenheit und Hungergefühl. Manche Menschen leiden auch zeitweise an leichten Kopfschmerzen, Übelkeit und Mundgeruch. Das ist aber meist nur in der Phase der Eingewöhnung und Anpassung der Fall. Sobald der Körper sich auf die Essens- und Fastenzeiten eingestellt hat, sollten diese negativen Effekte des Fastens abklingen.

So integrieren Sie die Intervalldiät in Ihren Alltag

Verzichtreiche, quälende Diäten mit Jo-Jo-Effekt waren gestern. Heute verlieren Sie lieber nachhaltig Gewicht mit Freude und Genuss! Intervallfasten macht's möglich. Es ist simpel und für jeden geeignet. Alles, was Sie dafür brauchen, ist

- die Lust auf einen schlankeren und gesünderen Körper (ab Seite 20 finden Sie gute Gründe, warum Sie diese Lust unbedingt haben sollten),
- Appetit auf tolle neue Rezepte (ab Seite 127 machen wir Ihnen ultimative Vorschläge),
- ein bisschen Geduld und Durchhaltevermögen. Denn mit der Intervalldiät nehmen Sie zwar schnell und stetig, aber nicht zu viel auf einmal ab.

Der Erfolg ist dafür sicher – und zwar ohne Jo-Jo-Effekt. Garantiert!

Ausreden gelten nicht mehr. Jetzt lernen Sie einen Weg kennen, Ihre Seele zu streicheln und gleichzeitig Ihr Gewicht zu reduzieren. Die Idee ist einfach und sensationell: Sie bauen ab sofort lange essensfreie Intervalle in Ihren Essensrhythmus ein. Egal ob Sie täglich 4 Stunden, 16 Stunden oder zweimal pro Woche 24 Stunden zwischen den Mahlzeiten pausieren – Sie bestimmen das Intervall, das am besten zu Ihren Gewohnheiten passt. Dabei können Sie essen, was Sie möchten. Sie brauchen also keine Kalorien zu zählen und müssen lediglich kleine Gewohnheiten verändern. Sie essen wie immer und wie es Ihr Tagesablauf zulässt. Nur in den Fastenphasen halten Sie strenge Diät. Sie werden schnell spüren, Ihr Körper reagiert positiv und Sie fühlen sich in kürzester Zeit wohler. Am besten verlieren Sie keine Zeit und fangen gleich morgen an! Schließlich wünscht sich doch im Grunde jeder Mensch einen Körper, in dem er sich wohlfühlt. Ihr Körper wird es Ihnen danken!

Sie sehen schon, dieses Buch ist kein Ratgeber für eine übliche Diät. Warum auch? Trotz Hunderter Diätkonzepte, von der Ananas- über die Brigitte- bis zur Kohlsuppen-Diät, hat sich die Zahl der Übergewichtigen in der Weltbevölkerung (außer in Dritte-Welt-Ländern) stetig vergrößert. Mit hanebüchenen Konsequenzen: In manchen westlichen Ländern sind 30 Prozent (!) der Menschen ständig auf Diät. Sie verzichten, leiden, quälen sich ... Und was hat es ihnen gebracht? Nichts. Im Gegenteil. Das gilt auch für Deutschland. Das Robert-Koch-Institut nennt in seiner 2013 veröffentlichten Studie zur Gesundheit Erwachsener in Deutschland konkrete Zahlen: Zwei Drittel der Männer (67 Prozent) und die Hälfte der Frauen (53 Prozent) sind übergewichtig. Ein Viertel der Erwachsenen (23 Prozent der Männer und 24 Prozent der Frauen) ist sogar stark übergewichtig, das heißt fettleibig. Das ist alarmierend!

Dabei haben die meisten Dicken ihr Übergewicht gründlich satt. Die Mehrheit würde lieber heute als morgen die überflüssigen Pfunde loswerden. Dafür gibt es ja auch gute Gründe. Mal abgesehen von Äußerlichkeiten – schlanke Menschen gelten in unserer Gesellschaft als attraktiv, leistungsfähig und sympathisch –, sind natürlich auch die Gesundheit und das Wohlbefinden überzeugende Argumente.

Welches Fastenintervall passt zu Ihnen?

Fasten gilt in zahlreichen Ländern seit jeher als universeller Bestandteil der Kultur und der Religion. Es bietet eine optimale Möglichkeit zur nachhaltigen Gewichtsreduktion und kann sogar als eine Art Panaceum betrachtet werden.

Intervallfasten ist eine besondere Art des Fastens, denn es geht dabei nicht um Verzicht, Hungerperioden und Tage oder gar Wochen der Abstinenz, sondern um eine unvergleichlich einfache und angenehme Variante, mit der Sie Gewicht verlieren und Ihre Lebensqualität steigern können. Faktoren, die für Ihre Gesundheit, Jugendlichkeit und sogar Psyche entscheidend sind, können hiermit optimiert werden.

Intervallfasten ist im Grunde für jedermann geeignet. Menschen, die gesundheitlich vorbelastet sind und Medikamente einnehmen müssen, sollten jedoch vorab einen Arzt konsultieren und gegebenenfalls die wichtigsten Gesundheitsparameter bestimmen lassen. Besondere Vorsicht ist bei Menschen mit Essstörungen wie etwa Bulimie, Magersucht oder Übergewicht geboten.

Jeder Mensch, der sich für die Intervalldiät entscheidet, kann aus vielen Variationen des »Teilzeitfastens« wählen. Hierbei spielen unter anderem der individuelle Tagesablauf, die Arbeit, die Gewohnheiten oder die Vorlieben eine Rolle. Bei all den verschiedenen Arten ist der Rhythmus entscheidend. Die gängigsten Intervalle sind 5 zu 2, 16/8 und 20/4.

5-zu-2-Variante

Bei der 5-zu-2-Variante wird nicht jeden Tag gefastet, sondern lediglich an zwei beliebigen Tagen pro Woche. An fünf von sieben Tagen dürfen Sie also essen, worauf Sie Lust haben! Doch auch wenn es hier keine strengen Pläne und Vorgaben gibt, sollte es nicht in ungehemmtes Schlemmen ausarten. Generell gilt: Alles, was gesund ist und schmeckt, ist erlaubt.

An den beiden Fastentagen erfolgt dann eine erhebliche Kalorienreduktion. Frauen dürfen dann nicht mehr als 500 Kalorien und Männer nicht mehr als 600 Kalorien zu sich nehmen. Das Kalorienkontingent dürfen Sie dabei nach Belieben auf eine oder mehrere Mahlzeiten verteilen. Damit dennoch eine ausreichende Sättigung erzielt wird, dürfen eiweiß- und ballaststoffreiche Lebensmittel auf dem Speiseplan nicht fehlen. Verzichten Sie hingegen auf kalorienhaltige Nahrung. Gerade wenn es darum geht, eine schnelle und nachhaltige Gewichtsreduktion zu erreichen, hilft es, die Kalorienzufuhr gering zu halten. Zudem sollten Sie stets viel trinken, am besten Wasser oder Tee.

Die Fastentage müssen dabei nicht unbedingt aufeinander folgen. Es ist jedoch sinnvoll, wenn Sie sich für zwei Tage entscheiden, die Sie kontinuierlich einhalten. Ihr Körper kann sich auf diese Weise schneller an den neuen Essensrhythmus anpassen. Wenn es aber ab und an nicht geht, weil beispielsweise ein Geburtstag vor der Tür steht, dürfen Sie Ihren Fastentag selbstverständlich verschieben – aber nicht ausfallen lassen!

Vorteile

- Für Einsteiger geeignet, denn diese Variante kann gut in den Alltag eingebaut werden.
- Es gibt keine Vorgaben bezüglich Kohlenhydraten oder Fetten. Man darf nach seinen Vorlieben essen.
- Diese Variante ist super für den Stoffwechsel.
- Es gibt keinen Jo-Jo-Effekt, weil der Körper sich nicht an einen Mangel adaptieren kann.
- Es sind schnelle Erfolge beim Abnehmen möglich: bei Frauen etwa ein halbes Kilo pro Woche, bei den Männern etwas mehr. Wichtig dabei ist, dass man an den Nicht-Fastentagen die Kontrolle über die Nahrungsmenge behält und kalorienhaltige Lebensmittel nicht in Unmengen verzehrt. Bereits nach 15 Stunden beginnt der Fettabbau.
- Diese Methode hilft nicht nur beim Abnehmen, auch ungesunde Blutwerte und der Blutdruck kommen wieder ins Lot.

16/8-Variante – Leangains

Viele Menschen praktizieren die 16/8-Methode seit Jahrzehnten und strotzen nur so vor Vitalität. Das hat mitunter dazu geführt, dass dies eine der beliebtesten Varianten des Intervallfastens ist. »Leangains« hat, wie der Name bereits andeutet, den Aufbau von reiner Magermasse zum Ziel. Für Anfänger ist dies wohl die sanfteste Art, den Einstieg in die Welt des Fastens zu wagen, denn die Essgewohnheiten müssen nicht umgekrempelt werden, sondern lediglich der Essensrhythmus. Daher ist diese Fastenmethode wesentlich leichter durchzuhalten als eine herkömmliche Diät. Auch bei sportlichen Menschen gewinnt diese Variante immer mehr an Beliebtheit: Morgens kann trainiert werden und mittags wird der Körper wieder mit Energie gefüllt.

Sie fasten bei dieser Methode über eine Zeitspanne von 16 Stunden. Nur innerhalb der 8 verbleibenden Stunden ist Essen erlaubt. Diesem Zyklus folgen Sie ab sofort. Mag sein, dass sich 16 Stunden Entbehrung im ersten Moment für Sie vielleicht nach einem Horrorszenario anhören, doch Sie werden schnell merken: Eigentlich ist es gar nicht so schwer. Die lange Fastenphase kann schließlich zum Großteil in die Nachtstunden gelegt werden. Wenn Sie dann das Frühstück weglassen, können Sie in dem achtstündigen Zeitfenster von 13 Uhr und 21 Uhr essen. Ab 21 Uhr fängt dann wieder die Fastenphase an und der Körper schaltet auf Fettverbrennung um. So wird eine schnelle Gewichtsreduktion möglich.

Auch bei der 16/8-Methode müssen Sie nicht auf bestimmte Lebensmittel verzichten oder Kalorien zählen. Doch wie bei der 5-zu-2-Methode ist das noch lange kein Freifahrtschein in die Welt der ungezügelten Schlemmereien! Das Maß ist wie so oft im Leben entscheidend. Genuss ist erlaubt, aber eben mit Bedacht. Wenn Sie Ihre Ziele schnell erreichen wollen, sind natürlich auch mehr Disziplin und Achtsamkeit gefragt.

Vorteile

- Die Zeitpunkte des Essens und Fastens lassen sich an die Vorlieben oder Tagesabläufe jedes Einzelnen anpassen. Je nachdem, welchen Tagesablauf man hat und was die eigenen Ziele sind.
- Besonders büro- und alltagstauglich, da es sich leicht in den gewohnten Tagesablauf individuell integrieren lässt.
- Es ist keine Planung oder Vorwissen nötig.
- Geeignete Methode, um mit dem Intervallfasten zu beginnen, aber auch für alle anderen Zielgruppen geeignet.
- Geeignet für Menschen, die sich einen vollen 24-Stunden-Fastenzyklus nicht zutrauen.
- Für eine schnelle und effektive Gewichtsreduktion, Konzentrationssteigerung und Stärkung des Immunsystems.

20/4-Variante – Warrior-Diät

Die 20/4-Variante des Intervallfastens ist eine verschärfte Version des 16/8-Rhythmus und daher eher für Fortgeschrittene geeignet. Darüber hinaus ist die Methode lediglich für drei bis sechs Monate zu empfehlen, weil es schwierig ist, in dem kurzen Zeitraum von vier Stunden, in dem gegessen werden darf, die lebensnotwendige Nährstoffzufuhr zu gewährleisten (Eiweiß, essenzielle Fettsäuren, Vitamine und Spurenelemente).

Bei der Warrior-Diät ist der Fastenrhythmus auf stolze 20 Stunden pro Tag festgelegt und nur 4 Stunden lang dürfen Sie Nahrung zu sich nehmen. In der Fastenphase soll zusätzlich ein Training erfolgen. Kalorienarme Getränke wie Wasser, schwarzer Kaffee oder Tee sind in dieser Phase erlaubt. Wenn der Hunger gar nicht auszuhalten ist, dürfen Sie auch Nüsse oder andere gesunde Sattmacher in kleinen Mengen essen.

Es hat sich bewährt, die Nahrungsaufnahme auf den Abend zu verschieben, da man über den Tag hinweg durch Arbeit, Sport oder andere Aktivitäten abgelenkt ist. Daher fasten die meisten eher morgens beziehungsweise tagsüber und genießen dafür das Abendessen umso mehr. Zudem ist der Blutzuckerspiegel morgens meist sehr niedrig und das Hungergefühl lässt länger auf sich warten. Selbstverständlich darf aber jeder individuell entscheiden, welcher Fastenzyklus am besten mit seinem Alltag kompatibel ist.

Es geht bei der Warrior-Diät primär um die Gewichtsabnahme, weniger um einen veränderten Lebensstil. Angelehnt ist diese Methode an das Leben der Krieger (engl. warrior) der Frühzeit, die tagsüber zur Jagd gingen und körperlich extrem aktiv waren. Lediglich einmal am Tag, üblicherweise in den Abendstunden, wurde dann mit den Stammesmitgliedern reichlich gegessen. Dementsprechend sollten Sie bei dieser Fastenmethode möglichst aktiv sein. Bei einem Bürojob oder anderen überwiegend sitzenden Tätigkeiten ist das mitunter gar nicht so einfach. Aber Sie könnten zum Beispiel in der Mittagspause oder direkt vor der vierstündigen Essensperiode Sport treiben. Nach dem Essen ist dann Erholung für den Körper angesagt. Verzichten Sie in dieser Zeit auf Sport, weil Ihr Körper nun mit der Verdauung beschäftigt ist und zur Ruhe kommen muss.

Vorteile

- In der 20-stündigen Fastenphase hat der Körper ein großes Zeitfenster, um die Fettverbrennung anzukurbeln und den Körper zu entgiften. Das Resultat ist mehr Power, man nimmt ab und man fühlt sich rundum fitter.
- Ganz nach dem Motto »Back to he roots« wird bei dieser Methode so naturbelassen wie nur möglich gegessen. Wie in der Steinzeit eben. Geschmacksverstärker und Co. werden demnach vom Speiseplan verbannt. Das entgiftet und vitalisiert den Körper zusätzlich.
- Dies ist keine herkömmliche Diät, sondern eine Lebensweise.
- Vitalität und Wohlbefinden steigen.
- Man hat mehr Freizeit und kann sich auf andere Dinge fokussieren als auf Essen, da man nicht ständig mit der Essenszubereitung beschäftigt ist.
- Anders als bei der 16/8- und 5-zu-2-Variante ist diese lange Fastenperiode in Verbindung mit sportlicher Belastung tagtäglich nur etwas für Hartgesottene und somit nicht für den Einstieg zu empfehlen.

Kapitel 2

Das Ziel: Auf Dauer schlank sein und gesünder leben!

Wie oft haben Sie in Ihrem Leben schon versucht, etwas an sich zu verändern, weil eine bestimmte Verhaltensweise Sie genervt hat oder Ihnen nicht guttat? Also das Rauchen aufzuhören, mehr Sport zu treiben, zwei Kilo abzunehmen, weniger zu arbeiten und mehr Zeit für Ihre Partnerin oder Ihren Partner und die Familie zu haben et cetera? Wie oft ist es Ihnen denn tatsächlich gelungen, Ihr gewohntes Verhalten zu verändern? Und wie oft mussten Sie es bei dem bloßen Vorhaben belassen? Einfach mal eben sein Leben verändern – so einfach geht das nicht.

Vielleicht tröstet es Sie, dass Sie mit dieser Erfahrung nicht allein sind. Veränderungen fallen fast allen Menschen schwer. Warum ist das so? Wir haben doch ein konkretes Ziel vor Augen und verfügen über ein enormes Faktenwissen aus Fernsehen, Zeitungen und Magazinen. Wir wissen, dass Rauchen Krebs verursacht, und uns ist klar, dass wir immer dicker werden, wenn wir mehr essen, als wir brauchen, und uns zu wenig bewegen. Wissen allein scheint jedoch nicht auszureichen, um zu handeln. Sonst wäre die Menschheit ganz sicher gesünder. Keiner würde mehr rauchen oder Abend für Abend untätig auf dem Sofa herumhängen. Wissen motiviert zwar, das ist keine Frage. Doch wo ist der Haken? Warum wird aus guten Vorsätzen nicht sofort ein positiver Lebensstil? An welcher Schraube müssen wir drehen?

Warum Veränderungen so schwerfallen

Verhaltensforscher wissen, dass der Mensch für seine geistig-seelische Unbeweglichkeit gar nichts kann. Unfähigkeit oder ein Mangel an Disziplin sind auch nicht die Gründe dafür, dass es mit dem Abnehmen nicht klappt oder der Bauchumfang ungewollte Ausmaße annimmt. Vielmehr liegt es daran, dass der Mensch von seinem biologischen Bauplan her nicht auf Veränderungen programmiert ist. Sprich: Der Mensch ist ein Gewohnheitstier. Im Laufe der Evolution machte das auch Sinn. Das half ihm beim Überleben. Regeln und Gewohnheiten schaffen Sicherheit.

Neue Situationen und neue Verhaltensweisen machen dem Menschen Angst. Studien zeigen, dass wir das Positive an einer Veränderung oder an einem gesünderen Lebensstil nicht spontan erkennen können. Im Gegenteil: Wir empfinden allein die Vorstellung, etwa morgens regelmäßig durch den Wald zu laufen, als einen Angriff auf unser wohl eingerichtetes Leben, auch wenn uns unsere behäbige Lebensweise schon lange nicht mehr guttut.

Fazit: Zwar ist unser Organismus ein hoch kompliziertes Wunderwerk der Natur, doch bezogen auf unser Verhalten sind wir noch recht urtümlich strukturiert. Diese Ur-Codes, die bereits das Verhalten der ersten Menschen prägten, sind schuld daran, dass wir nur schwer aus unserer Haut können.

Bedürfnisse und innere Motive

Zu den primären Bedürfnissen des Menschen gehören Sauerstoff, Nahrung, Schlaf, das Vermeiden von Schmerzen, sexuelle Befriedigung, Bewegung ... Sie motivieren uns zu bestimmten Verhaltensweisen und helfen seit Urzeiten, uns am Leben zu erhalten. Trotzdem ist es möglich, diese Bedürfnisse – obwohl (über-)lebensnotwendig – teilweise auszublenden oder zu unterdrücken. Jeder kann eine Weile ohne Schlaf auskommen. Auch ein paar Tage ohne Essen übersteht man problemlos. Keinen Sex zu haben ist zwar freudlos, doch man kann ohne ihn leben.

Hinsichtlich der Entwicklung von Verhaltensweisen sind aber unsere sekundären Bedürfnisse entscheidend. Dazu gehören beispielsweise Sicherheit oder Zuwendung. Unser Sicherheitsbedürfnis zählt zu den ursprünglichsten Motivationen für Verhalten überhaupt. Wir müssen uns zwar heute nicht mehr vor wilden Tieren und brandschatzenden Horden schützen, dennoch ist die Angst vor einer Lebensbedrohung tief in unserem Erbprogramm verankert. Sicherheit hält uns am Leben, Unsicherheit bedroht uns.

Sicherheit bieten beispielsweise ein gefahrloser Rückzugsort und eine verlässliche Ernährungslage. Und nun beschließen Sie beispielsweise, am nächsten Montag mit dem Abnehmen zu beginnen. Was sagt Ihr Instinkt? »Bist du verrückt? Wenn du das machst, erlebst du magere Zeiten. Mangel und Hunger drohen. Keine gute Idee. Iss lieber weiter wie gehabt!«

Die Moral von der Geschichte: Ihr Vorhaben, Ihre Lebensweise zu ändern, bedroht zunächst Ihr Bedürfnis nach Sicherheit – oder wie in unserem Beispiel die gesicherte Ernährungslage. Das bremst natürlich jeden Plan in diese Richtung erst einmal ungewollt aus. Denn unser Verstand, also unser reiner Wille, ist völlig chancenlos gegen unsere inneren Motive. Das Motto lautet: Lieber einen dicken Bauch als Notzeiten.

Das Projekt Gewichtsabnahme kann deshalb schon vor dem Start zum Scheitern verurteilt sein. Vor allem wenn zum Abnehmen eine Fastenkur oder eine Radikaldiät geplant ist. Selbst wenn wir mit unmenschlich hartem Willenseinsatz eine »Erfolgsdiät« zwei Wochen lang durchziehen, kehren wir danach zu unseren alten, Sicherheit gebenden Gewohnheiten zurück – zutiefst erleichtert, dass der Stress ein Ende hat. Zur Sicherheit legen wir gleich noch ein paar Pfunde mehr zu, als wir vorher schon auf den Rippen hatten. Der Jo-Jo-Effekt lässt grüßen.

Wie innere Motive unsere Vorhaben boykottieren

Als ob unser Verlangen nach Sicherheit als Hürde nicht ausreichen würde, machen es uns noch weitere Ur-Codes schwer, ein neues Verhalten einzuüben. Jeder Mensch ist süchtig nach Anerkennung und Zuwendung. Dieses Bedürfnis ist ebenso grundlegend wie das nach Sicherheit. Anerkennung bekommen wir in der Regel von den Menschen, die uns lieben: Eltern, Kinder, Partner oder Freunde, aber auch Vorgesetzte und Kollegen haben Achtung vor uns – sofern wir uns entsprechend verhalten. Wer täglich 16 Stunden im Büro verbringt oder auf den Urlaub verzichtet, um seine Unentbehrlichkeit in der Firma zu demonstrieren, will dafür geschätzt und gelobt werden. Dass er dabei den Kürzeren zieht, weil er auf Entspannung und Freizeit verzichtet, ist ihm zunächst nicht bewusst. Das passiert frühestens, wenn die ersten Krankheitssymptome auftauchen. Ein anderes Beispiel: Wer sich pflegt, auf seine Figur achtet und sich nach der aktuellen Mode richtet, will dafür bewundert werden.

Der kleine, aber feine Unterschied zwischen den beiden Lebensarten: Typ eins verzichtet auf Schlaf, regelmäßige Bewegung sowie Auszeiten und fährt sich mit ziemlicher Sicherheit irgendwann mit einem Burn-out an die Wand. Typ zwei zeigt genauso sein Bedürfnis nach Anerkennung, sorgt dabei aber auch gut für sich selbst. Er bewegt sich regelmäßig, pflegt seinen Körper und verwöhnt sich mit ausgesuchter Kleidung. Wer von beiden Typen das gesündere Verhalten an den Tag legt, ist nicht schwer zu erkennen.

Was das alles mit Ihnen zu tun hat? Ganz einfach: Wenn Sie zu den Zeitgenossen gehören, die ihr Bedürfnis nach sozialer Anerkennung damit befriedigen, dass sie ihren Körper vernachlässigen, sollten Sie rasch umdenken. Schaffen Sie es hingegen, Anerkennung und Zuwendung an einen gesunden Lebensstil und eine aktive Körperwahrnehmung zu koppeln, stehen Sie langfristig auf der Gewinnerseite.

Wie Gewohnheiten Veränderung blockieren

Bekannte, wiederkehrende Situationen geben uns Halt und Sicherheit im Alltag. Wir sparen auf diese Weise Kräfte für überraschende oder extreme Momente. Die meisten Menschen richten sich ihr Leben so ein, dass die täglichen Handlungen immer nach dem gleichen Muster ablaufen. Ein Morgenritual aus Aufstehen, Duschen, Anziehen, Frühstücken und Zähneputzen hat absolut seine Berechtigung. Es spart Energie, die wir an anderer Stelle gut brauchen können, und wir haben dabei das Gefühl, dass alles in bester Ordnung ist – das gibt uns Sicherheit.

Derselbe unbewusste Wunsch nach Sicherheit liegt einem anderen Ritual zugrunde. Stellen Sie sich vor, Sie kommen abends nach einem langen Tag nach Hause. Zuerst gehen Sie zum Kühlschrank und holen sich ein Bier. Dann geht es ab aufs Sofa, Füße hoch – halt, erst noch eine Tüte Kartoffelchips, bitteschön. Perfekt abgerundet wird Ihr Abendritual mit etwas TV-Sport oder einer der vielen Talkshows.

Beide Rituale sind sehr menschlich. Gegen das Morgenritual ist aus gesundheitlicher Sicht nichts einzuwenden. Das Abendritual sorgt dagegen – Sicherheit hin, Geborgenheit her – auf lange Sicht für ein paar Pfunde mehr auf den Rippen und ungesunde Harnsäurewerte. Wenn Sie sich jetzt, aufgerüttelt durch die Angst vor schlimmen Krankheiten, allerdings vornehmen, ab sofort auf die abendliche Bier-Chips-Kombi zu verzichten, passiert Folgendes: In Ihrem Unterbewusstsein schrillen die Alarmglocken! Sobald Sie das vertraute Ritual, den gewohnten Rhythmus durchbrechen, signalisiert Ihr Gehirn: »Hier läuft etwas verkehrt. Etwas ist anders, das bedeutet Gefahr. Mit der alten Gewohnheit habe ich mich sicher gefühlt. Jetzt geht es mir an den Kragen!«

So paradox es klingt, es bringt uns genauso durcheinander, morgens auf die gewohnte Dusche zu verzichten wie abends auf das Belohnungsbier. Aus genau diesem Grund ist es wesentlich schwerer, die Gewohnheiten, die dazu geführt haben, dass Sie sich heute zu dick fühlen, in den Griff zu bekommen, als den Bauch selbst!

Ziele müssen realistisch sein

Die individuellen Voraussetzungen eines Menschen sind das A und O, wenn es um eine nachhaltige Änderung des Lebensstils geht. Nur wenn wir genau wissen, welche Ziele für uns machbar sind, schaffen wir es, uns positiv zu verändern.

Kapitel 3

Warum abnehmen? Ein guter Grund ist Ihr Wohlbefinden

Ob Sie sich gefallen und attraktiv finden oder nicht, sehen Sie im Spiegel. Er zeigt Ihnen schonungslos Ihre Problemzonen. Sicher haben Sie sich schon öfter ausgemalt, welche Vorteile es hätte, ein paar Pfunde weniger auf die Waage zu bringen: Problemlos die aktuelle Mode tragen. Voller Freude in Badehose oder Bikini zum Baden gehen. Vom anderen Geschlecht positiv wahrgenommen werden. Mehr Spaß an körperlicher Aktivität haben. Leichter durch den Alltag kommen. Sich im eigenen Körper wohlfühlen. Sein eigenes Spiegelbild mögen. Anerkennende Blicke von Fremden ernten ... Das alles sind richtig gute Gründe, um abzunehmen. Stellen Sie sich einfach vor, wie »leicht« das Leben ohne den Ballast Ihres Übergewichts wäre. Nichts beschert Ihnen mehr Lebenslust als die Zufriedenheit mit sich und Ihrem Körper. Sie hat das Potenzial, Ihr komplettes Leben im positiven Sinn zu ändern.

Bei Andreas Fischer (28) hat es funktioniert – er hat mithilfe der Intervalldiät ganze 46 Kilogramm in einem Zeitraum von zwei Jahren abgenommen. Ende 2011 wog der 1,90-Meter-Mann noch 127 Kilogramm. Dabei war er als Kind immer viel zu dünn gewesen. Seine Mutter machte sich damals Sorgen, und mit zwölf Jahren wurde er sogar auf Kur geschickt – nach Bayern. Sechs Wochen, in denen er sich rundum wohlfühlte und die ihn bis heute geprägt haben. Später jedoch wurde er, so nennt er es selbst, zum »Glücksfresser«. Er erzählt:

*»Ich war eher ein Einzelgänger und hatte wenige Freunde. Die Unzufrie-
denheit mit meinem Privatleben kompensierte ich mit Essen. Zwar bekam
ich Bestätigung in meinem Beruf, denn ich war als Molkereitechniker recht
erfolgreich, doch über meine Unsicherheiten und Minderwertigkeitskom-
plexe half mir das nicht hinweg. Den Ausgleich verschaffte ich mir über
das ›Futter‹. So kam es häufiger vor, dass ich abends nach der Arbeit zum
McDrive fuhr und mir für 25 Euro Fastfood bestellte. Das waren dann sechs
Cheeseburger, eine 20er-Box Chicken McNuggets, ein oder zwei Fischbur-
ger, zwei Tüten Pommes, ein großer Milchshake und eine große Cola – alles
für eine Mahlzeit!«*

Andreas Fischer wusste, dass eine solche Ernährung nicht in Ordnung war.

»Doch es war mir egal! Ich freute mich jeden Abend auf meine Fressorgie.«

So ging das einige Jahre, bis der junge Mann genug davon hatte, dass er nach wenigen Treppenstufen völlig außer Atem kam und er beim Bücken seinen Bauch nicht
mehr weit genug einziehen konnte, um seine Schuhe binden zu können. Für seine
geliebten Wanderungen fehlte ihm die Puste und er schämte sich zu sehr, in ein
öffentliches Schwimmbad zu gehen. Zu guter Letzt reute ihn das viele Geld, das für
das tägliche Fastfood draufging. Heute, im Jahr 2018, sagt er:

*»Das Essen war eine Sucht – wie bei einem Alkoholiker. Ständig musste ich
mir etwas in den Mund schieben. Also aß ich zwischen den sowieso schon
üppigen Mahlzeiten auch noch viele süße Snacks. Diese Sucht wollte ich
mir gehörig versalzen. Dafür habe ich mir plakativ vor Augen geführt, wie
unattraktiv ich bin. Mit dem Spiegel gelang das nicht optimal, denn im
Hemd sah ich nach meiner Einschätzung immer noch passabel aus. Aber
auf Fotos konnte ich mich nicht mehr sehen. Sie zeigten mir die ganze
Wahrheit.*

*Mein Plan war es, bis zu meinem 30. Geburtstag unbedingt besser aus-
zusehen, gesünder und fitter zu sein. Die Wende kam dann Ende 2011, als
ich Dr. Dr. Michael Despeghel traf. Er empfahl mir die 5-zu-2-Variante. Das
klang für mich sehr akzeptabel, denn ich schreckte davor zurück, meine
komplette Ernährung umzustellen. An zwei Tagen pro Woche die Kalorienzufuhr zu reduzieren und zu fasten schien mir aber machbar. Der Erfolg
stellte sich unverzüglich ein. Die rasch verlorenen Kilos motivierten mich*

so stark, dass ich mir vornahm, mich nun doch – über die zwei Tage hin-
aus – gesünder zu ernähren. Zunächst stellte ich das Essen von Fastfood
komplett ein. Parallel ging ich in der Firma zu unserem Kantinenchef und
bestellte täglich Suppe mit Vollkornbrot. Und ich fing an, jeden Abend zu
Hause zu kochen. Anfangs aß ich allerdings nach wie vor zu viel. Dann las
ich über das Thema »Insulinspiegel« und verstand noch besser, warum
man möglichst wenige Kohlenhydrate beziehungsweise einfachen Zucker
zu sich nehmen und vor allem auf die vielen Snacks zwischendurch ver-
zichten sollte. Ich stieg also auch an den restlichen fünf Tagen auf eiweiß-
reiche Kost um: Magerquark mit Vanille aus der Schote oder Magerquark
mit Gurke, dazu Putensteak, vor allem viel mageres Fleisch mit Gemüse
oder Salat. Langsam veränderte sich mein Essverhalten komplett.

Man kann den Genuss übrigens wunderbar zum Abnehmen nutzen. Eigent-
lich war ich schon immer ein kleiner Gourmet und hatte viel übrig für richtig
gutes Essen. Deshalb war mein Geschmack dafür nicht ganz taub, ich musste
ihn nur wieder trainieren, um die vielfältigen Aromen von gesundem, frisch
zubereitetem Essen wahrzunehmen. Meine Erfahrung ist, dass man seinen
Geschmack komplett umkrempeln kann, vor allem die Wahrnehmung von
zu Süßem, zu Salzigem oder von Geschmacksverstärkern.

Heute gehe ich sehr bewusst einkaufen. Ich weiß genau, was ich brauche,
und ich bin in zehn Minuten mit dem Einkauf fertig. Ich nehme keinen Ein-
kaufswagen, gehe stur an den »gefährlichen« Sachen vorbei und kaufe nur
so viel, wie ich mit meinen Händen tragen kann. Das hilft vor allem dann,
wenn man es mal nicht verhindern kann, hungrig einkaufen zu gehen. Das
sollte man nämlich tunlichst vermeiden!«

Zusätzlich unterstützte Andreas Fischer seinen »Abnehmplan« mit Bewegung. Er kauf-
te sich einen Hometrainer und Hanteln. Sein Sportprogramm absolviert er seitdem vor
dem Fernseher. Denn auch ihm war klar: Jeder hat seine Vorlieben und seinen täglichen
Rhythmus. Damit die Überwindung nicht zu groß und schwer ist, muss die Veränderung mit dem Leben vereinbar sein. Dafür kann man sich selbst Hilfestellungen geben.
Andreas Fischer ist heute sehr zufrieden mit seinem Leben und seiner Figur:

»Ich fühle mich wohl in meiner Haut, habe neue Freunde und beruflich
läuft alles bestens. Vor allem genieße ich die interessierten Blicke meiner
(weiblichen) Mitmenschen.«

Und er gibt all jenen, die noch verzagt sind und sich nicht zutrauen, nachhaltig abzunehmen, Folgendes mit auf den Weg:

> *»Ich habe in den vergangenen Jahren gelernt, dass man ein Vorhaben einfach anpacken muss, auch wenn man sich gar nicht vorstellen kann, dass es gelingt. Fang also an, der Rest ergibt sich von selbst! Wichtig ist, es muss aus dir herauskommen. Diese Einstellung hat mir übrigens auch im Beruf sehr weitergeholfen.«*

Bei einer solchen Erfolgsstory kommt die Motivation fürs Abnehmen von ganz alleine. Zugegeben, nicht jeder muss oder sollte über 20 Kilo verlieren, obwohl das mit der 5-zu-2-Variante langfristig bestens möglich ist. Die meisten haben ja das Ziel, dauerhaft abzunehmen, damit die Lieblingshose wieder passt. Und dafür ist das Konzept Intervallfasten perfekt geeignet.

Die Diätfalle: Warum normale Diäten nicht nachhaltig wirken

Gehören Sie auch zu den Menschen, die schon länger versuchen, ein paar Pfunde zu verlieren – doch bislang ohne nachhaltigen Erfolg? Sie haben schon alles Mögliche ausprobiert und sind frustriert, weil sich nichts geändert hat? Wir erklären Ihnen, warum das so ist und wie Sie dieser enttäuschenden Diätfalle mithilfe der Intervalldiät entkommen können.

»In ein bis zwei Wochen schlank! Mit Ananas-, Eier-, Kohlsuppen- oder einer Blitzdiät.« Kommt Ihnen das bekannt vor? Dann kennen Sie auch den Frust, den solche Diäten auslösen – und zwar nicht nur während der verzichtreichen Fastentage, sondern vor allem durch den nachfolgenden Jo-Jo-Effekt. Das heißt, Sie haben wie geplant abgenommen, doch danach langsam, aber stetig wieder zugelegt. Keine Chance, das mühsam reduzierte Gewicht zu halten. Im Gegenteil, am Ende sind es mehr Kilos als vor der Diät. Welch ein frustrierender und entmutigender Teufelskreis! Mit dieser Erfahrung sind Sie wahrlich nicht alleine. Viele (übergewichtige) Menschen haben sie schon gemacht. Die meisten sind entnervt und haben aufgegeben, etwas für ihr Wunschgewicht, ihren Körper und ihre Gesundheit zu tun. Sie resignieren, halten sich für schwach oder für Versager. Die Unzufriedenheit ist Dauergast und das Leben bietet kaum noch Freude.

Muss das so sein? Wir sagen Nein! Auf keinen Fall. Wir werden Ihnen helfen, diesem Teufelskreis zu entrinnen. Sie haben bereits den ersten Schritt in die richtige Richtung getan. Sie haben dieses Buch gekauft beziehungsweise angefangen, es zu lesen. Bravo! Gratulation! Bevor wir Ihnen ab Seite 73 genau aufzeigen, wie Sie Ihr Wunschgewicht erreichen können, erklären wir Ihnen, warum das mit den Diäten so schlecht läuft und was es mit dem Jo-Jo-Effekt auf sich hat.

Zunächst sollten Sie wissen, dass klassische Diäten, bei denen es meist um quälenden Verzicht und/oder einseitige Ernährung geht, der reinste Frontalangriff auf Ihren Körper sind. Ihr Organismus nimmt diese »Zeit des Mangels« als akute Hungersnot wahr. Schließlich nehmen Sie üblicherweise bei einer Diät pro Tag nicht mehr als 800 bis 1500 Kalorien zu sich – also deutlich weniger als den Energiebedarf eines erwachsenen Menschen von täglich 2000 bis 2500 Kalorien. Andernfalls gäbe es ja auch keinen Gewichtsverlust. Die logische Reaktion des Körpers darauf: Er schaltet in den Modus »Not- und Ausnahmezustand«. Damit macht er alles richtig, denn genau so ist er programmiert, seit Tausenden von Jahren. In guten Zeiten speichert er, damit etwas für magere Zeiten übrig ist, und während einer klassischen Diät herrschen für ihn eben magere Zeiten. Das heißt, Ihr Organismus arbeitet im Sparprogramm. Er fährt den Grundumsatz herunter und mit ihm gleich auch die Lebensfreude: kein Antrieb, Konzentrationsschwäche und miese Laune. Die Lust auf Süßes beziehungsweise Kohlenhydrate wird übermächtig.

Weil alle unsere Körperfunktionen primär darauf ausgerichtet sind, das Gehirn zu jeder Zeit mit genügend Glukose (Zucker) zu versorgen, damit es zu keiner Unterversorgung kommt, holt sich der Organismus die energiegebenden Kalorien zuerst dort, wo er sie leicht gewinnen kann, nämlich aus der Leber und aus den Muskeln. Die Fettdepots, die Sie so gerne abschmelzen möchten, bleiben dagegen unangetastet. Daher verlieren Sie zu Beginn und im weiteren Verlauf einer klassischen Diät erst einmal Körperwasser und Muskelmasse. Stolz und zufrieden registrieren Sie es als erfolgreiche Gewichtsreduktion. Nur leider hat sich am Fettgewebe kaum etwas getan. Das enthüllt die Körperfettwaage.

In der »Hungersnot« greift der Körper zunächst auf seine Kohlenhydratdepots zurück, dann nagt er an den Eiweißdepots mit der tückischen und eigentlich unerwünschten Folge des Muskelabbaus. An die Fetteinlagerungen macht er sich erst, wenn keine anderen Reserven mehr bleiben. Zu diesem Zeitpunkt aber haben Sie Ihre Kurzdiät bereits beendet – in dem guten Glauben, Ihr Ziel erreicht zu haben. Doch die böse Überraschung folgt: Hat der Körper einmal die Erfahrung des Mangels gemacht und diese Notzeit überstanden, richtet er zur Sicherheit sofort Vorratsdepots ein. Weil die meisten Menschen nach ihrer Hungerkur wieder in ihr altes und falsches Essverhalten zurückfallen, steht jetzt jede Menge Fett zur Verfügung, um die Fettzellen wieder randvoll aufzufüllen. Damit ist der Körper für die nächste Diät bestens gewappnet.

Erschwerend kommt hinzu, dass im Zuge dieses Jo-Jo-Effekts der allgemeine Energiebedarf des Körpers sinkt. Ganz einfach deshalb, weil Fettgewebe viel weniger Versorgungsenergie benötigt als Muskelmasse. Und genau diese Muskeln haben Sie sich bei Ihrer Diät heruntergehungert. Jedes verlorene Pfund Muskelmasse verringert den täglichen Energieverbrauch um 50 bis 100 Kalorien! Gleichzeitig ist die Lust auf gutes Essen mächtiger als je zuvor, denn Ihr Körper strebt nach seinen alten Proportionen und reagiert mit Hunger. Sie nehmen also wieder zu und stürzen sich bald in die nächste Diät. Doch das Ergebnis bleibt das gleiche: Ihr Gewicht schaukelt rauf und runter und das dazu»gewonnene« Fett lagert sich mit Vorliebe am Bauch an!

Vergessen Sie deshalb unbedingt alle Diäten, die Sie bisher frustriert haben, und machen Sie stattdessen mit bei der Intervalldiät. Sie hilft Ihnen, Ihr Bauchfett abzuschmelzen und Ihr Wunschgewicht zu erreichen! Dann laufen Sie auch keine Gefahr mehr, auf prominente Diätlügen hereinzufallen, wie zum Beispiel:

1. **Light-Produkte**
   Das Angebot an Light-Produkten ist riesig. Sie sollen angeblich beim Gewichthalten oder Abnehmen helfen, doch das ist falsch. Solche Lebensmittel haben zwar weniger Kalorien, doch sie sättigen schlechter. So müssen wir mehr davon essen, um satt zu sein. Außerdem liefern sie zwar weniger Fett, doch fast immer wird der fehlende Geschmack mit mehr Zucker ausgeglichen. Die Kalorienzufuhr bleibt damit gleich.

2. **Viele kleine Mahlzeiten**
   Dass mehrere kleine Mahlzeiten über den Tag verteilt beim Abnehmen helfen, konnte bisher nicht bewiesen werden. Tatsache ist, dass es nicht darauf ankommt, wie häufig jemand isst, sondern welche Mengen. Die Zufuhr der Gesamtkalorien entscheidet über Zu- oder Abnahme – egal, ob sie in drei oder fünf Mahlzeiten konsumiert werden. Wer abnehmen will, muss mehr Kalorien verbrauchen, als er zu sich nimmt.

3. Abnehmen mit mehrwöchigem Heilfasten

Nur noch Wasser, Tee und Gemüsebrühe? Anhänger des Heilfastens wollen damit den Organismus von Schlacken und Giftstoffen befreien. Doch im Körper entstehen keine Gifte, sondern nur Stoffwechselprodukte, und diese gelangen beim Heilfasten sogar vermehrt ins Blut und belasten Leber und Nieren. Entlastet wird lediglich der gesamte Verdauungsapparat. Zum Abnehmen ist Heilfasten allerdings nicht geeignet. Zwar schmelzen ein paar Kilos schnell, doch danach schlägt der Jo-Jo-Effekt umso härter zu. Warum? Weil der Körper während des Fastens seinen Energiebedarf um bis zu 40 Prozent reduziert. Wer danach wieder normal isst, füllt damit vor allem seine Fettdepots auf.

4. Abnehmen nur mit Sport

Wer hofft, nur mit Sport spürbar abnehmen zu können, der irrt. Sportliche Aktivitäten verbrennen nicht so viele Kalorien, wie die meisten denken. Eine halbe Stunde Joggen etwa schafft gerade mal Platz für einen Schokoriegel. Dabei sind Ausdauersportarten wie Joggen, Schwimmen und schnelles Radfahren die besten Varianten. Aber auch Fitnesstraining und Mannschaftssport wie Volleyball sind sinnvoll. Ohne eine Ernährungsumstellung geht es aber langfristig nicht.

5. Ananas verbrennt Fett

Das Enzym Bromelain in der Ananas, das angeblich die Fettverwertung im Körper verhindern soll, kommt leider gar nicht zum Zug. Es wird beim Verdauungsvorgang nämlich deaktiviert. Weil die eigentliche Fettverwertung im Darm stattfindet, hat es keine Chance, seine Wirkung zu entfalten. Trotzdem ist die Ananas natürlich eine gesunde Frucht. Ihre Inhaltsstoffe wirken gegen Entzündungen und verbessern die Fließfähigkeit des Bluts. Außerdem ist sie reich an Ballast- und Mineralstoffen.

6. Vor dem Essen kaltes Wasser trinken

Wer vor dem Essen ein Glas eiskaltes Wasser trinkt, nimmt ab. Warum? Weil der Körper Energie aufwenden muss, um das Wasser zu erwärmen. Dabei verbrennt er eine Menge Kalorien. Irrtum! Der Körper braucht gerade mal 30 bis 35 Kilokalorien, um einen Liter Eiswasser auf Körpertemperatur zu erwärmen. Auch die Annahme, Wasser würde vor dem Essen den Magen füllen und damit den Hunger dämpfen, stimmt nur bedingt, denn der Hunger lässt sich lediglich kurzfristig bremsen. Als Hungerbremse *zwischen* den Mahlzeiten ist ein großes Glas Wasser – dann zimmertemperaturwarm – aber durchaus empfehlenswert.

Körperzusammensetzung und Älterwerden

Zwischen dem 25. und 65. Lebensjahr legt jeder zweite Deutsche mindestens 15 Kilogramm an Gewicht zu. Das hängt mit Veränderungen im Energiestoffwechsel und Hormonhaushalt, mit zu wenig Bewegung und Muskelaktivität im Alltag sowie mit falscher Ernährung zusammen. Parallel dazu nimmt das Bauchfett um etwa 20 bis 35 Prozent zu. Der weibliche Körper legt durch das Absinken der Hormone Östradiol, Progesteron und Testosteron während der Wechseljahre zusätzliche Bauchfettpolster an. Neben den Eierstöcken ist das weibliche Fettgewebe der bedeutendste Östrogenproduzent. Bis zu einem gewissen Grad versucht der weibliche Körper also, den Östrogenmangel durch mehr Bauchfett zu kompensieren.

Bei Frauen und Männern sinkt zudem mit steigendem Lebensalter die verfügbare Reserve an Testosteron. Bauchfett wird dann weniger leicht abgebaut, eine schmächtig gewordene Muskelmasse nur mühsam wieder aufgebaut. Wer seine Fitness wenig trainiert, befördert diesen Prozess und lagert sein Fett an falscher Stelle ein – im Bauch, in der Leber, in den Muskeln ...

Ein Trost: Auch an dieser Schraube lässt sich drehen. Studien haben gezeigt, dass selbst 60-Jährige ihre Gewichtsprobleme mit dem richtigen Ernährungs- und Bewegungsprogramm gut in den Griff bekommen können.

Gesundes Verhalten – so geht es!

Von klein auf erlernen wir bestimmte Verhaltensweisen, die unser Überleben sichern. Sie können sinnvoll und gesund sein, wie beispielsweise regelmäßige Schlafenszeiten oder sich beim Fußball auszupowern. Es können sich aber auch ganz ungesunde Verhaltensweisen einprägen, wie etwa brav still zu sitzen, anstatt sich zu bewegen, oder Süßigkeiten zu essen, wenn man sich geärgert hat. Gewohnheiten, nützliche wie schädliche, manifestieren sich sehr früh.

Nehmen Sie sich deshalb etwas Zeit und werfen Sie einen Blick in Ihre eigene Verhaltensbiografie. Wenn Sie wissen, wie Ihre individuelle Geschichte aussieht, die hinter Ihrem aktuellen Lebensstil steckt, können Sie sich ganz bewusst für einen neuen entscheiden. Diesen Prozess nennt man Biografiearbeit. Der Begriff stammt aus der Psychologie. Wir haben einen detaillierten Fragebogen entworfen, der sich auf Erkenntnisse der Verhaltenstherapie stützt. Damit können Sie sich seelische Inhalte bewusst machen, die sich hinter Ihrem Verhalten verbergen. Ziel ist es, wieder die Kontrolle über sich und Ihren Körper zu gewinnen, wieder aktiv die Verantwortung für Ihre Gesundheit und Ihr Wohlbefinden zu übernehmen und endlich ins Handeln zu kommen.

Fragebogen: Meine Lifestyle-Biografie

Die Fragen sind unterteilt in die Bereiche:

- Lifestyle-Biografie: Hier können Sie für sich klären, welche Wurzeln Ihr heutiger Lebensstil hat.
- Selbstbild und Fremdbild: Hier geht es um die körperliche Selbstwahrnehmung und wie Sie bei anderen ankommen, wie viel Anerkennung Sie für Ihr Aussehen/ Ihre Außenwirkung erhalten.
- Selbstfürsorge: Hier können Sie feststellen, wie viel Sie sich wert sind und welchen Einsatz Sie für sich selbst bringen.
- Genuss und Entspannung: Hier klärt sich Ihre Einstellung zu einem positiven Lebensgefühl.
- Lebensstiländerung: Hier treffen Sie erste Überlegungen für eine Neuorientierung und klären für sich, wie Sie sich am besten motivieren.

Der Bewusstwerdungsprozess hilft Ihnen dabei, Ihren schädlichen Gewohnheiten nicht mehr ausgeliefert zu sein. Sie erkennen, was sich dahinter verbirgt. Klären Sie für sich deshalb jetzt, welche Wertvorstellungen, Denkmuster und Erwartungen bei Ihnen zur Gewichtszunahme geführt haben. Werfen Sie einen Blick auf Ihr Körperbewusstsein, Ihr Selbstbild und Ihren jetzigen Lebensstil. Nehmen Sie sich ausreichend Zeit und beantworten Sie alle Fragen spontan, aus dem Gefühl heraus.

LIFESTYLE-BIOGRAFIE

- Wie war Ihr Körperbewusstsein in Ihrer Kindheit und Jugend ausgeprägt? Welche Rolle spielten beispielsweise Körperpflege und körperliche Ästhetik in Ihrer Kindheit und Jugend?
- Wurden Sie für Ihr Aussehen geliebt oder gelobt?
- Welche Rolle spielte Ernährung in Ihrer Kindheit und Jugend?
- Welche Rolle spielt Ernährung heute in Ihrem Leben/in Ihrer Partnerschaft/in Ihrer Familie?
- Wie fühlen Sie sich beim Essen?
- Wie fühlen Sie sich, wenn Sie zu viel essen?
- Welche Rolle spielten Bewegung und Sport in Ihrer Kindheit und Jugend?
- Welche Rolle spielen Bewegung und Sport in Ihrem heutigen Alltag?
- Wie fühlen Sie sich, wenn Sie sich körperlich verausgaben?
- Gab es eine Zeit, in der Sie sich richtig wohlgefühlt haben mit Ihrem Körper? Wenn ja, wann und unter welchen Umständen?

SELBSTBILD UND FREMDBILD

- Mögen Sie sich in Ihrem jetzigen körperlichen Zustand?
- In welchem körperlichen Gesamtzustand finden Sie sich in Ordnung?
- Was mögen andere an Ihrem Körper, was nicht?
- Welche Auswirkungen haben Ihr derzeitiger Lebensstil und Ihr Gesundheits-zustand auf Ihr direktes Umfeld, also auf die Partnerschaft, Familie und Freunde?
- Welche Vorbilder haben Sie? Wie möchten Sie gerne aussehen?
- Welches Vorbild lässt sich für Sie auch umsetzen? Welches ist realistisch (z. B. statt Brad-Pitt-Waschbrettbauch kein Bauchfett und mehr Ausdauer)?
- Was möchten Sie für sich erreichen und warum?

SELBSTFÜRSORGE

- Wodurch fühlen Sie sich wertvoll?
- Was ist Ihnen wichtig im Leben?
- Für welche der genannten Aspekte investieren Sie viel Zeit und Energie?
- Welche primären Bedürfnisse (Schlaf, gesunde Ernährung, frische Luft, Bewegung, Sexualität, Gesundheit im Allgemeinen, seelisches Gleichgewicht) kommen dabei Ihrer Meinung nach zu kurz?
- Wer hat etwas davon, wenn Sie zu wenig für sich sorgen?
- Wie fühlen Sie sich mit Ihrem derzeitigen Ess- und Bewegungsverhalten?
- Welche Ängste in Bezug auf Ihre Gesundheit machen Ihnen zu schaffen?
- Sind Sie besorgt über die möglichen Folgen Ihres Übergewichts? Schreiben Sie auf, was Ihnen Unbehagen bereitet und wie Sie sich dabei fühlen.
- Wie viel Zeit haben Sie pro Woche für gesundheitsfördernde Aktivitäten (Sport und Entspannung) reserviert?
- Wie viel Zeit widmen Sie täglich Ihrem Körper (Pflege, Sport, Sauna, Massage ...)?
- Wie viel Zeit widmen Sie Ihrem Körper pro Woche?
- Genießen Sie Ihre Körperpflegeeinheiten oder geschehen sie eher automatisch?
- Wie wichtig ist Ihnen Ihre Gesundheit? Welche Präventionsmaßnahmen treffen Sie regelmäßig (Check-up beim Hausarzt, Entspannungstechniken, Kreativitätstechniken, Körperpflege, Wellness, Urlaub in der Natur, Sporturlaube ...)?
- Wie entspannen Sie sich nach einem anstrengenden Tag?

GENUSS UND ENTSPANNUNG

- Wie wichtig ist Ihnen Genuss im Leben?
- Was verschafft Ihnen Genuss?
- Was essen/trinken Sie am liebsten? Nennen Sie drei Ihrer Lieblingsgerichte.
- Welche geschmacklichen Vorlieben haben Sie?
- Welche Art von Entspannung tut Ihnen gut (Schlafen, Joggen, Walken, Schwimmen, Entspannungstechniken, Sex ...)?
- Welche Bewegungsarten/Sportarten liegen Ihnen am meisten? Was können Sie sich für sich vorstellen? Was könnte Ihnen Spaß machen?

LEBENSSTILÄNDERUNG

- Wenn Sie Ihren Lebensstil umstellen, also gesünder essen, sich mehr bewegen und mehr auf Ihre körperlichen Bedürfnisse achten: Bei welchen Verhaltensweisen – verglichen mit den »alten« – geht es Ihnen besser?
- Welche Verhaltensweisen belasten Sie und verursachen Ihnen Unbehagen? Begründen Sie bitte Ihre Antworten.
- Wenn Sie Ihr Essverhalten umstellen, welche Auswirkungen hat das auf Ihren Alltag? Welche Vor- und Nachteile haben Sie davon?
- Wenn Sie Ihr Bewegungsverhalten umstellen: Welche Auswirkungen hat das auf Ihren Alltag? Welche Vor- und Nachteile haben Sie davon?
- Wenn Sie nun die Vor- und Nachteile eines neuen Lebensstils gegeneinander abwägen, welche Änderungen sind mit Ihrem Alltag wirklich vereinbar? Welche könnten Sie überfordern?
- Glauben Sie, dass Sie mit Ihrem neuen Lebensstil Ihr Umfeld positiv beeinflussen und ein gutes Vorbild abgeben könnten? Wie wird sich das auswirken?
- Stellen Sie sich vor, Sie machen regelmäßig Sport und leben gesund, ohne dass Ihnen dabei etwas fehlt. Wie geht es Ihnen damit? Wie sehen Sie aus, wenn Sie dann in den Spiegel schauen?

Wie fühlen Sie sich jetzt? Sie haben sich ausgiebig Zeit genommen, um Ihren Bedürfnissen, Wünschen, Ihrem (unbewussten) Verhalten sowie Ihren bekannten und unbekannten Schwächen auf die Spur zu kommen. Das ist aller Ehren wert und verdient Respekt. Nutzen Sie diese wahrscheinlich zum Teil neuen Erkenntnisse über sich selbst, um einige positive Veränderungen für sich herbeizuführen. Doch überfordern Sie sich nicht dabei! Am besten notieren Sie jetzt gleich drei Punkte, an denen Sie ab sofort arbeiten möchten. Welche Themen könnten das für Sie sein? Was ist realistisch? Wo möchten Sie diesbezüglich in sechs Monaten stehen? Bitte notieren Sie Ihre Ziele!

Aktueller Istzustand: _____

Wunschzustand in 6 Monaten: _____

Aktueller Istzustand: _____

Wunschzustand in 6 Monaten: _____

Aktueller Istzustand: _____

Wunschzustand in 6 Monaten: _____

Motivationsgeheimnis Gefühl

Der Mensch ist kein rein rationales Lebewesen, vielmehr bestimmen Gefühle unser Sein und Trachten. Regiert werden wir also von unserer Intuition und unseren Emotionen – und zwar ohne dass wir es bewusst wahrnehmen. Ob und was wir lernen hängt deshalb weniger mit unserer Reflexionsfähigkeit als mit unseren Gefühlen zusammen. Unser Gehirn nimmt unentwegt Reize und Einflüsse von außen auf und verarbeitet sie. Manche Impulse sind stark, sodass sie sich fest in uns verankern und als Erfahrungen oder Gewohnheiten immer wieder abgerufen werden. Ob wir bereit sind, diese Impulse zu festigen, hängt allein davon ab, wie wir uns während des Lernprozesses fühlen. Wenn wir uns bei einer bestimmten Lernerfahrung wohlfühlen, verankert sich der Impuls sofort. Verunsichert uns ein Impuls oder macht er uns Angst, verzichten wir auf ihn.

Die Kunst dabei ist, einer neuen Verhaltensweise etwas Positives abzugewinnen. Sie muss glücklich machen und uns mit Stolz erfüllen. Der Lernprozess sollte außerdem über einen längeren Zeitraum erfolgen und nicht Schlag auf Schlag. Dann sollte das neue Verhalten nicht zu unterschiedlich zu dem bisher geübten Verhalten sein. Das heißt, die Diskrepanz zwischen Soll und Ist sollte so minimal wie möglich sein. Dann ist eine Zielsetzung realistisch. Und die Zielsetzung muss Sinn ergeben.

Die Intervalldiät setzt solche erreichbaren Ziele, deshalb ist es leicht, ihr zu folgen. Jedes Teilziel, das Sie dabei erreichen werden – weniger Bauchfett durch gesunde Ernährung, mehr Fitness durch mehr Bewegung –, wird Sie glücklich machen. Ihr Bauch-weg-Tagebuch auf Seite 119 zeigt Ihnen täglich schwarz auf weiß, was Sie für sich erreicht haben. Die regelmäßige Aktivität bringt Ihnen Entspannung und ein besseres Stressmanagement. Der dahinschwindende Bauch macht Sie attraktiver. Das alles sorgt für gute Gefühle. Und diese sind der Ansporn dafür, weiterzumachen.

Programmieren Sie sich positiv

Sie können jetzt bisherige Misserfolge mit Diäten und auch anderen gescheiterten Vorhaben richtig einordnen. Diese haben mit Ihnen und Ihrem Potenzial nichts zu tun. Gewöhnen Sie sich jetzt an den Gedanken, dass Sie Ihren Plan, abzunehmen und fitter zu werden, wirklich realisieren werden! Verbannen Sie alle negativen Gefühle hinsichtlich Übergewicht, Bauchfett und Ihrem aktuellen Trainingszustand. Machen Sie sich stattdessen mit positiven Gedanken vertraut. Wie toll fühlen Sie sich, wenn Sie mit etwas Geduld Ihr Ziel erreicht haben werden?

Die Intervalldiät ist genial einfach und hat schon vielen Menschen geholfen, sich von ihrem Übergewicht zu befreien und ihr Leben wieder aktiv und positiv zu gestalten.

Kapitel 4

Es geht um Ihre Gesundheit

Falls Sie weitere Anreize brauchen, sich von Ihren ungeliebten Pfunden zu trennen, haben wir für Sie einige stichhaltige Fakten zusammengetragen. Haben Sie Mut, Sie können nur gewinnen! Sie sollten wissen, dass Ihre »Polster« auch gesundheitliche Risiken bergen. Davon verrät Ihnen Ihr Spiegel nichts. Möglicherweise bekommen Sie aber noch mehr Lust, Ihren Abnehmplan zu verwirklichen, wenn Sie die gesundheitlichen Vorteile kennen. Hier ein paar wichtige Informationen, über die es sich nachzudenken lohnt.

Fett ist nicht gleich Fett. Je nachdem, wo es sich an unserem Körper ansammelt, bedeutet es ein unterschiedliches Gesundheitsrisiko. Wie sich das Fett bei einem Menschen verteilt, hat zwar auch genetische Gründe, hängt aber vor allem vom persönlichen Lebensstil ab. Ungesundes, einseitiges Essen und das Herumhängen vor dem Fernseher auf der Couch oder stundenlanges Sitzen vor dem Computer sind nicht gerade förderlich. Gesunde Ernährung (wenigstens an zwei Tagen pro Woche) und regelmäßige körperliche Aktivität sind der Schlüssel zu einem gesunden Körper.

Es ist übrigens das Bauchfett, das dem Körper am meisten zu schaffen macht. Hier verbergen sich die größten Risikofaktoren. Das hat mit dem Stoffwechsel zu tun. Bauchfett verursacht nicht nur zahlreiche schwerwiegende Erkrankungen, es senkt auch die Leistungsfähigkeit dramatisch. Eine aktuelle Studie der University of Glasgow zeigt: Jeder Zentimeter Bauchfett über der Norm schadet dem Herzen. Der Bauchumfang sagt mehr über mögliche gesundheitliche Risiken aus als das Körpergewicht oder der Body-Mass-Index (BMI). Die Orientierung am Körpergewicht oder am BMI ist ganz und gar nicht mehr zeitgemäß, weil sie den eigentlichen Gesundheitskiller, das tiefe Bauchfett, nur unzureichend erfassen. Waage und BMI haben deshalb als Risikoindikatoren weitgehend ausgedient.

Ärzte können das Gesundheitsrisiko eines Menschen inzwischen sehr gut mit dem Maßband einschätzen. Wenn der gemessene Bauchumfang bestimmte Richtwerte überschreitet, steigt etwa in Kombination mit einer schwachen Muskulatur das Risiko von schweren Gefäß- und Stoffwechselerkrankungen. Auch die Volkskrankheit Diabetes ist eine Folge von zu viel Bauchfett; weitere sind Bluthochdruck, Herzinfarkt, Schlaganfall und verschiedene Krebsformen.

Gesundheitskiller Bauchfett

Fettzellen haben, je nachdem, wo sie sich im Körper befinden, unterschiedliche Stoffwechselaktivitäten. Höchst aktiv sind die tiefen Fettzellen im Bauchbereich, die Adipozyten. Davon kann ein Erwachsener bis zu 500 Milliarden ansammeln. Hauptaufgabe dieser Fettzellen ist es, Fett für schlechte Zeiten zu speichern. Sie bevorzugen Fette aus der Nahrung, die über das Blut in die Fettspeicher finden. Ernährungsfehler wie übermäßiger Konsum von Zucker und tierischen Fetten wirken sich deshalb auf das tiefe Bauchfett besonders katastrophal aus. Solange wir jedoch nur so viel essen, wie der Körper verbraucht, gibt es keine Probleme. Dann bläht sich die Fettzelle nach dem Essen auf und schmilzt anschließend wieder. Essen wir aber mehr, als der Körper verbrauchen kann, beginnt ein verhängnisvoller Kreislauf: Die Fettzellen werden größer und größer, der Bauchumfang wächst.

Stoffwechselzentrale Bauch

Tief im Bauch befindet sich unsere Vorratskammer, in der vom Frühstück bis zum Abendessen ein Großteil dessen landet, was wir über den Tag an überflüssigen – also nicht verbrauchten – Kalorien aufnehmen. Bei unserem üblichen Nahrungsüberfluss wird dieser Speicher ständig weiter aufgefüllt, ohne dass von dem eigentlich für schlechte Zeiten gespeicherten Fett jemals wieder etwas abgebaut wird. Wir werden also immer dicker.

Auch wenn man es von außen nicht sieht: Unser Bauch ist ständig in Aktion. Zu jeder Tages- und Nachtzeit finden dort Prozesse statt, die Auswirkungen auf unseren gesamten Körper haben. In den Eingeweiden liegt zudem eine wichtige Schaltzentrale des Verdauungsapparats. Sie erledigt komplizierte Arbeiten wie zum Beispiel die Analyse der Nährstoffzusammensetzung, des Salzgehalts und des Wasseranteils unserer Nahrung sowie die Koordination sämtlicher Aufnahme- und Ausscheidungsvorgänge. Sie kontrolliert auch das ausgeklügelte Zusammenspiel von hemmenden und erregenden Nervenbotenstoffen, anregenden oder blockierenden Hormonen und schützenden oder aggressiven Sekreten.

Was geschieht beim Stoffwechsel?

Sobald wir Nahrung zu uns nehmen, startet in unserem Körper ein hochkomplexes Programm, um sie zu verarbeiten – der Stoffwechsel. Die Nahrung wird dabei in Energie umgewandelt, die wir für alle Körperfunktionen benötigen. Dazu wird sie zunächst in ihre drei Grundbausteine zerlegt: Kohlenhydrate, Fette und Eiweiße. Diese wiederum müssen so aufbereitet sein, dass sie als »Energielieferanten« in jede Körperzelle transportiert werden können.

Die Energie, die für diese Stoffwechselarbeit aufgewendet werden muss, wird in Kilokalorien oder Kilojoule gemessen. Eine Kalorie ist die Maßeinheit für die Energiemenge, die benötigt wird, um einen Liter Wasser um ein Grad zu erwärmen. Die größten Energielieferanten für unseren Körper sind Fette, die pro 100 Gramm satte 930 Kilokalorien (3890 Kilojoule) liefern, gefolgt von Eiweiß, das uns mit 425 Kilokalorien (1780 Kilojoule) pro 100 Gramm versorgt, und den Kohlenhydraten, die 410 Kilokalorien (1720 Kilojoule) pro 100 Gramm liefern.

Wie entsteht überhaupt Hunger? Die Leber signalisiert dem Gehirn, dass ein bestimmtes Glykogenniveau (die Menge des im Körper eingelagerten Zuckers) unterschritten ist. Auf diesen »Unterzucker« reagiert das Gehirn alarmiert, indem es nun seine Hauptaktivität auf die Zufuhr des Energieträgers richtet. Wir bekommen Hunger, der Magen knurrt (eigentlich ist es der Darm), damit wir ihn mit Nahrung füllen. Dabei geht es natürlich nicht darum, den Magen zu füllen, sondern letztlich um die nachhaltige Erhöhung des Blutzuckerspiegels. Ist diese erfolgt, signalisiert uns der Körper, dass er satt ist. Das Sättigungsgefühl soll uns dazu bringen, die Nahrungsaufnahme zu beenden.

Lebensgrundstoff Zucker

Beim Vielfachzucker Glykogen handelt es sich um umgewandelte Kohlenhydrate, die sich in der höchsten Konzentration in der Leber (wo sie für andere Zellen gespeichert werden) und in den größten Mengen in der Muskulatur (die das Glykogen selbst verbraucht) befinden. Damit aber die zu Nährstoffen umgewandelte Nahrung überhaupt aufgenommen und weiterverarbeitet werden kann, bedarf es einiger komplexer Vorgänge im Körper, an denen Hormone maßgeblich beteiligt sind. Näheres dazu lesen Sie ab Seite 37.

Der Körper benötigt jetzt all seine Energie für die Weiterverarbeitung der Nahrung. Schließlich müssen gleichzeitig Millionen von Nährstoffen verwertet und Unmengen von Giftstoffen unschädlich gemacht werden. Unser Darm ist deshalb von Billionen Mikroorganismen besiedelt. Sie dürfen ebenso wenig in das Innere unseres Organismus gelangen wie jene, die wir täglich mit der Nahrung oder der Atemluft aufnehmen.

In der richtigen Zusammensetzung entwickeln die Darmbakterien eine höchst förderliche Lebensgemeinschaft mit uns. Denn sie unterstützen die Verdauungs- und Stoffwechselvorgänge und wehren Krankheitserreger ab. Zusammen mit dem Lymphsystem, das an der Darmwand verläuft, sind sie an der Aktivierung von Abwehrzellen (z. B. Lymphozyten) beteiligt, die einen Schutzwall gegen eindringende Erreger bilden. Damit ist unser Darm das größte Immunorgan im Körper. Hier sitzen über 70 Prozent aller Abwehrzellen.

Alle Vorgänge im menschlichen Körper beruhen auf chemischen Reaktionen. Ständig werden Stoffe aufgenommen, abgebaut, umgewandelt oder ausgeschieden. Es ist nur zu verständlich, dass dabei auch einiges schiefgehen kann. Schließlich setzt sich das Puzzle Mensch ständig neu zusammen. Sind einzelne Teile kaputt, verwackelt oder fehlen sie ganz, ergibt sich ein verzerrtes Bild. Der Mensch wird krank.

Die Funktion der inneren Organe

Die Leber ist das zentrale Stoffwechselorgan und die größte Drüse des menschlichen Körpers. Sie arbeitet wie eine Art Hochleistungs-Chemielabor im Miniformat und steuert den Umbau der Nährstoffe Kohlenhydrate, Fette und Eiweiße zu verwertbaren Substanzen. Diese werden dann über die Blutbahnen an ihre Zielorte verschickt.

- Bei der Verstoffwechselung von Kohlenhydraten sorgt die Leber für die Neubildung von Zucker und die Speicherung von Kohlenhydraten. Um den Blutzuckerspiegel aufrechtzuerhalten, arbeitet sie eng mit der Bauchspeicheldrüse und dem Gehirn zusammen.
- Beim Fettstoffwechsel bildet die Leber aus dem mit der Nahrung aufgenommenen Fett Triglyzeride und Cholesterin, um Energie bereitzustellen.
- Beim Verstoffwechseln von Eiweißen baut die Leber das Eiweiß zu Aminosäuren ab – für den Zellaufbau des Körpers.

Die Leber ist zudem die **Entgiftungszentrale** des Körpers. Das im Darm entstandene giftige Ammoniak, Alkohol und andere Gefahrstoffe greift sie an und hilft dem Körper, diese Stoffe abzubauen und auszuscheiden. Und sie stellt einen Großteil der lebensnotwendigen Blutproteine, beispielsweise Blutgerinnungsfaktoren, sowie Transportproteine her.

Die **Bauchspeicheldrüse** kommt nicht nur bei der Verdauung und der Regulation des Blutzuckers ins Spiel. Sie ist auch für die Entstehung von Appetit und die Sättigung verantwortlich. Zwei ihrer Funktionen sind für unsere Gesundheit von zentraler Bedeutung: Zum einen liefert sie Enzyme für die Verdauung. Diese helfen beim Abbau von Eiweiß und Fetten, spalten Kohlenhydrate und bauen Nukleinsäuren ab, die wir zum Beispiel mit Fleisch oder Fisch zu uns nehmen. Zum anderen stellt sie Hormone wie Insulin und Glukagon zur Regulierung des Blutzuckers bereit. Hormone sind im Körper gebildete Botenstoffe, die übers Blut ihre Wirkung an bestimmten Organen entfalten.

Die Bauchspeicheldrüse beherbergt sogenannte Alpha- und Betazellen (Langerhans'sche Inseln), in denen die Hormone Insulin und Glukagon entstehen. Beide Hormone wirken gegensätzlich auf den Blutzuckerspiegel: Insulin wirkt blutzuckersenkend, Glukagon dagegen blutzuckersteigernd. Einen niedrigen Blutzuckerspiegel merken wir daran, dass wir Hunger bekommen. Bei ausgeglichenem oder hohem Blutzuckerspiegel fühlen wir uns satt. Der Blutzuckerspiegel des Menschen liegt normalerweise zwischen 70 und 100 Milligramm pro 100 Milliliter Blut.

Die Funktion der Hormone im Stoffwechsel

Der menschliche Körper gleicht einem großen Wirtschaftskonzern. Es gibt verschiedene Produktionsstätten und auch ein komplexes Nachrichtensystem. Schließlich müssen alle Beteiligten wissen, was sie zu tun haben. Teil dieses Nachrichtensystems sind die Hormone, ihre Signalübertragungssysteme und ihre Kontroll- und

Steuerungsmechanismen. Im menschlichen Organismus läuft nichts ohne sie. Sie übermitteln die Nachrichten, damit Zellen und Organe richtig funktionieren können. Hormone sind zudem beteiligt an allen Fortpflanzungsvorgängen, also an der Bildung von Ei- und Samenzellen sowie der Steuerung der Sexualität. Sie sorgen für Wachstum und Entwicklung, indem sie zum Beispiel den Stoffwechsel von Muskeln, Knochen und anderen Geweben in der Wachstumsphase regulieren. Sie mobilisieren die Abwehrkräfte bei körperlichen Belastungen und sorgen im Zellstoffwechsel und bei der Aufrechterhaltung des Energiegleichgewichts für die optimale Verwertung von Nährstoffen und die Aufrechterhaltung aller Körperfunktionen.

Damit Hormone ihre Wirkung positiv entfalten können, muss immer eine genau angepasste Menge davon im Blut vorhanden sein. Die erforderlichen Konzentrationen sind meist sehr gering, aber schon minimale Abweichungen können weitreichende Folgen haben.

Funktion der Drüsen

Die Produktion der meisten Hormone findet in den endokrinen Drüsen statt. Endokrin bedeutet, dass die Drüsen ihre Produkte ins Blut abgeben. Daneben wirken Hormone aber auch in der Umgebung ihrer Produktionsstätten, die an unterschiedlichen Körperstellen (Schilddrüse, Eierstöcke, Hoden, Nebennieren u. a.) zu finden sind.

Unser Körper besteht aus über 60 Billionen Zellen zuzüglich etwa 100 Milliarden Gehirnzellen. Fast alle teilen sich ständig, das heißt, sie sorgen für frischen Nachschub für sich selbst oder sie bauen zusätzliche Zellen auf. Das leisten zum Beispiel die Muskelzellen bei regelmäßigem Krafttraining. Damit dieses komplizierte Zellgefüge reibungslos funktioniert, schützt sich die Zelle durch ihre Außenhaut (Zellmembran) vor unerwünschten Eindringlingen. Außer Wasser, Sauerstoff, Salzen und Hormonen geht fast nichts hindurch.

Und hier kommt nun das bereits erwähnte Hormon Insulin als Türöffner ins Spiel. Nur mithilfe dieses Botenstoffs erhalten bestimmte Nährstoffe Einlass in die Zelle und können dort zu Energie umgewandelt (verstoffwechselt) werden. Auf diese Weise kommen zahllose Aufbauprozesse im Körper in Gang: Unser Knochengerüst hält uns aufrecht, der Muskelapparat generiert Kraft, unsere Haut fungiert als Schutzhülle, der Blutkreislauf transportiert Sauerstoff und Nährstoffe, die Nervenzellen erledigen ihre Steuerungsfunktionen, die Lunge versorgt uns mit Sauerstoff, die Verdauung arbeitet, die Nieren reinigen den Körper von Gift- und Schadstoffen und das Gehirn läuft auf vollen Touren.

Diese umfangreichen Arbeiten kosten jede Menge Energie. Und Insulin ermöglicht den Zutritt von Energie in die Zellen. Ist diese Funktion gestört, etwa durch eine zu geringe Wirksamkeit des Insulins, sind die Folgen für den Körper fatal: Trotz hoher Energievorräte verhungern die Zellen, weil ihnen dann keine Energie zur Verfügung steht.

Insulin hat aber noch weitere wichtige Aufgaben. Es sichert etwa auch die überlebensnotwendige »Goldreserve« von 300 Milligramm Zucker in der Leber. Diese versorgt in extremen Stresssituationen das auf Zucker angewiesene Gehirn, damit trotz hoher Anforderungen der Kopf klar bleibt. Gleichzeitig verhindert das Insulin, dass Zucker einfach im Körper freigesetzt wird. Das Hormon Glukagon sorgt dafür, dass der in der Leber gespeicherte Zucker dem Körper zur Verfügung steht. Nun kann der Blutzuckerspiegel wieder ansteigen. Ideale Zustände herrschen im Körper, wenn der Blutzuckerspiegel durch beide Hormone so konstant gehalten wird, dass wir ständig ausreichend, aber nicht übermäßig oder mangelhaft mit Energie versorgt sind.

Funktion der Schilddrüse

Die Schilddrüse ist ebenfalls ein hormonbildendes Organ und gehört zu den endokrinen Drüsen. Sie liegt im Halsbereich unterhalb des Kehlkopfs und produziert die Hormone Thyroxin und Trijodthyronin (T4 und T3). Im Stoffwechsel aktiv ist T3, das je nach Bedarf aus dem Vorstufenhormon T4 gebildet wird. Die Schilddrüse steuert den Energieaufbau und -abbau im Körper kräftig mit. Bei einer etwa durch Entzündung bedingten Unterfunktion der Schilddrüse können Übergewicht und Bauchfett leichter auftreten und sich hartnäckig halten.

Wenn der Hormonstoffwechsel außer Kontrolle gerät

Das Bauchfett ist die reinste Hormonfabrik. Bleibt der Bauch im Rahmen gesunder Messwerte, sind die körpereigenen Botenstoffe in den richtigen Mengen vorhanden und bringen den Stoffwechsel auf Trab. Geraten wir jedoch aus der Form, verwandelt sich das Bauchfett in ein »Hormonpulverfass«. Hormonkonstellationen, die das Ansammeln von Bauchfett begünstigen, sind:

- Überschuss an Insulin (Hyperinsulinämie),
- Wirkungsverlust von Insulin trotz starker Produktion (Insulinresistenz),
- Schilddrüsenunterfunktion,

- Testosteronmangel,
- Östradiol- und Progesteronmangel,
- Wachstumshormon/IGF-1-Mangel.

Um Konstellationen zu erkennen, die eine Gewichtsabnahme erschweren oder sogar unmöglich machen, sollten die wichtigsten Hormone überprüft werden. Hormonuntersuchungen und Hormonergänzungen sollten grundsätzlich nur von einem erfahrenen Arzt durchgeführt werden. Der beste Spezialist dafür ist der Hormonfacharzt (Endokrinologe).

Insulinresistenz und Hyperinsulinämie

Die Hauptaufgaben des in der Bauchspeicheldrüse hergestellten Insulins bestehen darin, die Freisetzung von Zucker aus der Leber zu bremsen sowie die Aufnahme und Verbrennung von Zucker in der Muskulatur in Gang zu setzen. Je mehr Fettgewebe vorhanden ist, desto größere Mengen an Fettsäuren werden freigesetzt. Diese finden tückischerweise ihren Weg in die Muskulatur sowie in die Leber und lagern sich dort ein.

Bauchfettzellen sind zudem in der Lage, unwirksame Hormonvorstufen wie Cortison in hochaktive Hormone wie Cortisol umzuwandeln. Cortisol heizt die Fettspeicherung in den Bauchfettzellen an, treibt den Blutdruck nach oben und behindert die Wirkung des Insulins. Auch Entzündungsfaktoren (z. B. Tumornekrosefaktor-alpha oder Interleukin-6) werden vom Bauchfett gebildet und freigesetzt. Die Folge: Insulin verliert seine Wirksamkeit in der Leber und in der Muskulatur, der Blutzucker steigt.

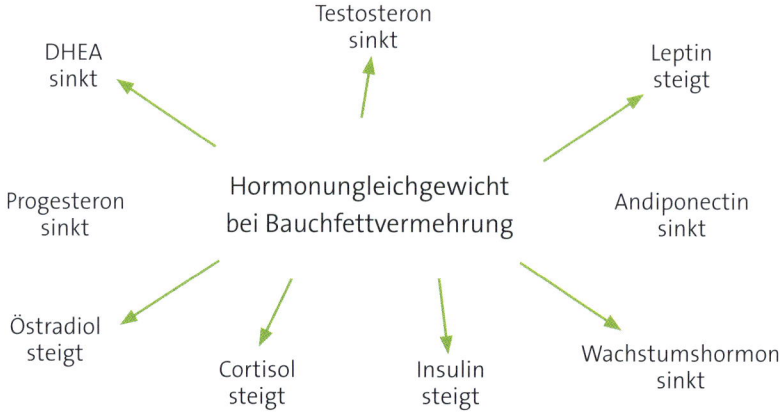

Bauchfett als Hauptursache für Diabetes mellitus Typ 2

Unter diesen Bedingungen spielt der Stoffwechsel verrückt: Die Muskelzellen können weder den durch Nahrungsaufnahme angestiegenen Blutzucker noch die gefutterten Fette und Eiweiße verwerten. Ist die Leber aufgrund jahrelangen Übergewichts verfettet, schafft es das Insulin nicht mehr, die Freisetzung von Zucker zu unterdrücken. Die Leber wird zur Zuckerfabrik, der Blutzuckerspiegel eskaliert.

Erstaunlich lange kann die Bauchspeicheldrüse diesen Zustand mit einer erhöhten Insulinproduktion ausgleichen. Ihre insulinherstellenden Betazellen können ihre Leistung dabei um ein Vielfaches steigern. Dadurch bleibt der Blutzuckerspiegel vorerst noch normal – bei gleichzeitig erhöhten Insulinwerten. Diese sogenannte Hyperinsulinämie ist direkt verantwortlich für die Entstehung von Bluthochdruck und wirkt sich ungünstig auf die Verteilung der Blutfette aus.

Nach langer Zeit, oft erst nach 10 bis 15 Jahren, kann die Bauchspeicheldrüse den ständig wachsenden Insulinbedarf nicht mehr decken. Die Betazellen erschöpfen sich und gehen teilweise zugrunde, nicht zuletzt als Folge der vermehrt zirkulierenden Fettsäuren sowie des chronisch erhöhten Glukosespiegels. Die Folge: Die Bauchspeicheldrüse ist nicht mehr in der Lage, die hohen Glukosewerte, wie sie unmittelbar nach einer Mahlzeit auftreten, zu kompensieren. Der Blutzuckerspiegel steigt immer höher, der Diabetes mellitus ist endgültig Realität.

Doch das Problem bleibt längst nicht darauf beschränkt. Insulinresistenz, also die Unwirksamkeit von Insulin, führt auch zum metabolischen Syndrom. Das sind Störungen des Fettstoffwechsels (Anstieg der Triglyzeride, Absinken des schützenden HDL-Cholesterins), Anstieg des Blutdrucks, vermehrte Blutgerinnungsneigung (Thrombosegefahr) und Ablagerung entzündlicher Fettpolster in den Wänden der Herz und Gehirn versorgenden Blutgefäße sowie der Hauptschlagader (Aorta).

Volkskrankheit Diabetes

Der früher auch Altersdiabetes genannte Diabetes mellitus Typ 2 ist zur Volkskrankheit geworden. Tendenz steigend – vor allem auch bei Kindern und Jugendlichen. Neben den hohen Kosten und dem Risiko schwerer Folgekrankheiten ist die Gefahr für Herz-Kreislauf-Erkrankungen erheblich. Ein Diabetiker erleidet doppelt bis viermal so oft einen Herzinfarkt wie ein Gesunder. Hauptsymptome sind – auch mäßiges – Übergewicht in Form von Bauchfett. Bis vor nicht allzu langer Zeit glaubte man, dass der Diabetes mellitus Typ 2, an dem rund 90 Prozent aller Zuckerkranken leiden, Ausdruck eines Defektes der Insulinrezeptoren an den Körperzellen sei. Dies kommt jedoch äußerst selten vor. Zur Insulinresistenz führen die zahlreichen vom inneren Bauchfett abgegebenen Substanzen.

Deutliche Hinweise auf eine Insulinresistenz kann der Arzt aus dem Messen des Bauchumfangs sowie den per Labor ermittelten Blutfetten (Triglyzeride erhöht, HDL-Cholesterin niedrig) erhalten. Eine Überprüfung des Blutzuckerspiegels im sogenannten Zuckerbelastungstest ist ebenfalls empfehlenswert.

Helfer in Not: Adiponectin

Das normalerweise im Bauchfett hergestellte Adiponectin ist ein ausgezeichneter Stoffwechselhelfer. Das Hormon ist vielseitig begabt. Es hält Blutzuckerwerte und Fettstoffwechsel unter Kontrolle, steuert Appetit und Sättigungsgefühl und hält Heißhungerattacken in Schach. Nicht zuletzt bremst es auch Entzündungsherde in unseren Blutgefäßen aus. So weit, so gut, möchte man meinen. Wenn das Bauchfett schon ein so hilfreiches Hormon wie Adiponectin herzustellen vermag, kann es mit den anderen Risiken wohl kaum weit her sein. Doch von wegen! Je mehr Bauchfett wir speichern, desto mehr Fett lagert sich in der Leber und in der Muskulatur an. Das Fett verstärkt die Insulinresistenz. Die Bauchfettzellen stellen nun immer weniger Adiponectin her. Sinken die Adiponectinreserven, verflüchtigt sich die Schutzwirkung des Hormons. Blutzuckerspiegel und Fettstoffwechsel laufen aus dem Ruder, Entzündungsherde machen sich breit. Der Appetit gerät außer Kontrolle.

Der Adiponectinspiegel im Blut sollte möglichst über 12 Mikrogramm pro Milliliter liegen, um das Risiko für entzündlichen Gefäßverschleiß, Herzinfarkt, Schlaganfall und Diabetes mellitus klein zu halten. Übrigens: Ein niedriger Adiponectinspiegel im Blut signalisiert nicht erst bei Erwachsenen, dass der Stoffwechsel gestört ist. Auch bei Kindern und Jugendlichen bedeutet er, dass im weiteren Leben ein hohes Risiko besteht, an Diabetes zu erkranken, wenn keine energische Gewichtskontrolle und kein konsequenter Abbau von Bauchfett erfolgen. Die Messung von Adiponectin ist allerdings keine Kassenleistung und vielen Ärzten noch nicht geläufig. Einige

Labors in Deutschland bieten die Messung jedoch routinemäßig an. Erkundigen Sie sich bei einem Facharzt (Endokrinologe).

Anstieg von Angiotensinogen und Fibrinogen

Bauchfett ist außerdem eine Hauptquelle für den Botenstoff Angiotensinogen, der den Blutdruck nach oben schnellen lässt. Kein Wunder, dass der Abbau von Bauchfett zu den wirksamsten blutdrucksenkenden Maßnahmen gehört. Andere im Bauchfett und in der Leber hergestellte Signalstoffe wie Fibrinogen stören die Blutgerinnung, führen zu Bluteindickung und zu vermehrter Klebrigkeit von Blutzellen. Die Fähigkeit des Körpers, Blutgerinnsel wieder aufzulösen, sinkt.

Verursacht wird dies auch durch die Überproduktion eines wichtigen Risikofaktors, des sogenannten Plasminogen-Aktivator-Inhibitors-1 (PAI-1). Menschen mit viel Bauchfett leiden daher wesentlich häufiger an gefährlichen Verstopfungen der Blutgefäße, die sich zudem schlechter auflösen. Kommt es zum Aufplatzen solcher instabilen Plaques (entzündliche Gefäßablagerungen), kann ganz plötzlich ein Herzinfarkt oder Schlaganfall auftreten.

Überproduktion von Leptin

Die Bauchfettzellen stellen auch große Mengen des Hormons Leptin her. Leptin schwimmt mit dem Blut ins Gehirn, beeinträchtigt im Zwischenhirn die geregelte Hormonbildung und stört nachhaltig die Funktion zahlreicher Hormondrüsen im Körper. Das führt unter anderem zu einem Mangel an Testosteron. Andere Botenstoffe aus dem Bauchfett wirken stark entzündungsfördernd, was die innerste Schicht der Blutgefäße schädigen kann. Die im Fett gebildeten Hormone und Entzündungsbotenstoffe wirken ermüdend auf das Gehirn, führen zu Erschöpfung, Antriebslosigkeit, schlechter Stimmung und sogar Depressionen. Und: Zwei- bis dreimal so oft wie bei Menschen ohne überschüssiges Bauchfett entwickeln sich bei Übergewichtigen bestimmte Tumore, insbesondere Brustkrebs, Dickdarmkrebs, Eierstockkrebs, Gebärmutterhalskrebs oder Prostatakrebs.

Serotoninmangel

Fett ist nicht schön und macht seinem Besitzer auch keine gute Stimmung. Das liegt aber nicht nur daran, dass die meisten sich in einem dicken Körper unwohl fühlen, sondern vor allem daran, dass Bauchfett die Aktivierung des »Glückshormons«

Serotonin im Gehirn stört, das heißt, es wird nicht mehr genügend davon ausgeschüttet. Das bekommt der Mensch etwa durch Stimmungsschwankungen, Depressionen, Erschöpfung oder Müdigkeit zu spüren. Zudem leidet die Konzentration und Denkprozesse verlangsamen sich.

Was passiert im Körper? Der Botenstoff Serotonin arbeitet unter anderem an der Übertragung von Signalen im Gehirn mit, das heißt, er sorgt für die Kommunikation zwischen den Nervenzellen. Studien haben gezeigt, dass er etwa für die Entstehung und Behandlung psychischer Erkrankungen eine wichtige Rolle spielt. Ein Mangel an Serotonin macht sich entsprechend mit negativen Gefühlszuständen bemerkbar. Dazu gehören Aggressivität, Angst, Kummer und Sorgen. Auch der Schlaf-Wach-Rhythmus, die Körpertemperatur, das Sexualverhalten, das Schmerzempfinden und das Entstehen von Migräne werden vom Serotonin reguliert und geraten bei einer Unterversorgung leicht aus dem Gleichgewicht.

Serotoninmangel, ausgelöst durch Bauchfett, setzt aber noch einen weiteren Teufelskreis in Gang: Er steigert den Appetit und provoziert Heißhungerattacken. Damit wächst das Bauchfett immer weiter, Übergewicht und Adipositas (Fettleibigkeit) sind die Folge. Und weil Schokolade die Produktion des Glückshormons im Körper steigert und damit das Gefühl von Gelassenheit, Ausgeglichenheit, innerer Ruhe und Zufriedenheit entsteht, dreht sich die Spirale immer weiter nach oben. Schließlich streben wir alle nach solchen Gefühlszuständen.

Doch es gibt eine kalorienärmere Methode, um das zu erreichen: Bewegung. Studien an Menschen und Tieren haben gezeigt, dass sportliches Ausdauertraining den Serotoninspiegel heben kann. Denn die körperliche Aktivität erhöht die Verfügbarkeit der Aminosäure Tryptophan im Gehirn. Aus Tryptophan bildet der Körper Serotonin. Und das hat dann letztlich positive Auswirkungen auf Stimmung und psychisches Wohlbefinden. Regelmäßiger Sport kann also dauerhaft den Serotoninspiegel erhöhen. So trägt das Glückshormon indirekt nicht nur zur körperlichen, sondern auch zur psychischen Gesundheit bei.

Der Ausgleich eines Serotonindefizits kann therapeutisch hilfreich sein. Der Arzt hilft dann mit natürlichen Serotoninvorstufen und Vitaminen nach. Doch Vorsicht, auch ein Überschuss kann sich negativ auf die Gesundheit und das Wohlbefinden auswirken. Symptome sind: Unruhe, Angstzustände, Erregungszustände oder erhöhte Muskelspannung.

Mangel an Geschlechts- und Wachstumshormonen

Das weibliche Geschlechtshormon Östrogen wird hauptsächlich in den Eierstöcken und zu einem geringeren Teil in den Nebennieren und im Fettgewebe gebildet. Gesteuert wird dessen Ausschüttung vom Gehirn (Hypophyse und Hypothalamus). Die Schwankungen im weiblichen Östrogenspiegel – hervorgerufen durch die Menstruation – bergen in jüngeren Jahren und bei einem aktiven Leben keinerlei Gefahren. Östrogene sind nur dann tückisch, wenn sie ungefähr ab dem 40. Lebensjahr ihre Berg-und-Tal-Fahrt im weiblichen Körper beginnen.

Bei einem ins Ungleichgewicht geratenen Östrogenspiegel wird beispielsweise die Fetteinlagerung in den Bauchbereich verschoben und es entsteht das gefährliche Bauchfett (siehe Seite 34). Auch Männer produzieren Östrogene, wenn auch in niedrigerer Konzentration. Bei ihnen bewirkt ein zu hoher Östrogenspiegel (künstlich hervorgerufen etwa durch einen zu hohen Bierkonsum) eine Verweiblichung der Figur und natürlich ebenfalls einen Fettring um den Bauch.

Das männliche Hormon Testosteron ist auch für den weiblichen Körper unerlässlich – immerhin verdanken Frauen ihm ihre Libido. Testosteron steuert aber auch die Durchsetzungskraft sowie den Muskelaufbau. Gebildet wird es bei Männern in den Hoden, bei Frauen in der Nebennierenrinde (dort, wo umgekehrt bei Männern das Östrogen produziert wird). Testosteron unterstützt damit den Prozess des Abnehmens, während Östrogen ihn eher verhindert – rein medizinisch ist der menschliche Körper aber auf ein ausgewogenes Verhältnis der beiden Hormone angewiesen. Bewegt sich der Mensch regelmäßig, produziert der Körper nachweislich vermehrt Testosteron. Dadurch werden die Bildung einer gesunden Muskulatur und die Reparatur von Gewebe gefördert.

Immer mehr Bauchfett senkt jedoch den wirksamen Bestand an Testosteron immer weiter ab. Das wiederum begünstigt einen Überschuss an Insulin und eine langsamere Verbrennung von Kalorien, und das führt dazu, dass der Körper verstärkt Bauchfett speichert. Übermäßiges Bauchfett sorgt aber auch dafür, dass weniger Wachstumshormone und eine geringere Menge des insulinähnlichen Wachstumsfaktors (IGF-1) gebildet werden. Ohne einen entsprechenden Hormonausgleich bleiben viele Bemühungen, das überschüssige Bauchfett wieder loszuwerden, erfolglos.

Kapitel 5

Der Bauchfett-Check

Möchten Sie genau über Ihren Bauchumfang und Stoffwechselzustand Bescheid wissen? Dann gehen Sie zum Arzt. Er kann Ihren allgemeinen Gesundheitszustand exakt beurteilen. Bei ausgeprägtem Bauchansatz kann es sich lohnen, mit einem Facharzt für Hormon- und Stoffwechselstörungen das Problem und eine Lösung zu besprechen.

Gesundheitliche Folgen

Besonders betroffen von der Verfettung sind die Blutgefäße. Die Folgen sind eine schlechte Durchblutung und eine entsprechend geringere allgemeine Leistungsfähigkeit, denn die Organe werden ungenügend mit Sauerstoff versorgt. Wie soll man leistungsfähig und kreativ sein und voller Energie im Leben stehen, wenn die Gefäßwände mit Fett verkleistert, die Muskeln schlaff und das Gehirn träge geworden sind?

Übrigens: Männer im mittleren Alter mit mäßig erhöhtem Bauchumfang haben gegenüber Normalgewichtigen bereits ein zweifach erhöhtes Risiko für Bluthochdruck und ein dreifach erhöhtes Risiko für Diabetes mellitus. Unabhängig davon wächst mit mäßigem Übergewicht auch die Gefahr eines Schlaganfalls um durchschnittlich auf das 1,5- bis 2-Fache.

Obwohl diese simple Maßnahme noch längst nicht in allen Praxen durchgeführt wird, gehört die Bauchfettmessung zum ärztlichen Untersuchungsstandard. Anhand weniger klinischer und laborchemischer Untersuchungen wird rasch klar, ob Sie Gefahr laufen, ernsthaft zu erkranken, und wo im Stoffwechsel es genau hapert. Zeigt das Maßband bei Ihnen einen Wert oberhalb der Richtlinien (siehe Infokasten auf Seite 72) an und Sie möchten sich ein genaueres Bild von Ihrem Gesundheitszustand machen, dann sind folgende Laboruntersuchungen sinnvoll (diese Leistungen werden von den gesetzlichen Krankenkassen überwiegend getragen):

- Gesamtcholesterin, LDL-Cholesterin, HDL-Cholesterin, LDL/HDL-Quotient, Triglyzeride (Blutfette),
- Nüchtern-Blutzucker, gegebenenfalls auch: Blutzuckerbestimmungen im Rahmen des Zuckerbelastungstests (oraler Glukosetoleranztest/oGTT),
- sensitives C-reaktives Protein (sCRP),
- Mikroalbumin im Urin.

Noch erheblich präziser lässt sich das Risikoprofil des Stoffwechsels durch Bestimmung folgender Parameter fassen:

- Lipoprotein (a),
- OxLDL (oxidiertes LDL),
- Homocystein,
- Adiponectin,
- Insulin nüchtern und nach einer Mahlzeit,
- Proinsulin,
- TSH (Überprüfung der Schilddrüsenfunktion).

Was sagen die Laboruntersuchungen aus?	
Parameter	**Information**
Blutzucker nüchtern	wenn erhöht → Diabetes
Blutzucker nach Zuckerbelastung	wenn erhöht → Frühdiabetes
Triglyzeride	wenn erhöht → metabolisches Syndrom
HDL-Cholesterin	wenn erniedrigt → metabolisches Syndrom
LDL-Cholesterin	wenn erhöht → Gefäßrisiko
LDL-/HDL-Quotient	wenn erhöht → Gefäßrisiko
Mikroalbumin im Urin	wenn erhöht → Nierenschaden, Gefäßrisiko
Sensitives C-reaktives Protein (sCPR)	wenn erhöht → Gefäßrisiko
Adiponectin	wenn erniedrigt → Stoffwechsel- und Gefäßrisiko
Homocystein	wenn erhöht → Gefäß-, Gehirn- und Osteoporoserisiko
Lipoprotein (a)	wenn erhöht → genetisch erhöhtes Gefäßrisiko
Insulin	wenn erhöht → Diabetesrisiko, metabolisches Syndrom
Proinsulin	wenn erhöht → Diabetesrisiko, metabolisches Syndrom

Diagnostische Maßnahmen

Bereits mit wenigen einfachen Messungen kann Ihr Hausarzt eine sehr gute Risiko-einschätzung abgeben. Zu empfehlen sind diese Untersuchungen besonders dann, wenn in Ihrer Familie Herz-Kreislauf- und Stoffwechselkrankheiten wie Herzinfarkt, Schlaganfall, Bluthochdruck oder Diabetes aufgetreten sind oder Sie schon seit längerer Zeit übergewichtig sind.

- Der erste Schritt ist eine Anamnese. In einem ausführlichen Gespräch wird geklärt, ob Eltern und/oder Geschwister übergewichtig sind. Auch familiäre Gesundheitsrisiken und vergangene oder bestehende Erkrankungen werden abgeklärt.
- Eine Lifestyle-Anamnese (Ernährungs-, Trink-, Bewegungsprotokoll) gibt Auskunft über Ihren Lebensstil.
- Es folgen die Messung von Bauchumfang und Blutdruck.
- Laboruntersuchungen von Blut und Urin vervollständigen das Bild.
- Die Dicke der innersten Gefäßschicht (Intima media) im Bereich der Halsschlagadern (Carotis-Duplex) wird gemessen. Der ermittelte Wert gibt Auskunft über eventuelle Gefäßrisiken.
- Eine vergleichende Messung des Blutdrucks am Unterarm und am Unterschenkel erlaubt Rückschlüsse über den Zustand der Blutgefäße in der unteren Körperhälfte.
- Eine Langzeit-Blutdruckmessung hilft bei der genauen Beurteilung des Blutdrucks bei Tag und Nacht im Alltag.
- Ein Belastungs-EKG mit Messung von Blutdruck und Herzfrequenz (in Ruhe und unter Belastung) hilft bei der Beurteilung der körperlichen Fitness, der Pumpleistung des Herzens und der Durchblutung der Herzkranzgefäße.
- Ergänzt werden kann die Untersuchung durch eine Bioimpedanzmessung (siehe unten) und einen Ultraschall-Check der Hauptschlagader (Aorta).
- Ein Ultraschall der Leber gibt Hinweise auf Fettleber bzw. nicht alkoholisch bedingte Steatosis hepatis (das sogenannte NASH-Syndrom).
- Ein Schlafapnoe-Screening gibt Hinweise auf nächtliche Atemregulationsstörungen (häufig bei starkem Übergewicht mit entsprechend viel Bauchfett).

Was die Diagnoseverfahren aussagen	
Verfahren	**Informationsgehalt**
Blutdruck (systolisch/diastolisch, Langzeit-Blutdruckmessung)	wenn erhöht → Gefäßrisiko (Herzinfarkt, ggf. Schlaganfall, Herzinsuffizienz)
Bauchumfang	wenn erhöht → Gefäß- und Stoffwechselrisiko (Herzinfarkt, Schlaganfall, Diabetes)
Intima media (Halsschlagader-Check mit hochauflösendem Ultraschall)	wenn verdickt → Gefäß- und Stoffwechselrisiko (Herzinfarkt, Schlaganfall, Nierenschaden)
Belastungs-EKG (Ergometrie)	Info über Fitness, Blutdruck, Herzfrequenz in Ruhe und nach Belastung
Bioimpedanzmessung	präzise Information über Muskel- und (mehrpolig) Fettverteilung (Körperzusammensetzung), Verlaufskontrolle zur Beurteilung der Wirksamkeit von Fitnesstraining und Ernährungsumstellung bezüglich Fettabbau und Muskelaufbau
Hauptschlagader-Check mit Ultraschall	Früherkennung von Bauchschlagadererweiterung, Früherkennung eines Bauchaorten-Aneurysmas
Blutdruckquotient (Fuß/Arm)	wenn erniedrigt → (< 0,9) im Bereich der unteren Körperhälfte → Hinweis auf Gefäßerkrankung

Ihr Bauchumfang: der Wahrheit auf der Spur

Wer den Tatsachen sofort ins Auge sehen kann, zückt bereits beim Lesen dieser Zeilen ein Maßband. Dann weiß er über sein Gesundheitsrisiko schnell Bescheid. Wie Sie den Bauchumfang am besten messen können, lesen Sie auf Seite 72. Der Umfang Ihres Bauchs gibt sehr präzise an, wie es um Ihr inneres Bauchfett steht. Bei Männern liegt die Sicherheitsgrenze – unabhängig von der Körpergröße – bei 92 cm, bei Frauen bei 80 cm. Diese Maße sind für jeden verbindlich, weil sich der Umfang allein aus dem an den inneren Organen angelagerten Bauchfett errechnet.

Bedenken Sie: Je länger Sie eine mehr oder weniger kleine Fettwampe vor sich hertragen, desto mehr leidet Ihre Gesundheit. Wenn sich erst körperliche Symptome zeigen, ist es entweder schon zu spät oder sehr schwierig gegenzusteuern. Hinzu kommt, dass viele ihre ersten Krankheitszeichen falsch einordnen und sie nicht mit dem Bauchfett in Verbindung bringen. Das liegt daran, dass diese Symptome meist unspezifisch seelischer Natur sind. Man fühlt sich träge, wird rasch müde und merkt, dass die Stimmung immer wieder »in den Keller geht«. Häufig sind Menschen dann niedergeschlagen, ausgebrannt und antriebslos. Es fällt ihnen schwer, sich aufzuraffen und zu motivieren. Die meisten führen ihre seelischen »Gleichgewichtsstörungen« allein auf ihren stressigen Alltag oder unbefriedigende Lebensumstände zurück. Dabei spielt unter der Oberfläche meist schon der Körper verrückt. Dass Stimmungsschwankungen, Energiemangel und allgemeine Mattigkeit mit ihrem Bauchumfang zusammenhängen, ahnen die wenigsten.

Sofern Ihnen solche Signale zu schaffen machen, nehmen Sie sie wirklich ernst. Vor allem wenn Ihr Maßband im roten Bereich zusammenläuft. Ohne einen deutlichen Abbau von Bauchfett lassen sich zahlreiche chronisch verlaufende Störungen im Körper nur schwer behandeln. Dazu gehören:

- Bluthochdruck,
- Diabetes mellitus,
- Arteriosklerose (entzündlicher Gefäßverschleiß),
- Herzinfarkt,
- Schlaganfall (Gehirninfarkt),
- Thrombose und Lungenembolie,
- Gallensteine,
- vorzeitiger Gelenkverschleiß (Hüften, Knie),
- Gicht,
- Fettstoffwechselstörungen,
- Fettleber bis zur fettbedingten Leberentzündung,
- Depressionen,
- erhöhtes Tumorrisiko (vor allem an Dickdarm, Brust, Gebärmutter und Prostata),
- nächtliche Atemstörungen, erkennbar an starkem Schnarchen und Atempausen (Schlafapnoe-Syndrom).

Diabetes ist zu einer echten Volkskrankheit geworden. Heute leiden in Deutschland bereits sieben Millionen Menschen daran. Weitere sieben bis acht Millionen sind ebenfalls betroffen, wissen es aber noch nicht. Die Kosten für die Behandlung dieser chronisch verlaufenden Stoffwechselkrankheit liegen jedes Jahr bei vielen Milliarden Euro und stellen die langfristige Finanzierbarkeit der Gesundheitsversorgung vor eine der größten Herausforderungen. Wissenschaftler gehen davon aus, dass sogar bis zu 20 Millionen Menschen hierzulande an einem Vorstadium der Zuckerkrankheit leiden. Das Risiko ist nicht zu unterschätzen, denn ohne Gegenmaßnahmen drohen längerfristig Herzinfarkt oder Schlaganfall. Deshalb stehen der Bauch und sein in der Tiefe verstecktes Fett inzwischen aus gutem Grund im Mittelpunkt der Präventivmedizin. Ziel ist es, die Risikofaktoren zu minimieren.

Die gute Nachricht: Den unheilvollen Verursacher, den lästigen Bauchspeck, können Sie mit relativ wenig Aufwand in den Griff bekommen. Schon fünf bis zehn Prozent weniger Gewicht verringern den Bauchumfang und entschärfen somit die Gefahren des Bauchfetts. Das heißt, die Risikofaktoren, die das Herz, die Gefäße und den Stoffwechsel schädigen, verlieren an zerstörerischer Kraft. Ihre Leistungsfähigkeit und gute Laune kehren zurück. Und ganz nebenbei sind Sie schlanker, fitter und können Ihr gesteigertes Wohlbefinden und eine positivere Lebenseinstellung genießen.

Wie das innere Bauchfett entsteht

Der Speicher für das Bauchfett ist wie ein Schwamm. Er kann nahezu unbegrenzt vom Körper nicht verbrauchte Kalorien in sich aufsaugen und rückt sie nur gegen eine kalorienreduzierte Kost sowie regelmäßige körperliche Aktivität wieder heraus. Bauchfett entsteht vor allem durch Über- und Fehlernährung. Daneben gibt es aber noch andere Verdächtige, die wir mit der Entstehung von Übergewicht nicht sofort in Verbindung bringen würden.

Erbliche Veranlagung

Ob wir schnell Fett ansetzen oder eher langsam, ob wir eher an Po und Oberschenkeln zulegen oder am Bauch, das haben wir auch unserer »genetischen Mitgift« zu verdanken. Das heißt, unsere Gene sind mitverantwortlich für unseren Körperbau, die Fettverteilung und die Aktivität unseres Stoffwechsels. Meist haben übergewichtige Eltern auch dicke Kinder, schlanke Väter und Mütter dagegen in der Regel schlanke Kinder. Wer diese Tatsache als schlechtes Karma annimmt, missversteht jedoch grundlegend den Zusammenhang von Ursache und Wirkung. Vererbung bedeutet lediglich, in welche Richtung wir uns entwickeln können oder wozu wir neigen – eben auch in Bezug auf unser Gewicht und die Fettverteilung in unserem Körper. Ob wir als Birnen- oder Apfeltyp geboren werden, darauf haben wir keinen Einfluss. Ein Bauch ist deswegen aber noch lange kein unabwendbares Schicksal. Schließlich sind Sie erwachsen genug, um selbst über Ihren Lebensstil und den Ihrer Familie zu entscheiden. Sie entscheiden, was und wie viel Sie essen und wie gut oder schlecht Sie für Ihren Körper sorgen.

Zu viel, zu fett, zu süß

Halten wir also fest: Übergewicht ist sehr oft die Folge einer eingefahrenen, unüberlegten, ja schlampigen Ernährung. Gehören Sie auch zu den 50 Prozent der Deutschen, die täglich mehr Kalorien zu sich nehmen, als sie verbrauchen? Dann sollten Sie besonders darauf achten, durch regelmäßiges Intervallfasten wieder ein bioaktives Stoffwechselgleichgewicht zu erzeugen. An den freien Tagen lohnt darüber hinaus der Versuch, auf energiedichte und kalorienreiche Nahrungsmittel zu verzichten, denn sie lassen das Bauchfett stetig wachsen. Essen Sie am liebsten fettreiche Milchprodukte, Brot, Backwaren aus Weißmehl, fettes Fleisch und fette Wurst – und zwischendurch Süßigkeiten aller Art? Dann hat Ihr Körper, über den Tag gesehen, voraussichtlich deutlich mehr Kalorien zur Verfügung, als es für eine gesunde und ausgewogene Ernährung sinnvoll ist. Machen Sie sich bewusst: Wer über Jahre hinweg zu viele energiedichte Nahrungsmittel futtert sowie zuckerhaltige Limonaden und Säfte oder alkoholhaltige Getränke konsumiert, nimmt jede Menge leerer, also für die gesunden Bedürfnisse des Körpers überflüssiger Kalorien zu sich. Übergewicht ist dann programmiert.

Die Energiedichte von Lebensmitteln

Die Energiedichte sagt aus, wie viel Energie in Kilokalorien oder Kilojoule ein Lebensmittel hat. Je höher sie liegt, desto größer ist die Gefahr, bei regelmäßig umfangreichem Konsum zuzunehmen. Um dem Körper nicht übermäßig mehr Energie zuzuführen, als er verarbeiten kann, wird eine durchschnittliche Energiedichte von etwa 125 Kilokalorien pro 100 Gramm empfohlen. Zum Beispiel haben Weizenbrötchen eine Energiedichte von 270 Kilokalorien pro 100 Gramm (ein Brötchen wiegt etwa 50 Gramm), Nuss-Nugat-Creme liegt bei 520 Kilokalorien (!) und 100 Gramm Salami haben 370 Kilokalorien. Hingegen hat etwa magerer Speisequark nur 70 Kilokalorien oder Gemüse wie grüne Bohnen oder Karotten sogar nur 30 Kilokalorien pro 100 Gramm.

Woran das liegt? Moderne Nahrungsmittel lassen sich unter der Beschreibung »schöner Schein statt Substanz« zusammenfassen. Um den Konsumenten zum Kauf und zum Verzehr zu bewegen, müssen nämlich vor allem Verpackung, Werbebotschaft und Preis stimmen. So herrscht in den Supermärkten und bei den Discountern der westlichen Industriegesellschaften ein Überangebot an günstigen Nahrungsmitteln. Die meisten enthalten Konservierungsstoffe und sind chemisch behandelt, um sie haltbar zu machen und über weite Strecken transportieren zu können. Dafür werden Obst und Gemüse häufig unreif geerntet und dann in riesigen Lagerhallen »zur Reifung gebracht«. Bei manchen Sorten Reis und Getreide wird die Schale entfernt, womit das Wertvollste im Abfall landet.

Fleisch in minderwertiger Qualität wird reichlich konsumiert, weil es günstig zu haben ist. Im Gegenzug verzichten viele Menschen auf Getreide und Ballaststoffe. Brot aus »leerem« Weißmehl dient als Unterlage für fettreiche Wurstwaren oder Weichkäse. Damit es Otto Normalverbraucher richtig gut schmeckt, sind zucker- und fettreiche Lebensmittel sowie Alkohol gefragt. Wer Appetit hat, geht los und kauft sich alles, was sein Mund begehrt und der Geldbeutel hergibt. Ein scheinbares Schlaraffenland liegt gleich vor unserer Haustür, die großen Verbrauchermärkte haben fast rund um die Uhr geöffnet.

Keine Zeit!

Bei all dem Überfluss herrscht in Ihrem Organismus in Wirklichkeit jammervoller Mangel. Denn Proteine aus günstigen Eiweißlieferanten wie Fisch, Fleisch oder Milchprodukten sowie Mineralstoffe und Vitamine aus frischem Obst und Gemüse fehlen bei zu energiedichter, einseitiger Ernährung. Die häufigste Folge ist eine allgemein geringe Leistungsfähigkeit, man fühlt sich schlapp und müde. Aber auch das Immunsystem kann seine Abwehrfunktion nicht optimal wahrnehmen. Hinzu kommt, dass Proteine für den Muskelaufbau und eine bessere Fitness fehlen.

Schön und gut, werden Sie denken. »Aber ich habe einfach keine Zeit, für mich zu kochen. Mein Tagesablauf erlaubt es gerade einmal, nebenbei im Stehen oder im Schnellrestaurant zu essen.« Diesen Argumenten halten wir entgegen: Wer glaubt, sich keine Zeit für ein frisches, selbst zubereitetes oder bewusst ausgewähltes Essen nehmen zu können, macht ernährungstechnisch alles falsch und wird schnell dick.

Eine weitere unangenehme Wahrheit lautet: Wer sich neben der Arbeit und allen Verpflichtungen keine Zeit für ein gutes Essen, Bewegung und Entspannung einräumt, wird die katastrophalen Auswirkungen dieser ungesunden Lebensweise irgendwann zu spüren bekommen. Das Risiko, später einen Herzinfarkt, einen Schlaganfall oder ein Tumorleiden zu bekommen, steigt dramatisch an – übrigens ist die Gefahr umso höher, je früher im Leben sich Übergewicht einstellt und je mehr Pfunde sich mit der Zeit dazugesellen. Deshalb lautet das richtige Lebensmotto: frühzeitig vorbeugen – gesund essen und trotzdem genießen. Das ist gar nicht so schwer. Vor allem wenn die Möglichkeit besteht, vieles so zu belassen, wie Sie es gewohnt sind, und nur im Tagesintervall ein wenig zu fasten.

Gewichtszunahme trotz Stress?

Beim Verarbeiten von Stress hilft das sogenannte Stresshormon Cortisol. Das lebensnotwendige Hormon wird von der Nebenniere hergestellt und unterstützt Adrenalin sowie Noradrenalin bei ihrer Arbeit. Das Gehirn steuert seine Ausschüttung. Etwa eine halbe Stunde nach einer Stresssituation lässt sich ein erhöhter Cortisolspiegel im Körper messen. Das vermehrte Cortisol treibt den Blutzuckerspiegel hoch. Das löst zum einen Hungergefühle aus, zum anderen werden dadurch auch sofort Zuckerreserven aus den Muskeln und aus den Knochen abgebaut und in Richtung Gehirn transportiert.

Wer unter Dauerstress leidet, hat einen permanent erhöhten Cortisolspiegel. Dieser fördert die Gewichtszunahme, besonders die Fettbildung im Bauch. Es kommt zum gefürchteten inneren Bauchfett (mehr dazu lesen Sie ab Seite 34). Zudem verringert sich neben der Muskelmasse die Knochendichte, was zu Knochenschwund (Osteoporose) führen kann. Auch die Psyche wird bei Cortisolüberschuss in Mitleidenschaft gezogen. Wir fahren wegen jeder Kleinigkeit aus der Haut und unterliegen Stimmungsschwankungen. Gegen einen erhöhten Cortisolspiegel helfen Magnesium, Omega-3-Fettsäuren, Schwarztee, Massagen und Lachen. Und natürlich: Stress vermeiden!

Bei Stress wird außerdem jede Menge Adrenalin ausgeschüttet. Bei Gefahr ist das Hormon überlebenswichtig, da es den Körper zu Kampf oder Flucht befähigt. In der modernen Industriegesellschaft birgt es aber auch ein Gesundheitsrisiko. Hier haben die Menschen meist eine erhöhte Adrenalinausschüttung, weil sie unter Druck stehen – etwa durch Stress im Beruf. Ist Adrenalin erst im Blut, ist es dem Körper egal, ob wir vor einem Tiger fliehen oder mit unserer Arbeit nicht fertig werden. Sämtliche Glykogenreserven, auch die aus Muskeln und Knochen, werden mobilisiert und sofort schnellt der Blutzuckerspiegel nach oben. Umgehend wird Insulin produziert, weil der Zucker im Blut weggeschafft werden muss. Das Problem: Muskeln oder Gehirn brauchen diese Reserven gar nicht (denn da ist ja kein Tiger) und das heißt, Zucker und Insulin bleiben im Blut und verursachen Heißhunger. Der hohe Adrenalinspiegel sorgt zudem für eine reduzierte Darmtätigkeit und einen beschleunigten Puls, wodurch sich auch der Blutdruck erhöht.

Intervallfasten macht's möglich! Schließlich wissen wir, welchem Druck und welcher Zeitnot viele Menschen ausgesetzt sind. Das von uns für Sie entwickelte Konzept ermöglicht es auch den stressgeplagten Zeitgenossen, mit einer zwar regelmäßigen, aber eben nicht täglichen Konzentration auf gesundes Essen und das eigene Wohlbefinden etwas für ihre Gesundheit zu tun.

Frühzeitig gegensteuern

Das Fatale am Zeitmangel ist, dass nicht nur Sie selbst schlecht dabei wegkommen. Kinder und Jugendliche leiden meist sehr unter dem Zeitmangel ihrer Eltern. Etwa 20 Prozent der deutschen Jugendlichen sind heute schon krankhaft übergewichtig. Das liegt nicht nur am falschen Essen und an der minderwertigen Qualität von Lebensmitteln, sondern auch daran, dass nur in wenigen Familien frisch zubereitete Mahlzeiten auf den Tisch kommen und gemeinsam verzehrt werden. Wenn Eltern dann noch den Fernsehsessel dem täglichen Spaziergang vorziehen, werden auch die Kinder bewegungsfaul. Nur fünf Prozent der übergewichtigen Kinder schaffen es, später im Leben ihr Gewicht zu reduzieren.

Tückisch: Alkohol

In Maßen genossen, bringt er den Stoffwechsel auf Trab und senkt – wie im Fall von Rotwein – sogar das Herzinfarktrisiko. Allerdings nur in moderaten Mengen, und das heißt etwa 0,3 Liter Bier oder 0,25 Liter Wein pro Tag. Andernfalls ruiniert Alkohol auf Dauer auch die robusteste Gesundheit. Die Statistik zeigt, dass in Deutschland 31 Prozent der Männer und 16 Prozent der Frauen zu viel davon trinken. Im internationalen Vergleich rangiert Deutschland beim Alkoholkonsum weit oben.

Mit 7 Kilokalorien pro Gramm hat Alkohol fast den Energiegehalt von Fett, enthält allerdings im Gegensatz zu diesem keine für den Organismus nützlichen Substanzen. Brandaktuelle Daten, veröffentlicht im hochangesehenen medizinischen Fachjournal *The Lancet,* zeigen sogar auf, dass Alkoholkonsum ab dem ersten Tropfen schadet. Dazu wurden 28 Millionen Menschen in 195 Ländern untersucht. Die Studie macht deutlich, dass jeglicher Konsum von Alkohol das Bauchfett mästet. Laut Stiftung Warentest macht der Alkoholkonsum in Deutschland bei einem Erwachsenen etwa drei bis sechs Prozent der täglichen Kalorien aus. Damit tragen die Genussmittel Bier, Wein und Longdrinks ganz erheblich zur Entstehung von Übergewicht bei. Alkohol stimuliert Insulin, wirkt appetitanregend und hemmt den Fettabbau. So macht ein abendlicher Drink den für die Nacht vorgesehenen Fettabbau zunichte.

Gravierende Folgekrankheiten eines regelmäßig zu hohen Alkoholkonsums sind etwa Fettleber, Alkoholhepatitis, Leberzirrhose, Bauchspeicheldrüsen-, Speiseröhren- und Magenschleimhautentzündung sowie eine Herzerweiterung und Bluthochdruck. Alkoholsucht ist eine zerstörerische Krankheit. Außerdem wirkt zu viel Alkohol lähmend aufs Gehirn und schränkt die motorische und psychische Kontrolle ein. Ein kleines Glas zum Essen mag also angehen, wenn der Genuss an erster Stelle steht. Als Trostspender und zur Verdrängung von Problemen und Kummer ist Alkohol die denkbar schlechteste Krücke. Stress lässt sich ohne Suchtmittel besser bewältigen.

Zu wenig Bewegung

Wer auf Suchtmittel verzichtet oder ihren Konsum zumindest deutlich senkt und sich an zwei Tagen pro Woche bewusst frisch und kalorienreduziert ernährt, tut schon eine ganze Menge für seine Gesundheit. Nicht nur dass er dabei überflüssige Pfunde und vor allem gefährliches Bauchfett reduziert, auch der Nährstoffmangel, der dem Körper bislang zu schaffen machte, wird spürbar ausgeglichen – vor allem mit unseren leckeren Rezepten ab Seite 127.

Glücksbringer in Aktion

Endorphine gelten als Glückshormone, doch diese Bezeichnung ist irreführend, denn sie werden etwa bei Verletzungen ausgeschüttet, um schmerzlindernd oder -unterdrückend zu wirken. Das bedeutet, die Endorphinausschüttung ist eine Schutzeinrichtung des Körpers in lebensbedrohlichen Situationen. Endorphine lassen uns den Schmerz vergessen und versetzen den Körper in die Lage, sonst geschützte Leistungsreserven abzurufen. Beispielsweise werden Endorphine beim Geburtsvorgang freigesetzt.

Aber auch UV-Licht und positive Erlebnisse lösen die Ausschüttung von Endorphinen aus und regulieren das Hungergefühl. Die Ausschüttung von Endorphinen kann der Mensch selbst provozieren, indem er sich etwa in die Sonne und an die frische Luft begibt. Auch Bewegung fördert die Produktion dieser Glücksbringer. Sie sind fast so etwas wie »Appetitzügler«. Und so kommen sie der Linie hervorragend zugute.

Weil das Bauchfett zu gut einem Drittel entsteht, weil sich der Mensch zu wenig bewegt, hilft es auch, an dieser Schraube zu drehen. Was, keine Lust? Gehören Sie etwa auch zu denen, die unter wachsender Bewegungsunlust leiden? Dagegen lässt sich etwas tun. Doch zunächst gehen wir der Frage nach, warum sich immer mehr Menschen immer weniger bewegen.

Das war nämlich nicht immer so, denn zu Beginn des 20. Jahrhunderts hatte der Mensch gar keine Wahl. Er musste sich zum Beispiel während der Arbeit viel mehr bewegen als heute, denn in den meisten Berufen war hauptsächlich Muskeleinsatz gefragt. Ein schwer arbeitender Mensch verbrauchte im Lauf des Tages 3500 bis 4000 Kalorien und war deshalb auf eine energiereiche Ernährung angewiesen. Inzwischen haben sich die Arbeitsbedingungen aber total gewandelt. Viele Menschen arbeiten im Büro oder im Außendienst und verbringen so die meiste Zeit sitzend am Computer oder im Zug, Auto, Flugzeug. Dabei sitzen sie schon während des Frühstücks oder auf der Fahrt ins Büro, sie stehen im Aufzug, sitzen bei der Arbeit, beim Mittagessen, wieder bei der Arbeit, auf dem Nachhauseweg, beim Zeitunglesen, beim Abendessen, beim Fernsehen, um sich dann zum Schlafen hinzulegen. Das ist zu viel Sitzen, zu viel Stehen, zu wenig Bewegung – kein Wunder, dass uns das auf Dauer dick und unzufrieden macht. Dabei ist unser Körper gar nicht für den Stillstand geschaffen. Wir müssen uns sogar bewegen, damit unser Stoffwechsel gut funktioniert und wir fit bleiben. »Keine Zeit« sollten Sie deshalb nicht als Ausrede gebrauchen. Schließlich sind wir auf unseren Körper angewiesen. Er will gepflegt sein wie ein neues Auto, und je besser Sie ihn pflegen, desto länger »läuft« er. Jede Minute, die Sie dafür investieren, lohnt sich – früher oder später.

Keine Angst, Sie sollen jetzt kein umfangreiches Sportprogramm absolvieren. Kleine Bewegungseinheiten tun es auch – wenn sie regelmäßig stattfinden. Im Rahmen der Intervalldiät haben wir uns ein moderates Minimalprogramm ausgedacht. Das bringt wirklich jeder in seinem Alltag unter. Sie werden sehen! Einzelheiten lesen Sie ab Seite 90.

FÜNF GUTE GRÜNDE FÜR MEHR BEWEGUNG

Sportliche Betätigung erhöht Ihren Stoffwechsel. Das heißt, sämtliche Zellen werden besser mit Nährstoffen und Sauerstoff versorgt und der Abtransport von Schadstoffen wird beschleunigt. Das kommt Ihrem körperlichen und seelischen Wohlbefinden zugute. Wir nennen Ihnen aber noch sechs weitere Gründe, die Sie überzeugen können, »in Bewegung zu kommen«.

1. Nach dem Sport schaltet der Organismus auf »Nachbrennen« um und verbrennt weiter Kalorien auf gutem Niveau. Warum? Weil der Körper sich die benötigten Nährstoffe bereits aus den dafür vorgesehenen Zellen genommen hat und nun mit der Versorgungsarbeit beschäftigt ist. Das Blut zirkuliert verstärkt durch den Körper, um Sauerstoff in die Zellen zu bringen. Klasse für alle, die abnehmen wollen!

2. Die gesamte Verdauung funktioniert bei regelmäßiger Bewegung einfach besser, denn die Ausscheidungsorgane sind angeregt, vermehrt Abfallprodukte aus dem Körper zu schaffen. Das macht sich auch bei leichter Verstopfung positiv bemerkbar. Und das ist wichtig fürs Wohlbefinden und die Gesundheit: Im Darm ist der Hauptsitz unseres Immunsystems.

3. Sport senkt das Risiko bestimmter Erkrankungen und Beschwerden, denn Bewegung regt die Durchblutung und damit die allgemeine Sauerstoffversorgung an. Sämtliche Zellen werden besser mit Nährstoffen versorgt und entledigen sich gleichzeitig ihrer Abfallstoffe. Für die Blutgefäße – und damit den Blutdruck – bedeutet dies ebenfalls eine enorme Verbesserung, weil sich Ablagerungen nicht mehr so einfach festsetzen können. Auch Erkrankungen des Skeletts wie Osteoporose oder Gelenkentzündungen kann man mit Bewegung vorbeugen. Belastung stimuliert die Knochenzellen, sich zu vermehren; die Gelenke werden ebenfalls besser durchblutet und versorgt.

4. Das Gehirn, genauer gesagt die Hirnanhangsdrüse, freut sich über die allgemeine Aktivierung – und mit ihr der Hormonhaushalt. Auch das gesamte Drüsensystem wird durch körperliche Bewegung angeregt und kann einen unausgeglichenen Hormonhaushalt wieder in Schwung bringen. Mehr dazu ab Seite 62.

5. Bewegung, zumal im Freien, ist ein einfaches und wirkungsvolles Entspannungs-instrument. Wenn einem alles zu viel ist und der Alltag einem über den Kopf wächst, kann Sport an der frischen Luft für einen klaren Kopf sorgen. Da das Gehirn jetzt besser durchblutet wird, steigt auch die Konzentrationsfähigkeit und die Denkleistung nimmt insgesamt wieder zu. Nach einer »sportlichen Pause« fällt einem geistige Arbeit meist wieder leichter.

Bewegung: einfach gut!

Trainierte Muskeln erhöhen unseren Grundumsatz, der Körper verbrennt dann automatisch mehr Kalorien. Das heißt, mit einer gut entwickelten Muskulatur verbrauchen Sie Energie auch dann, wenn Sie nicht auf Hochtouren laufen. Bei untrainierter Muskulatur ist der Grundumsatz niedriger. Dann werden weniger Kalorien verbrannt und der Überschuss verwandelt sich vor allem in Fett, das bevorzugt in der Leber (Fettleber) und in den Eingeweiden (tiefes Bauchfett) landet. Sport und Bewegung haben Einfluss auf zahlreiche weitere Prozesse im ganzen Körper. Experten sprechen von der Heilkraft der Bewegung. Die Wirkungen sind durchweg positiv.

- *Fettgewebe: Sowohl während der Bewegung als auch danach werden Fettdepots verstärkt abgebaut.*
- *Gehirn: Es werden vermehrt Neuronen gebildet.*
- *Muskeln: Traubenzucker und Fettsäuren werden besser aufgenommen. Neue Blutgefäße wachsen und die Muskelmasse generiert sich.*
- *Leber: Der Stoffwechsel verbessert sich. Glukose wird freigesetzt.*
- *Herz: Blutgefäße bilden sich neu. Die Wundheilung wird verbessert. Schutz vor Infarkt.*

Rauchen schadet nicht nur der Lunge

Viele Raucher bleiben ihrer lästigen und gesundheitsschädlichen Angewohnheit auch aus Angst vor einer Gewichtszunahme treu. Dabei gehen verhaltensabhängige Risikofaktoren wie Rauchen, üppiger Alkoholkonsum und Bewegungsmangel besonders häufig mit Übergewicht einher. Aber etwas Wahres ist schon dran: Wer viel geraucht hat und sich von seiner Sucht verabschiedet, nimmt meistens einige Kilos zu. Das hängt mit dem veränderten Stoffwechsel zusammen. Nikotin kurbelt den Kreislauf, den Herzschlag und die Darmtätigkeit an. Das erhöht den Energieverbrauch des Körpers, der nach dem Rauchstopp wieder auf sein normales Niveau abfällt. Rauchen aktiviert zudem die Fettoxidation. Auch dieser Prozess entfällt also ohne Nikotinkonsum.

Die Tabakinhaltsstoffe bewirken zudem, dass die Körperzellen verzögert auf Insulin ansprechen, was die Fettspeicherung limitiert. Und last, but not least hat Rauchen eine antiöstrogene Wirkung, indem es den Östrogenabbau in der Leber beschleunigt. Östrogenmangel begünstigt wiederum einen Insulinüberschuss, eine langsame Kalorienverbrennung und die vermehrte Speicherung von Bauchfett.

Durch die Stoffwechselumstellung nehmen Exraucher also zunächst einige Kilos zu. Vor allem dann, wenn Fitnesstraining und Muskelaufbau unterbleiben. Noch deutlicher steigt das Gewicht an, wenn die Ehemaligen ihre Nikotinentwöhnung und den damit verbundenen Stress durch üppige Kalorienzufuhr kompensieren. Das geschieht leichter, als man denkt, da Appetit und Hungergefühl nicht mehr durch das Nikotin gedämpft werden. Auch ein wiederentwickelter besserer Geschmacks- und Geruchssinn können den Appetit steigern. Und Rauchen ist nun einmal eine Stressverarbeitungs- sowie Selbstbelohnungskrücke und wird demnach als Kompensationsstoff missbraucht. Viele Exraucher greifen deshalb statt nach dem Glimmstängel nur allzu gerne zu Süßigkeiten oder belohnen sich nach einem nikotinfreien Stresstag mit einem kalorienreichen Abendessen.

Fazit: Wer es schafft, Abschied von der Zigarette zu nehmen, lebt fortan gesünder und verlängert seine Lebensspanne. Auch Alterungsprozesse — insbesondere der Haut — verlangsamen sich, und die Lunge reinigt sich mit der Zeit. Hinzu kommt, dass nicht nur das allgemeine Krebsrisiko deutlich abnimmt, sondern auch das Risiko, an Diabetes zu erkranken.

Über allem thront die Psyche

Kennen Sie Gefühle von Frust und Überforderung? Angst, dem täglichen beruflichen wie privaten Leistungsdruck nicht mehr gewachsen zu sein? Sorge, eines Tages vor den Anforderungen des Alltags kapitulieren zu müssen? Dann gehören Sie zu dem Großteil der Bevölkerung, den dieses Lebensgefühl stresst und krank macht. Typische Folgen sind chronische Müdigkeit und Schlafstörungen, fehlende Energie und Spannkraft, nachlassender Antriebswille, schwindende Motivation, Heißhunger und Übergewicht. Studien bestätigen, dass sich negativer Stress vornehmlich durch Fettablagerung in der Bauchregion zeigt.

Es sind un(ter)bewusste Motive, die unserem Ess- und Trinkverhalten zugrunde liegen. Aber sie sind gleichzeitig die entscheidenden Motoren bei der Gewichtszunahme. Steckt auch bei Ihnen der verständliche Wunsch nach Entspannung, Zuwendung und Selbstbelohnung dahinter, wenn Sie rauchen, essen und Alkohol trinken? Dann wissen Sie, dass dies – wenn auch nur kurzfristig – unangenehme Gefühle wie Ausgebranntsein, Einsamkeit und innere Leere verdrängen kann. Sie wissen aber gleichzeitig, dass dieses als seelische Krücke missbrauchte Verhalten einerseits die Sucht nach Nikotin und Alkohol anbahnt, andererseits auch das bauchlastige Fett vermehrt. Einen Ausweg aus Ihrer misslichen Lage bietet es jedoch nicht. Im Gegenteil: In Kombination sind diese Folgen besonders gefährlich für Ihre Gesundheit.

Ein entscheidender Schritt heraus aus dieser Spirale der schlechten Gewohnheiten ist die Neuprogrammierung Ihrer Psyche. Wer schwerwiegende Probleme hat, sollte es wagen, die professionelle Unterstützung eines Psychotherapeuten in Anspruch zu nehmen. Doch oft hilft schon ein tiefer Blick in sich selbst. Vielleicht gelingt es Ihnen, die ungelösten Probleme, die Sie mit Ihrem bisherigen Essverhalten unbewusst zu kompensieren versuchten, auf diese Weise zu erforschen?

Machen Sie sich dabei bewusst: Nur mit einer neuen Zielsetzung auf kleine, realistische Schritte können Sie lernen, mit negativen Gefühlen »gesund« umzugehen, anstatt reflexartig und gedankenlos Ihre Bedürfnisse zu befriedigen, ohne auf die Konsequenzen zu achten. Positive Verhaltensmuster können wir in jedem Alter erlernen und damit selbstbestimmt und selbstverantwortlich entscheiden, was uns guttut und was nicht. Die daraus folgenden positiven Erlebnisse sorgen dafür, dass unsere Glückshormone (Endorphine und Serotonin) im Körper ansteigen. Sie helfen dabei, unseren Lebensweg in Ruhe, Gelassenheit und Zuversicht nach vorne schauend auszurichten. Ausdauersport, ein erfülltes Sexualleben, Naturerlebnisse, Meditation und Gespräche mit Freunden sind hervorragende »Strategien«, um Zuversicht, anhaltende Glücksgefühle und Zufriedenheit zu bekommen.

Machen Sie sich bewusst, welche Reflexe, Verdrängungs- und Kompensationsmechanismen bei Ihnen zur Gewichtszunahme geführt haben und einer dauerhaften Gewichtsabnahme im Weg stehen. Nicht selten haben solche Verhaltensmuster eine lange familiäre und persönliche Tradition. Wir haben zu diesem Thema einen Fragebogen zu Ihrer persönlichen Lifestyle-Biografie entwickelt. Sie finden ihn auf Seite 28.

Kapitel 6

Stoffwechselfitness – so erreichen Sie sie

Falls Ihnen inzwischen etwas mulmig zumute wurde, keine Sorge! Sehen Sie es einmal so: Sie wissen jetzt, dass Ihr Bauchansatz keine harmlose Wohlstandserscheinung und bei Weitem nicht nur ein kosmetisches Problem ist. Sie können aber etwas gegen Ihr Übergewicht und viel für Ihre Gesundheit tun, und das keineswegs nur aus ästhetischen Motiven. Ist das keine hervorragende Motivation, sich zu verändern? Wie es funktionieren kann, zeigen wir Ihnen mit unserem Intervallfastenkonzept. Die erfreuliche Nachricht: Schon mit moderaten Veränderungen des Lebensstils, einem Gewichtsverlust von fünf bis zehn Prozent des Körpergewichts und regelmäßiger körperlicher Aktivität können Sie Ihr Risiko halbieren, später einmal zuckerkrank zu werden. Um Ihre Stoffwechsellage zu verbessern, hilft es, weniger überflüssige Energie aufzunehmen, ohne dabei frustriert vor dem Teller zu sitzen. Die zweite Säule ist regelmäßige Bewegung. Damit bringen Sie Ihren Stoffwechsel wieder in Schwung und mobilisieren die Fettdepots am falschen Ort zugunsten von mehr Leistungsfähigkeit und Lebensfreude. So tun Sie etwas …

… FÜR IHREN BEWEGUNGSAPPARAT

- Verbesserung der Ausdauer- und Krafteigenschaften,
- Verbesserung des Zellstoffwechsels,
- höhere Belastbarkeit der Bänder, Sehnen und Knochen, die durch Training und die verbesserte Durchblutung elastischer und belastbarer werden,
- größere Belastbarkeit der Knochen durch Training und eine verbesserte Mineralstoffversorgung; der Schwund tragfähiger Knochenmasse wird verlangsamt (Osteoporose-Prävention),
- effektiver Schutz der Gelenke.

... FÜR IHR HERZ-KREISLAUF-SYSTEM

- Bessere Sauerstoffversorgung des ganzen Körpers durch Vermehrung der roten Blutkörperchen,
- verstärkte Infektabwehr durch die weißen Blutkörperchen (Lymphozyten) im Blut,
- verringerte Thromboseneigung,
- Verbesserung der Herzleistung durch höhere Pumpleistung und Herzdurchblutung,
- niedrigere Herzfrequenz (ökonomisierte Herz-Kreislauf-Arbeit),
- Senkung des systolischen und diastolischen Blutdrucks,
- verbesserte Elastizität der Blutgefäße,
- Verbesserung des venösen Blutstroms,
- bessere Durchblutung in der Peripherie, dadurch höherer Schutz vor arterieller Verschlusskrankheit,
- bessere Durchblutung des Gehirns (u. a. verbesserte Merkfähigkeit, größeres Erinnerungsvermögen und bessere Konzentration).

... FÜR IHRE ATMUNG

- Anstieg der Vitalkapazität der Lunge,
- Stärkung der Atemhilfsmuskulatur,
- ökonomisierte Atmung (geringere Steigerung der Atemfrequenz bei Belastung),
- verbesserte Sauerstoffversorgung und Belüftung der Lunge,
- Anstieg der maximalen Sauerstoffaufnahme (tiefere Atmung).

... FÜR IHREN STOFFWECHSEL

- Absinken erhöhter Triglyzeride sowie des LDL-Cholesterins,
- Anstieg des HDL-Cholesterins,
- Senkung des Harnsäurespiegels,
- verbesserte Insulinempfindlichkeit, Absinken erhöhter Insulinspiegel,
- verbesserte Ausscheidung von Stoffwechselprodukten über den Schweiß und die Nieren,
- Unterstützung der Gewichtsregulation (Gewicht halten),
- Förderung der Darmtätigkeit,
- bessere Gegensteuerung des Körpers bei Stressreaktionen,
- weniger Schwitzen, weniger Hitzestau im Körper.

... FÜR IHR NERVEN- UND HORMONSYSTEM

- Verbesserung der Bewegungssteuerung (Koordination, Reaktionsfähigkeit, Gleichgewicht, Raumorientierung, Aufmerksamkeit),
- Optimierung der vegetativen Regulation (raschere Erholungsfähigkeit, positive Beeinflussung bei Schlaflosigkeit, Nervosität, Konzentrationsschwäche),
- erhöhte Leistungsfähigkeit durch Ökonomisierung der hormonbildenden Drüsen (Hypophyse, Schilddrüse, Nebennieren).

... FÜR IHRE PSYCHE

- Steigerung des Selbstwertgefühls,
- Förderung des psychischen Wohlbefindens,
- positive Beeinflussung in Richtung eines gesundheitsorientierten Lebensstils (verstärktes Gesundheitsbewusstsein),
- Steigerung des Aktivitätsniveaus,
- höhere Stresstoleranz und Problemlösungskapazität,
- mehr Lebensqualität durch eine intensivere Körperwahrnehmung,
- besseres Aussehen und Wohlbefinden.

... UND FÜR DIE ANGENEHMEN SEITEN DES LEBENS

- Verbesserung des Geschmacks durch hochwertige Nahrungsmittel,
- mehr Anerkennung und Zuwendung,
- mehr Spaß am Sex,
- allgemeine Optimierung von Lebensgefühl und Lifestyle.

Kapitel 7

Machen Sie den Selbstcheck

Möchten Sie erfahren, wie es um Ihren aktuellen körperlichen Zustand steht? Wie leistungsfähig Sie sind? Möchten Sie außerdem wissen, wie hoch Ihr individueller Kalorienverbrauch ist? Was können Sie essen, um nicht zuzunehmen? Und wollen Sie Ihren Bauchumfang messen, um zu erfahren, wie hoch Ihr gesundheitliches Risiko ist? Dann nutzen Sie folgende Tests für eine ehrliche Bestandsaufnahme.

Ihre Fitness: Wie beweglich und leistungsfähig ist Ihr Körper?

Hier können Sie mit einem kleinen Fitness-Check herausfinden, wie es um Ihre körperliche Leistungsfähigkeit und Beweglichkeit steht.

Test für Beweglichkeit

1. **Fersen berühren im Sitzen:** Beweglichkeit des Rumpfes
   Ausgangsstellung: Mit dem Rücken an eine Wand setzen. Rücken und Gesäß haben während der gesamten Übung Kontakt zur Wand. Die Beine sind geschlossen und durchgestreckt. Füße und Zehen anziehen.
   Ausführung: Den Oberkörper langsam vorbeugen und die Arme in Richtung Zehenspitzen bzw. darüber hinausschieben. Während der Übung bleiben die Knie durchgestreckt und das Gesäß berührt die Wand.

Ergebnis: Die Fingerspitzen reichen ...

... mindestens eine Handlänge über die Zehen hinaus. (Note 1)

... gerade über die Zehen. (Note 2)

... bis weniger als eine Handbreit vor die Zehen. (Note 3)

... mehr als eine Handbreit vor die Zehen. (Note 4)

Die Ausgangsposition kann gar nicht eingenommen werden. (Note 5)

2. **Arme hinter den Rücken:** Beweglichkeit im Bereich Schultern, Rücken, Arme
   Ausgangsstellung: Stabiler Stand – die Füße stehen parallel im hüftbreiten Abstand, die Knie sind leicht gebeugt.
   Ausführung: Einen Arm nach hinten über den Kopf führen, abwinkeln und die Hand zwischen die Schulterblätter legen. Den anderen Arm angewinkelt an der Taille vorbei zum Rücken führen. Versuchen, die obere Hand zu berühren.

   Ergebnis: Abstand zwischen den beiden Händen

   Die Hände berühren sich komplett. (Note 1)

   Die Fingerspitzen berühren sich. (Note 2)

   Der Abstand beträgt bis zu 10 cm. (Note 3)

   Der Abstand beträgt mehr als 10 cm. (Note 4)

   Die Arme können gar nicht weit genug nach hinten geführt werden. (Note 5)

3. **In die Hocke:** Beweglichkeit der Wadenmuskulatur, Verkürzungen der unteren Extremität
   Ausgangsstellung: Stabiler Stand – die Füße stehen parallel im hüftbreiten Abstand, die Knie sind leicht gebeugt. Arme nach vorne strecken.
   Ausführung: Möglichst tief in die Hocke gehen. Die Fersen bleiben dabei so lange wie möglich auf dem Boden. Den Rücken aufrecht halten.

   Ergebnis: Die Fersen heben ...

   ... bis zur vollständigen Hocke nicht vom Boden ab. (Note 1)

   ... bis 10 cm vor dem Boden nicht ab. (Note 2)

   ... erst vom Boden ab, wenn der Kniewinkel kleiner als 90 Grad ist. (Note 3)

   ... erst vom Boden ab, wenn der Kniewinkel größer als 90 Grad ist. (Note 4)

   Eine Kniebeuge ohne umzufallen ist nicht möglich. (Note 5)

Test für Kraft

4. **Unterarmstütz:** Stabilität der vorderen Rumpfmuskulatur
    Ausgangsstellung: Die Unterarme sind schulterbreit und parallel auf dem Boden abgelegt, die Ellenbogen bilden einen 90-Grad-Winkel, die Daumen zeigen nach oben. Gerader Rücken, Bauch leicht gespannt. Der Körper bildet vom Kopf bis zu den Fersen eine gerade Linie.
    Ausführung: Abwechselnd die Beine bei gestreckten Knien vom Boden anheben und wieder absenken (Sekundenrhythmus). Wiederholungen zählen. Die Übung abbrechen, sobald ein Hohlkreuz nicht mehr vermieden werden kann.

    Ergebnis:
    Wiederholungszahl Männer
    60 (Note 1)
    50 bis 60 (Note 2)
    40 bis 50 (Note 3)
    30 bis 40 (Note 4)
    < 30 (Note 5)

    Wiederholungszahl Frauen
    50 (Note 1)
    40 bis 50 (Note 2)
    30 bis 40 (Note 3)
    20 bis 30 (Note 4)
    < 20 (Note 5)

5. **Beine absenken:** Stabilität der Bauchmuskulatur
    Ausgangsstellung: Rückenlage – die Hände hinter dem Kopf verschränkt, Beine und Zehen senkrecht nach oben strecken. Der untere Rücken liegt fest auf der Unterlage auf.
    Ausführung: Die Spannung in Bauch- und Gesäßmuskeln halten, während die Beine ganz langsam in Richtung Boden abgesenkt werden. Die Übung abbrechen, sobald ein Hohlkreuz nicht mehr vermieden werden kann.

    Ergebnis: Der untere Rücken hat Kontakt zum Boden, ...
    ... bis die Füße (nahezu) den Boden erreichen. (Note 1)
    ... bis die Füße 10 cm über dem Boden sind. (Note 2)
    ... bis der Winkel zwischen Beinen und Boden mindestens 45 Grad beträgt. (Note 3)
    ... bis der Winkel zwischen Beinen und Boden weniger als 45 Grad beträgt. (Note 4)
    ... nur solange die Beine senkrecht nach oben gestreckt werden. (Note 5)

6. **Liegestützvariation:** Kraftausdauer der oberen Extremitäten-, Brust- und Schultermuskulatur

Ausgangsstellung: Bauchlage – die Hände berühren sich hinter dem Rücken.

Ausführung: Abwechselnd in die Liegestützstellung heben und wieder in die Bauchlage absenken. Dabei in der Liegestützstellung mit einer Hand die andere berühren und in der Bauchlage hinter dem Rücken in die Hände klatschen. Führen Sie diesen Übungsablauf 40 Sekunden lang durch. Es werden die kompletten Übungsdurchgänge gezählt (der letzte kann in Liegestützstellung enden).

Ergebnis:

Wiederholungszahl Männer

> 25 (Note 1)

20 bis 25 (Note 2)

15 bis 20 (Note 3)

10 bis 15 (Note 4)

< 10 (Note 5)

Wiederholungszahl Frauen

> 20 (Note 1)

15 bis 20 (Note 2)

10 bis 15 (Note 3)

5 bis 10 (Note 4)

< 5 (Note 5)

7. **Wand-Sitz-Test:** Stabilität der Beinmuskulatur

Ausgangsstellung: In Kniebeugehaltung mit dem gesamten Rücken an die Wand lehnen. Füße senkrecht unter den Knien, hüftbreit und parallel. Die Arme vor dem Körper verschränken.

Ausführung: Ausgangsstellung konstant beibehalten. Knie und Hüfte bleiben dabei um 90 Grad angewinkelt. Es wird die Haltezeit gemessen.

Ergebnis: Zeit in Sekunden

> 90 (Note 1)

80 bis 90 (Note 2)

60 bis 80 (Note 3)

45 bis 60 (Note 4)

< 45 (Note 5)

Test für Koordination

8. **Einbeinstand:** Balance
   Ausgangsstellung: Mit geschlossenen Augen auf einem Bein stehen. 90-Grad-Winkel zwischen Rumpf und angehobenem Bein, die Hände vor der Brust verschränken.
   Ausführung: Es wird die Zeit gestoppt, wie lange das Gleichgewicht gehalten werden kann. Der erste Versuch zählt.

   Ergebnis: Zeit in Sekunden
   > 30 (Note 1)
   25 bis 30 (Note 2)
   20 bis 25 (Note 3)
   15 bis 20 (Note 4)
   < 15 (Note 5

9. **Wurf-Fang-Übung: Reaktions- und Orientierungsfähigkeit**
   Ausgangsstellung: In drei Meter Abstand vor eine Wand stellen. Einen kleinen Ball (z. B. einen Tennisball) in die Wurfhand nehmen.
   Ausführung: Den Ball in etwa zwei Meter Höhe an die Wand werfen. Während der Flugphase des Balls einmal um die Körperlängsachse drehen. Abschließend den Ball fangen. Es werden fünf Versuche gewertet: Ball gefangen = 2 Punkte, Ball nicht gefangen, aber aktiv berührt = 1 Punkt, Ball nicht gefangen und nicht berührt = 0 Punkte.

   Ergebnis:
   10 (Note 1)
   8 bis 9 (Note 2)
   6 bis 7 (Note 3)
   3 bis 5 (Note 4)
   < 3 (Note 5)

Gesamtergebnis: Summe aller Fähigkeiten

Zählen Sie jetzt alle Ihre Benotungen zusammen und teilen Sie die Summe durch 9. Das Ergebnis ist Ihre Durchschnittsnote. So fällt die Bewertung für Ihre individuelle Fitness aus:

Note 1: Ihr Fitnessstand ist ausgezeichnet. Weiter so! Denn nur durch regelmäßige, abwechslungsreiche Bewegung können Sie Ihre Leistungsfähigkeit erhalten.

Note 2: Ihr Fitnessstand ist recht gut. Diese Leistungsfähigkeit können Sie erhalten und gegebenenfalls noch ausbauen, indem Sie weiterhin ein ausgewogenes Programm mit Kräftigungs-, Konditions- und Koordinationsübungen absolvieren.

Note 3: Ihren Fitnesszustand sollten Sie verbessern – am besten mit mindestens zwei Sporteinheiten pro Woche und noch mehr in den Alltag integrierten Bewegungseinheiten.

Note 4: Es ist dringend an der Zeit, dass Sie mehr Bewegung in Ihren Alltag bringen. Regelmäßiges moderates Üben ist dabei entscheidend.

Note 5: Sie sollten unbedingt mehr für Ihren Körper tun. Fangen Sie gleich an, ohne sich zu überfordern. Auch kleine Schritte führen zum Erfolg!

Ihr Energiebedarf: Wie viele Kalorien verbrauchen Sie pro Tag?

Um zu erfahren, wie viele Kalorien Sie am Tag aufnehmen können, ohne an Gewicht zuzulegen, berechnen Sie zum einen Ihren durchschnittlichen **Grundumsatz (GU)** und zum anderen Ihren **Leistungsumsatz.**

Beim **Grundumsatz** handelt es sich um die Energiemenge (Kalorien), die Ihr Körper benötigt, um sämtliche Stoffwechselfunktionen und damit die Arbeit sämtlicher Organe aufrechtzuerhalten. Dabei sind körperliche Aktivitäten wie Muskelarbeit (auch Leistungsumsatz genannt) nicht mit eingeschlossen.

Jeder Mensch hat einen ganz individuellen Grundumsatz, abhängig von Geschlecht, Körpergröße, Alter, aber auch der Körperoberfläche. Auch die Lebenssituation spielt eine Rolle. So braucht der Organismus im Schlaf bis zu zehn Prozent weniger Kalorien als sonst, und bei sehr niedrigen Außentemperaturen ist der Kalorienbedarf des Körpers um etwa fünf Prozent erhöht. Ab der Geburt bis zum fünften Lebensjahr steigt der Grundumsatz rasant an, um dann bis zum 25. Lebensjahr wieder langsam zu sinken. Nach einer relativ stabilen Phase, etwa bis zum 40. Lebensjahr, nimmt der Grundumsatz noch einmal weiter ab. Ab dem 60. Lebensjahr nimmt man deshalb schneller zu und wird dieses Gewicht auch nur schwer wieder los.

Spitzenreiter beim Energieverbrauch ist der Magen-Darm-Bereich mit 22 Prozent, unser Gehirn schlägt immerhin mit 20 Prozent des Grundumsatzes zu Buche, die Muskeln – ohne Berücksichtigung des Leistungsumsatzes – verbrauchen 18 Prozent und unser Herz 14 Prozent dieser Energie. Gesondert gerechnet wird die Verdauungsarbeit, die nach der Nahrungsaufnahme erfolgt. Denn dann verbraucht der Körper noch einmal zwischen 6 und 10 Prozent mehr Energie. Wer kennt nicht die bleierne Müdigkeit nach einem schweren Mittagessen? Sie ist auf die Energieumverteilung im Körper zurückzuführen.

Der **Leistungsumsatz** berücksichtigt die Muskelarbeit, die der Körper leistet. Er macht nur etwa 15 bis 30 Prozent des gesamten Energieumsatzes aus. Damit wird klar, warum Abnehmen so schwerfällt. Trotzdem beeinflusst jede Form von Sport und körperlicher Betätigung den Leistungsumsatz. Mit anderen Worten: Durch Sport kann man ihn deutlich erhöhen – und das hilft beim Abnehmen.

Wie steht es also nun um Ihren individuellen Energie-/Kalorienverbrauch? Um den Grundumsatz zu berechnen, nehmen Sie Ihr Gewicht in Kilogramm, Ihre Größe in Zentimetern und Ihr Alter in Jahren und rechnen wie folgt:

BERECHNUNG GRUNDUMSATZ

Männer: GU = 66 + (13,7 × Gewicht in kg) + (5 × Größe in cm) – (6,8 × Alter in Jahren)

Frauen: GU = 655 + (9,6 × Gewicht in kg) + (1,8 × Größe in cm) – (4,7 × Alter in Jahren)

Für den Gesamtenergieumsatz (Leistungsumsatz) brauchen Sie Ihren Grundumsatz und Ihren **Aktivitätsfaktor**. Letzterer definiert sich folgendermaßen:

- sehr leicht = sitzende Tätigkeit, kaum Sport
- normal = sitzende Tätigkeit, aktiv im Alltag
- mäßig = sitzende Tätigkeit, 3 bis 4 Stunden Sport/Bewegung pro Woche
- aktiv = sitzende Tätigkeit, 4 bis 5 Stunden Sport/Bewegung pro Woche
- stark aktiv = körperliche Arbeit und hartes Training

BERECHNUNG LEISTUNGSUMSATZ

Grundumsatz × Aktivitätsfaktor

- sehr leicht aktiv: GU × 1,2
- normal aktiv: GU × 1,3
- mäßig aktiv: GU × 1,4
- aktiv: GU × 1,6
- stark aktiv: GU × 1,9

Ihr Bauchumfang: ein Gesundheitsrisiko?

Der Umfang Ihres Bauchs hat hohe Aussagekraft über Ihr Gesundheitsrisiko.

- Messen Sie Ihren Bauchumfang im Stehen und mit freiem Oberkörper. Legen Sie das Maßband in der Mitte zwischen dem unteren Rippenbogen und dem Beckenkamm an der dicksten Stelle des Bauchs an und führen es um Ihren Leib.
- Atmen Sie leicht aus und lesen Sie den Bauchumfang auf dem Maßband ab.

Als Faustregel gilt: Je mehr Zentimeter um die Taille, desto höher das Risiko für ungünstige Stoffwechselveränderungen. Als hoch gefährdet für Folgeerkrankungen gelten Männer mit einem Bauchumfang über 112 cm und Frauen über 94 cm.

Bauchumfang und Gesundheitsrisiko		
Männer	**Frauen**	**Gesundheitsrisiko**
> 94 cm	> 80 cm	gegeben
> 102 cm	> 88 cm	erhöht
> 112 cm	> 94 cm	hoch

Kapitel 8

Ihr Weg zum Wunschgewicht: viel leichter als gedacht!

Intervallfasten: fünf Tage essen, zwei Tage fasten

Die Geheimwaffe der 5-zu-2-Variante sind leckere, eiweißreiche Mahlzeiten à 500 Kilokalorien an zwei frei gewählten Tagen der Woche. Dafür haben wir für Sie eine Menge tolle Rezepte entwickelt – mit Fleisch, Fisch oder vegetarisch –, die alle exakt 500 Kilokalorien bereitstellen. Sie finden sie ab Seite 127. Da ist garantiert für jeden etwas dabei! Der Clou: Die Rezepte enthalten tolle Ideen für Frühstück, Mittag- oder Abendessen. So können Sie wählen, ob Sie die erlaubte Fastenmahlzeit morgens, mittags oder abends zu sich nehmen.

An den restlichen fünf Tagen der Woche versuchen Sie, sich mediterran zu ernähren. Auf den Tisch kommen also reichlich Gemüse und Obst, Fisch und Meeresfrüchte, kleine Mengen an Milchprodukten, etwa 100 Milliliter Milch am Tag oder 100 Gramm Joghurt oder Quark, sowie Getreide wie Reis, Brot und Pasta. Olivenöl, Leinöl und Rapsöl dienen als Hauptfettquelle, Fleisch wird nur selten verzehrt, Nüsse, Hülsenfrüchte und frische Kräuter dafür umso öfter. Weiter müssen Sie nichts beachten und dürfen essen und leben wie gewohnt. Wer in dieser Zeit aber über die Stränge schlägt, wird natürlich geringere Effekte erzielen als jemand, der auch diese Tage maßvoll gestaltet.

Die Umsetzung des Intervallfastens ist extrem simpel. An den beiden Fastentagen können Sie trinken, so viel Sie wollen, aber bitte nur ungesüßte Getränke wie Kaffee, Tee und Wasser. Zusätzlich gibt es als Mahlzeitenersatz heiße Gemüsebrühe – entweder mittags oder abends. Ich habe zudem einen Heilkräutertee kreiert, der den Abnehmeffekt des Intervallfastens spürbar und schmackhaft unterstützt. Der Befreier-Tee hilft zu entgiften und wirkt somit entzündungshemmend. Die Kräuter des Tees greifen an verschiedenen für den Stoffwechsel wichtigen Stellen im Körper an und fördern damit das Wohlbefinden während des Abnehmens. Dieser Tee wird an den Fastentagen getrunken.

Der zweite Tee dient als Kraftgeber für die Ernährungstage. Er ergänzt die reinigende Wirkung des Befreier-Tees für die Tage, an denen die Stoffwechselorgane wieder mit den normalen Belastungen der täglichen Ernährung konfrontiert werden. Die befreiende Wirkung der Fastentage soll fortgeführt werden und die Leichtigkeit von Leber, Niere und Darm durch die Entlastung erhalten bleiben. Gleichzeitig schafft dieser Tee die Basis, den Körper für die nächsten Fastentage optimal zu kräftigen.

Die optimale Unterstützung gewährt der Tee bei folgender Dosierung: An den fünf normalen Ernährungstagen trinken Sie ein bis zwei Tassen Kraftgeber-Tee pro Tag, an den beiden Fastentagen drei bis vier Tassen Befreier-Tee. Wenn Sie nach der 16/8- oder der 20/4-Variante fasten, trinken Sie den Befreier-Tee jeweils am Morgen und am Abend.

Die beiden Tees können Sie in der Tiergarten-Apotheke in Konstanz kaufen oder in deren Onlineshop unter www.e-goPharm24.de bestellen.

Die Inhaltsstoffe der Tees sind wertvoll und unterstützen die Stoffwechselleistungsfähigkeit nahezu ideal. Die Ingwerwurzel beispielsweise unterstützt die Ausscheidung von belastendem Gewebswasser und befreit den Körper somit von störenden Stoffen. Das Lemongras stärkt das Immunsystem, wirkt gleichzeitig anregend und lässt Sie damit fitter in den Tag starten. Seine gewebsstraffenden Eigenschaften runden die positiven Effekte auf den Körper ab. Die Mateblätter unterstützen die aktivierende Wirkung des Lemongrases und fügen eine tonisierende Wirkung hinzu. Das bedeutet, dass der Kreislauf angeregt wird, der Grundumsatz des Körpers steigt und damit der Kalorienverbrauch erhöht wird. Die Brennnesselblätter und das Eisenkraut wiederum sorgen dafür, dass Abbauprodukte besser ausgeschieden werden können. Dadurch befreit sich der Körper leichter von eingelagertem Gewebswasser und hält die aktive Darmtätigkeit auch während der Fastentage aufrecht.

Die Wirksamkeit steigt, je länger man die Kräuter ziehen lässt. Dabei entwickelt die Ingwerwurzel ihre typische Schärfe. Das ist zwar gesund, aber nicht jedermanns Geschmack. Probieren Sie es einfach aus und finden Sie Ihre persönliche Intensität.

Ein Kinderspiel: Gemüsebrühe zubereiten

Wer es bequem liebt, kauft eine von den guten gekörnten Gemüsebrühen (in Bioqualität und ohne Geschmacksverstärker sowie Hefeextrakt) und gießt sie einfach mit kochendem Wasser auf. Fertig! In kleinen Schlucken nippen und genießen. Noch besser ist natürlich eine selbst zubereitete Gemüsebrühe. Das Rezept ist denkbar einfach: Sie nehmen 500 Gramm verschiedene Gemüse der Saison, zum Beispiel Karotten, Sellerie, Lauch, Weißkohl oder Kohlrabi. Schneiden Sie das Gemüse in grobe Stücke und geben Sie alles in einen Topf mit 2 Litern Wasser. Würzen Sie die Flüssigkeit mit Salz, Pfeffer und Liebstöckel und bringen Sie sie zum Kochen. Nach 10 bis 15 Minuten Garzeit (leichtes Köcheln) entfernen Sie die Gemüsestücke – die Brühe ist fertig. Mit frischen Kräutern wie Schnittlauch, Petersilie oder Thymian zaubern Sie ein abwechslungsreiches Aroma. Guten Appetit!

Welcher Mahlzeitentyp sind Sie? Benötigen Sie zum erfolgreichen Start in den Tag ein Frühstück oder reicht Ihnen später ein gutes Mittagessen? Oder ist Ihnen Ihr Abendessen heilig? Entsprechend Ihren Vorlieben können Sie sich aussuchen, ob Sie Ihre 500-Kalorien-Eiweißmahlzeit mittags oder abends zu sich nehmen. Für den Abnehmerfolg spielt das keine Rolle. Ebenso ist es egal, an welchen Wochentagen Sie fasten. Für manche ist es leichter, die beiden Fastentage am Stück, also direkt hintereinander, zu nehmen. Anderen wiederum geht es besser, wenn sie sie über die Woche verteilen. Wichtig ist nur: Es sollten immer die gleichen Tage sein. So gewöhnt man sich besser an den Rhythmus und Gewohnheit setzt ein. Daher bitte keine nachträgliche Umstellung! Überlegen Sie im Voraus gut, wann die beiden Fastentage am besten in Ihren Alltag passen. Wann arbeiten Sie? Wann sind Sie zu Hause? Wann ist Ihre Belastung am höchsten? Wann beansprucht Sie Ihre Familie am wenigsten? Welche regelmäßigen Termine wie Stammtisch, Sport oder Treffen mit Freunden gibt es?

Am besten erstellen Sie einen Wochenplan, in den Sie alle Vorhaben der Woche eintragen. Damit haben Sie einen schnellen Überblick über Ihre Aktivitäten und Verpflichtungen. Dieser könnte aussehen wie der Vorschlag auf Seite 76.

Wichtig ist, dass Sie Ihre guten Vorsätze möglichst ohne Umschweife umsetzen. Dazu gehört natürlich auch der Einkauf für die an den Fastentagen eingeplanten Gerichte. Schreiben Sie sich dafür unbedingt einen Einkaufszettel und halten Sie sich daran! Am besten besorgen Sie sich gleich alles, was Sie für beide Eiweißmenüs der Woche und für die Zubereitung der Gemüsebrühe (je nach Saison) brauchen. Vielleicht möchten Sie auch den Tee direkt mit in Ihren Programmablauf einplanen? Dann haben Sie alles Nötige im Haus und es gibt keine Ausreden, etwas anderes zu essen und zu trinken. Machen Sie es wie Andreas Fischer (Erfolgsstory ab Seite 20): Nehmen Sie keinen großen Einkaufswagen. Konzentrieren Sie sich allein auf Ihre Einkaufsliste. Schauen Sie im Supermarkt nicht nach links und nicht nach rechts. Widerstehen Sie allen Verführungen. Achten Sie darauf, dass Sie Ihren Einkauf möglichst zügig erledigen.

Wochenplan Beispiel							
Uhrzeit	Mo	Di	Mi	Do	Fr	Sa	So
6:00							
7:00							
8:00							
9:00							
10:00							
11:00							
12:00							
13:00							
14:00							
15:00							
16:00							
17:00							
18:00							
19:00							
20:00							
21:00							
22:00							

Unnötiges entsorgen

Sorgen Sie für »Harmonie« in Ihrem Kühlschrank! Im Sinne der fernöstlichen Harmonielehre Feng-Shui dreht sich alles um gute Energien in Haus und Wohnung. Eine der ersten Maßnahmen für gutes Feng-Shui besteht im Aufräumen und Wegwerfen. Denn – so die Theorie – alle Gegenstände, die uns nichts nützen und die wir nicht gebrauchen können, blockieren den freien Energiefluss und belasten uns unnötig. Übertragen Sie diese Idee einmal auf Ihren Kühlschrank und die Vorratskammer. Wie viele ungünstige Energieträger stehen hier? Wie viele lang haltbare Lebensmittel ohne Nährwert horten Sie? Wie oft kaufen Sie sich etwas Frisches? Ist es Ihnen wichtig, viel und günstig einzukaufen? Wie groß ist Ihr Süßigkeitendepot? All diese Dinge verstopfen Ihren Energiefluss sowohl auf körperlicher als auch auf geistiger und seelischer Ebene. Spürbar am Bauchumfang, an Ihrer Stimmung und Leistungsfähigkeit.

Klar, Vorratshaltung ist praktisch und spart Zeit, dagegen ist nichts einzuwenden. Das lässt sich aber auch mit gesunden Schlankmachern bewerkstelligen. Blenden Sie zukünftig beim Einkaufen bestimmte Nahrungsmittel am besten aus. Am leichtesten nehmen Sie ab (und halten Ihr Gewicht), wenn Sie sich langfristig eher an der mediterranen Küche orientieren, sich also fett- und ballaststoffreich ernähren statt ballaststoffarm und kohlenhydratreich. Mit hochwertigem (Bio-)Fleisch, Fisch (vor allem Kaltwasserfisch), Eiern, Oliven-, Raps- oder Leinöl und Nüssen zapfen Sie die besten Fett- und Proteinquellen an. Kombinieren Sie das mit viel Obst und Gemüse. Bei Getreideprodukten fällt die Entscheidung für Vollkorn. Diese Ernährung ist ausgewogen, gesund und vor allem lecker.

Wenn Sie Ihr Bauchfett langfristig einschmelzen wollen, sollten Sie beim Einkaufen umdenken und Ihre Vorratskammer entrümpeln. Kaufen Sie Lebensmittel zukünftig nur noch nach Qualitätskriterien. Dann versorgen Sie Ihren Körper beim Essen mit wertvollen Inhaltsstoffen, belasten ihn weniger und haben dafür mehr Energie. Ihre Geschmacksnerven werden wieder sensibilisiert und Essen wird zum sinnlichen Genuss. Denn alles, was Sie ohne Genuss essen, ist überflüssig!

Machen Sie sich keine Sorgen: Sie werden Ihren normalen Alltag trotz der beiden Fastentage ohne Probleme meistern. Sie können arbeiten und sich konzentrieren. Sie sind leistungsfähig und werden auch gut schlafen. Der Körper erfährt keinerlei Mangel. Im Gegenteil: Er ist dankbar, einmal weniger beansprucht zu werden und nicht ständig diesen Überfluss verarbeiten zu müssen.

Weniger ist mehr

Es ist hinreichend bewiesen, dass Kalorienrestriktion den Stoffwechsel normalisiert, vor Krebs schützt und das Leben verlängert. Ein oder zwei sogenannte Entlastungstag(e) pro Woche, also vier oder acht Tage pro Monat, oder auch nur das Weglassen des Abendessens zeigen schon große Wirkung.

Im Arbeitsleben ist ein arbeitsfreier Tag pro Woche zur Erholung und Entlastung zur Selbstverständlichkeit geworden. Dasselbe sollten Sie Ihrer Verdauung gönnen. Schließlich arbeiten Darm und Leber durchgehend, ohne sich eine Auszeit nehmen zu können. Für Ihre Verdauungsorgane ist deshalb mindestens ein Entlastungstag pro Woche mit entsprechend reduzierter Kalorienzufuhr notwendig! Dann können sich die Verdauungsorgane und der Stoffwechsel regenerieren und Ihr Gewicht reguliert sich von ganz alleine. Ein weiterer Vorteil ist, dass sich durch die verminderte Nahrungsaufnahme der Alterungsprozess der Zellen und Organe verlangsamt. Die genaue Ursache ist zwar noch nicht endgültig erforscht, doch gibt es Hinweise, dass eine Kalorienrestriktion den oxidativen Stress des Körpers vermindert und sich dadurch die sogenannte primäre Alterung, also die unvermeidliche Alterung, verzögert. Jedenfalls freuen sich die inneren Organe, wenn sie ein- oder zweimal wöchentlich eine kleine Pause einlegen dürfen.

Die Frage nach dem optimalen Zeitpunkt für eine Entlastung lässt sich nicht allgemein beantworten. Entscheidend sind Ihre Lebensumstände und Gewohnheiten. Jeder muss deshalb für sich entscheiden, was für ihn am besten passt: die 20/4-, 16/8- oder 5-zu-2-Variante. Überlegen Sie, ob Sie die ausgewählte Variante wirklich langfristig durchhalten können. Es gibt Tage, an denen man sowieso eher wenig Appetit hat. An anderen Tagen ist man so beschäftigt, dass man das Essen glatt vergisst … Denken Sie genau über Ihren Wochenablauf nach. Es bieten sich sicher ein paar gute Möglichkeiten.

Fasten – ein natürliches Bedürfnis

Tiere fressen oft ein bis zwei Tage gar nichts, wenn es ihnen nicht gutgeht. Das ist ein Mechanismus, den wir Menschen verlernt haben. Wir glauben, täglich essen zu müssen, um bei Kräften zu bleiben. Hinzu kommt, dass wir durch Geschmacksverstärker und Zusatzstoffe aus unserem inneren Rhythmus gebracht werden. Könnten wir besser auf unseren Körper hören, würden wir spüren, wann er lieber fasten und aufs Essen verzichten möchte. Horchen Sie in sich hinein, wann solche Tage sind. Die Fastentage der Intervalldiät fallen Ihnen dann nicht so schwer und Sie spüren schnell, dass es Sie entlastet, nicht essen zu müssen!

Also noch einmal: Keine Angst vor Leistungsverlust aufgrund der Intervalldiät. Der Körper weiß sich zu helfen. Schließlich gibt es genügend Reserven, auf die er zurückgreifen kann. Zudem ist die Basisernährung durch die eiweißhaltigen 500 Kilokalorien während der Fasteneinheiten gesichert. Das schützt Sie vor dem gefürchteten Jo-Jo-Effekt und Sie versorgen Ihren Körper beim Essen mit dem wertvollen Inhaltsstoff Eiweiß. Das heißt, Sie belasten ihn weniger und haben deshalb mehr Energie!

Geheimwaffe Eiweiß

Warum Eiweiß? Ganz einfach: Wer sich eiweißreich ernährt, verliert automatisch Pfunde. Lebensmittel mit viel Eiweiß wie Joghurt, Hülsenfrüchte, Hühnchen oder Eier sättigen besser als Kohlenhydrate. Eiweiß wirkt wie ein natürlicher Appetitzügler. Das liegt daran, dass Eiweiß den Körper dazu anregt, ein »Antihungerhormon« zu produzieren. Das haben englische Studien ergeben. Eiweißreiche Nahrungsmittel gelten bei Ernährungswissenschaftlern zudem als »Fettverbrenner«. Der Körper muss nämlich viel Energie aufwenden, um etwa aus einem mageren Stück Geflügel körpereigenes Eiweiß herzustellen. Die Formel dazu: Pro 4 Kilokalorien Eiweiß muss der Körper 1 Kilokalorie aus seinen Fettdepots abgeben. Weil Eiweiße die Grundbausteine des Lebens sind, bewirken sie im menschlichen Körper viel Gutes.

Eiweiß nennt man auch Protein. Jedes Protein besteht aus einer oder mehreren Ketten von Aminosäuren. Ihre Hauptaufgabe ist es, dafür zu sorgen, dass verschiedene Körperstrukturen wachsen, sich entwickeln oder erneuert werden. Das sind Muskeln, Bänder, Knochen, Gewebe, Organe, aber auch Nägel, Haut und Haare sowie Enzyme und Hormone. Außerdem stärken sie unsere Abwehrkräfte.

Nehmen wir Eiweiß über das Essen auf, wird es in Aminosäuren aufgespalten und mit deren Hilfe in körpergerechtes Eiweiß umgewandelt. Insgesamt benötigen wir 22 verschiedene Aminosäuren. Die meisten davon kann der Körper selbst herstellen. Neun aber müssen regelmäßig über die Nahrung zugeführt werden. Sie sind lebenswichtig und heißen deshalb »essenzielle« Aminosäuren. Als natürliches Aufputschmittel gilt beispielsweise die Aminosäure Tyrosin. Der Körper kann sie selbst herstellen, wenn man ihn dabei unterstützt. Essen Sie reichlich Eiweiß ohne Fett und erhöhen Sie damit Ihren Gesamteiweißspiegel. Nur wenn er hoch ist, wird das zugeführte Eiweiß nicht sofort für die Präferenzsysteme Immunabwehr, Muskeln, Haut oder Nervenzellen verbraucht, sondern steht dem Gehirn zur Produktion von Tyrosin zur Verfügung.

Eiweiße ermöglichen Stoffwechselvorgänge, Muskelbewegungen (auch des Herzmuskels) oder Signalübertragungen im Gehirn. Auch Reparaturarbeiten an den Zellen sind nur mithilfe von Eiweißen möglich. Sie sorgen also dafür, dass wir gesund und leistungsfähig bleiben. Um die wichtigen Stoffe aus dem Eiweiß für uns nützlich zu machen, braucht der Körper genügend Vitamine, Mineralstoffe und Spurenelemente.

Nützliche Stoffwechselhelfer: Vitamine, Mineralstoffe und Spurenelemente

Vitamine sind organische Substanzen, die über keinen Energiewert verfügen. Sie leisten im Körper aber trotzdem einen wesentlichen Beitrag zur Energiegewinnung. Sie unterstützen das Wachstum und zahlreiche physiologische Funktionen des Körpers. Außerdem helfen sie mit, die Abwehr zu stärken. Auch wenn wir nur geringe Mengen davon benötigen – Vitamine sind lebensnotwendig. Weil unser Körper sie nicht selbst herstellen kann, sind wir darauf angewiesen, sie mit der Nahrung aufzunehmen. Das ist mit frischen und hochwertigen Lebensmitteln in der Regel kein Problem. Sie sind natürlicher Bestandteil zum Beispiel von Gemüse, Fisch, Milch, Getreide oder Nüssen. Zu einer Unterversorgung mit Vitaminen kommt es erst bei einer unausgewogenen Zusammenstellung der Mahlzeiten. Auch Raucher oder Stresskandidaten gehören wie Anhänger von Diäten zur Risikogruppe. Mangelerscheinungen äußern sich in eher unspezifischen Symptomen wie ständiger Müdigkeit und Konzentrationsschwäche oder einer erhöhten Infektionsanfälligkeit.

Mineralstoffe sind anorganische Bestandteile der Nahrung. Sie sind unentbehrlich für den Aufbau von Körpersubstanzen wie Knochen und Zähnen, außerdem unterstützen sie Funktionen im Muskel-, Nerven- und Gehirnstoffwechsel. Wie wichtig sie sind, merkt man erst, wenn sie fehlen, zum Beispiel, wenn sich aus Jodmangel ein Kropf bildet. Eine ausgewogene und abwechslungsreiche Ernährung mit hoher Nährstoffdichte versorgt den Körper in der richtigen Dosierung mit allen notwendigen Mineralstoffen. Sie verteilen sich dann auf die verschiedenen Organe und Zellen.

Spurenelemente sind Kupfer, Eisen, Selen, Fluor, Mangan, Jod, Chrom und Zink. Sie heißen auch Biostoffe und haben verschiedene Aufgaben im Organismus. Sie entgiften den Körper, fangen freie Radikale ab, arbeiten mit bei der Harmonisierung aller Stoffwechselfunktionen und sorgen in Zusammenarbeit mit den anderen Nährstoffen für Vitalität und ein gesundes Immunsystem. Zink etwa verhilft uns zu innerer Dynamik, denn Zink plus Eiweiß plus Vitamin B6 ergibt Testosteron – das Powerhormon für Libido, innere Kraft und Antrieb. In manchen Fällen, zum Beispiel bei langjähriger Mangelernährung, nach Diäten oder Krankheiten, ist eine Nahrungsergänzung mit Spurenelementen, Vitaminen und Mineralstoffen nötig. Ein Bluttest beim Arzt gibt Ihnen Auskunft, ob Ihr Körper ein paar Extraeinheiten an Biostoffen brauchen kann.

Weil der Körper die ihm zugeführten Eiweiße immer sehr schnell verbraucht, müssen sie ständig »nachgeliefert« werden. Die Deutsche Gesellschaft für Ernährung (DGE) empfiehlt deshalb, dass man täglich 1 Gramm Eiweiß pro Kilogramm Körpergewicht aufnehmen soll, Sportler sogar 1,6 Gramm. Aufgrund der guten Eigenschaften, die Proteine vorweisen, ist bei gesunden Menschen gegen einen höheren Anteil in der Ernährung nichts einzuwenden. Doch Eiweiß ist nicht gleich Eiweiß – die Quelle ist entscheidend. Essen wir beispielsweise zu viel tierisches Eiweiß mit jeder Menge gesättigter Fettsäuren, kann es nicht mehr entsprechend verarbeitet werden und lagert sich im Bindegewebe und in den Gelenken an. Eine Überversorgung mit Eiweiß bringt den Kalziumhaushalt durcheinander, strapaziert Nieren und Leber und kann zu Übersäuerung und Gicht führen.

Vorsicht vor Überversorgung

Kein Extrem ist gesund! Deshalb darf unsere Ernährung nicht ausschließlich oder hauptsächlich auf Eiweiß aufbauen. Zu viel aufgenommenes Eiweiß überfordert die Nieren. Wenn nämlich Eiweiß verstoffwechselt wird, entstehen Abbauprodukte, die über die Nieren und die Leber ausgeschieden werden. Diese Mehrarbeit kann die Organe auf Dauer überlasten. Trinken Sie also bei übermäßiger Proteinzufuhr möglichst viel, damit die Nieren gut »durchgespült« werden.

Auch eine Unterversorgung mit hochwertigem Eiweiß hat unerwünschte Folgen: Sie führt zu körperlichem und geistigem Leistungsabfall, greift das Immunsystem an und beschleunigt Alterungsprozesse spürbar. Eine Kost mit mehr Proteinen und weniger Kohlenhydraten ist daher die beste Entscheidung. Sie senkt auch die »schlechten« Blutfettwerte, während das »gute« Cholesterin steigt. Es gilt:

- Tierisches Eiweiß kann der Körper am besten verwerten, weil es dem menschlichen Eiweiß ähnelt. Fisch hat sich besonders bewährt, noch vor Sojaprodukten oder Fleisch. Empfehlenswert sind sogenannte Magerfische wie Zander, Kabeljau oder Seelachs. Aber auch ein echtes Biohühnerei wirkt günstig auf den Eiweißhaushalt. Milch und (fettarmer) Käse vervollständigen das Programm. Das Eiweiß aus diesen Lebensmitteln kann vom Körper nahezu komplett auf- und übernommen werden.
- Pflanzliches Eiweiß hat den Vorteil, dass es meist fettfrei ist. Hier stehen vor allem Sojabohnen und andere Hülsenfrüchte an oberster Stelle. Linsen gelten als beste Energieträger, doch aufgrund ihres relativ hohen Anteils an Kohlenhydraten sind sie in unserem Rezeptteil ab Seite 127 nicht vertreten. Schließlich sollen Sie an den beiden Fastentagen Kalorien einsparen. Aufgrund der hervorragenden Werte etwa der Linse von 23 Prozent Eiweiß und nur 1 Prozent Fett (zum Vergleich: Fisch und Fleisch enthalten 20 Prozent Eiweiß, aber auch etwas mehr Fett) empfehlen wir, an den »freien« Tagen bevorzugt auf solche Eiweißlieferanten zurückzugreifen.

Ideal ist eine ausgewogene Mischung aus tierischen und pflanzlichen Eiweißen. Der Mensch ist auf eine Nahrungskombination aus Fleisch, Fisch, Milchprodukten, Gemüse und Obst ausgerichtet, denn als Katalysator, um den wertvollen Lebensbaustein Eiweiß zu verstoffwechseln, brauchen wir Vitamine, Spurenelemente und Mineralstoffe. Auf genau diese lebensnotwendigen Nährstoffe sind die Rezepte für die 500-Kalorien-Mahlzeiten (ab Seite 127) an den beiden Fastentagen ausgerichtet. Sie enthalten alles, was der Körper braucht. In diesen 500 Kilokalorien sind jede Menge Eiweiße enthalten, wenig Kohlenhydrate und viele Vitamine, Spurenelemente und Mineralstoffe. Viel Spaß beim Zubereiten und guten Appetit!

Empfehlung für die »freien Tage«

Die Intervalldiät hält, was sie verspricht: Sie nehmen über ein Kilo in zwei Wochen ab, wenn Sie an zwei Tagen der Woche Ihre Energiezufuhr eiweißbetont auf 500 Kilokalorien beschränken. Nachhaltig! Versprochen! Wem das nicht genügt, weil er noch mehr für seine Linie und Gesundheit tun möchte, hat natürlich die Möglichkeit, seine Essgewohnheiten auch während der restlichen fünf Tage der Woche zu überdenken. Hier empfiehlt es sich, die beiden 24-stündigen Fastentage durch ein bis drei weitere 16/8-Fastentage zu ergänzen. Wer sich bislang hauptsächlich von Fertiggerichten oder Fastfood ernährt hat, wer viel Süßigkeiten isst oder sich häufig zwischendurch irgendwelche Snacks in den Mund schiebt, der kann langsam beginnen, dieses Verhalten umzustellen. Wählen Sie zum Beispiel darüber hinaus einen weiteren Tag pro Woche, an dem Sie sich Zeit zum Essen und Kochen nehmen, wenigstens eine Mahlzeit des Tages frisch zubereiten und den Schwerpunkt auf eiweißreiche Kost legen. Kombiniert mit frischem Gemüse und schmackhaften Kräutern, wirkt sich das mit der Zeit spürbar auf Ihren Geschmackssinn aus. Früher oder später werden Sie gar nichts anderes mehr mögen als frisch zubereitete Speisen – und so ändert sich langsam, aber stetig Ihr Essverhalten. Aus drei gesunden Tagen in der Woche werden vier und vielleicht sogar fünf. Es spricht dann aber auch nichts dagegen, an ein oder zwei Tagen ein bisschen zu »sündigen« und zu süß oder zu fett zu essen. Falls es Ihnen dann überhaupt noch schmeckt. Spannend, oder? Machen Sie das Experiment!

Rezepte: So schmeckt's und die Kilos schmelzen

In dem folgenden Rezeptteil stellen wir Ihnen 18 Gerichte mit Fleisch, 12 mit Fisch, 7 vegetarische und 2 vegane Varianten vor. Unsere Ernährungsspezialisten haben sie sehr sorgfältig und speziell für die Intervalldiät entwickelt, sodass sie exakt 500 Kalorien für eine Mahlzeit enthalten und Ihnen eine optimale Eiweißzufuhr bei einem geringen Anteil von Kohlenhydraten liefern. Sie sind also nicht nur extrem lecker, sondern bieten Ihnen alles, was Sie für Ihre beiden Fastentage brauchen. Idealerweise genießen Sie das Essen und die Freude beim Zubereiten frischer Lebensmittel. Ihr Gaumen weiß das zu schätzen – ganz sicher!

Ihr Leben ändern – aber wie?

Die Intervalldiät ist nicht mit anderen Abnehmprogrammen zu vergleichen. Warum? Weil die meisten herkömmlichen Diäten scheitern. Nur fünf Prozent der Menschen, die sich einer Diät unterziehen, nehmen dauerhaft ab. Die Intervalldiät funktioniert aber anders. Das revolutionäre Konzept ist nicht darauf ausgelegt, Ihren inneren Widersacher zu bekämpfen. Stattdessen arbeiten Sie mit ihm zusammen, indem Sie zum Abnehmen anstelle des »Frustpfads« den »Lustpfad« wählen. Sie werden sehen, dass Sie Ihrem inneren Widersacher damit mehr körperliche Bewegung und eine gesündere Ernährung schmackhaft machen können.

Abnehmen mit dem inneren Widersacher

Fassen Sie Ihren Entschluss: Wollen Sie wirklich abnehmen? Dann fassen Sie einen Entschluss ohne Hintertürchen. Sagen Sie: »Ich will« statt »Ich sollte«. Formulieren Sie Ihr Ziel ganz konkret. Also nicht: »Ich sollte gesünder leben«, sondern »Ich werde zweimal pro Woche meine Kalorienzufuhr reduzieren«. Und: »Ich will zweimal pro Woche Sport treiben.« Wählen Sie möglichst positive Aussagen: »Ich will fit sein« statt »Ich will nicht mehr so unsportlich sein«.

Keine Herkulesaufgaben: Fangen Sie klein an mit unserem sportlichen Minimalprogramm ab Seite 90. Hauptsache, Sie tun überhaupt etwas regelmäßig (!) für sich. Vorhaben wie »Ab jetzt laufe ich jeden Tag eine Stunde« klingen zwar grandios, sind aber genauso grandios zum Scheitern verurteilt. Ihre persönliche Richtschnur ist das, was für Sie wirklich machbar ist. Akzeptieren Sie Ihren »inneren Schweinehund«: Er ist ein notwendiger Teil Ihrer Persönlichkeit. Solange Sie versuchen, ihn zu überwinden, bekämpfen Sie sich selbst. Damit werden Sie nicht dauerhaft abnehmen können. Der ständige Kampf macht Ihr Leben nur anstrengend. Sparen Sie sich diesen aussichtslosen Dauerzwist und nutzen Sie Ihre Energie für etwas Positives!

Erkennen Sie die positiven Absichten Ihres inneren Widersachers: Mit einem Ess- und Sporttagebuch, wie wir es Ihnen auf den Seiten 87 und 119 vorschlagen, kommen Sie Ihrem inneren Widersacher garantiert auf die Schliche. Wann lässt er Sie beim Essen über die Stränge schlagen? Wann hält er Sie vom Sport ab und lässt Sie auf dem Sofa versauern? Analysieren Sie Ihre Tagebuchaufzeichnungen und erkennen Sie die Zusammenhänge mit wiederkehrenden Situationen und Gefühlen. So kommen Sie vom »Wann« auf das »Warum«.

Unterscheiden Sie körperlichen und seelischen Hunger: Auch wenn es Ihnen in Ihrer Kindheit oder durch viele Diäten abtrainiert worden ist – versuchen Sie, wieder ein Gespür für Ihren körperlichen Hunger zu entwickeln, aber auch für Ihre Emotionen, die Sie gern als »Appetit« verkleidet zum Kühlschrank treiben. Auch hier können Ihnen die Tagebücher helfen. Essen Sie nur dann etwas, wenn Sie wirklich Hunger haben. Ihren Frust werden Sie mit Essen sowieso nicht los – im Gegenteil.

Den inneren Widersacher akzeptieren

Zugegeben: Es ist gar nicht so einfach, seinen inneren Widersacher als einen notwendigen Teil der eigenen Persönlichkeit zu akzeptieren. Vielleicht gehören Sie auch zu jenen Menschen, die schon als Kind streng dazu angehalten wurden, sich zusammenzureißen, sich nicht gehen zu lassen oder sich zu überwinden. Dann haben Sie gelernt, Ihren inneren Widersacher systematisch zu bekämpfen. Nach einer solchen Erziehung sind Sie als erwachsener Mensch heute natürlich der Meinung, dass Ihnen eine Veränderung Ihres Lebensstils durch mehr Sport oder gesunde Ernährung mit der nötigen Disziplin ganz einfach gelingen sollte. Und doch können Sie Ihre Vorsätze dann nicht einhalten. Warum?

Wenn Sie nur die leistungsorientierten, disziplinierten, energiegeladenen und durchsetzungsstarken Anteile Ihrer Persönlichkeit akzeptieren, liegen Sie in einem ständigen Kampf mit Ihrer »anderen Seite«. Nämlich mit der Seite in Ihnen, die auch mal Lust hat, sich gehen zu lassen, faul oder unvernünftig zu sein, spontan irgendwelchen Impulsen nachzugeben. Doch so sehr Sie diese Seite auch in den Griff bekommen wollen, Sie werden ihrer nicht Herr, denn das ist gar nicht möglich. Mehr noch: Je mehr Sie diese Seite bekämpfen, desto widerborstiger wird Ihr innerer Widersacher. Sie sind eben nicht nur »stark« oder nur »schwach«, sondern immer beides. Es kommt also darauf an, beide Seiten als eine Einheit zu akzeptieren.

Eine gute und noch dazu amüsante Möglichkeit, die Motivation Ihres inneren Schweinhunds kennenzulernen, ist das Zwiegespräch mit ihm: »Warum tust du mir das an?«, können Sie ihn zum Beispiel fragen, wenn er Sie mal wieder spätabends zum Kühlschrank lockt. Oder: »Warum hast du keine Lust, zum Sport zu gehen?« Nach einer Weile werden Sie seine Stimme hören. Zuerst vielleicht etwas zaghaft und leise, dann aber immer deutlicher: »Dieses Diätprogramm ist nichts als Selbstquälerei. Ich fühle mich schon ganz elend.« Oder: »Du hast dir heute noch keine Pause gegönnt. Nicht das geringste Vergnügen. Keine Sekunde für dich allein.« Das sind wichtige Hinweise für Sie, denn anhand solcher Aussagen können Sie herausfinden, wo Sie den Druck drosseln können, den Sie sich selbst auferlegt haben. Wenn Sie dann einen Gang zurückschalten, wird Ihr Widersacher Sie im Gegenzug nicht mehr bei Ihren Vorhaben sabotieren.

Weil er jedoch impulsiv ist wie ein Kind und damit zwar für Spaß und Lust in Ihrem Leben sorgt, es ihm aber an Weitblick und Durchhaltevermögen fehlt, dürfen Sie ihm natürlich nicht die Kontrolle über Ihr gesamtes Leben überlassen. Setzen Sie ihm vernünftige Grenzen. Akzeptieren Sie ihn als notwendigen und völlig normalen Teil Ihrer Persönlichkeit.

Zum Thema Bewegung äußert sich ein innerer Widersacher höchstpersönlich: »Ich habe überhaupt nichts gegen Sport! Menschen, die sich regelmäßig an der frischen Luft bewegen, sind ausgeglichener, im Beruf belastbarer, damit weniger stressanfällig und insgesamt viel entspannter – nichts ist mir lieber. Während sich der Körper näm-lich bewegt, laufen alle Organe auf Hochtouren, auch das Gehirn, das jetzt mit sehr viel Sauerstoff versorgt wird. Schließlich ist es dafür zuständig, dass alle körperlichen Funktionen und Abläufe optimal aufrechterhalten werden. Es hat jetzt also keine Zeit zum Grübeln! Der Mensch nimmt das als Entspannung wahr – und ich auch!«

Klar: Ganz ohne die behutsame Zähmung Ihres inneren Schweinehunds geht es nicht. Aber sowohl Ihre sportlichen Aktivitäten als auch Ihre Ernährung sollten Sie nie ausschließlich unter den Aspekten »Gesundheit«, »Abnehmen« und erst recht nicht »Selbstkasteiung« betrachten. Denn dann bringen Sie sich nicht nur um den Genuss an der Sache – was Ihnen Ihr innerer Widersacher ziemlich übel nehmen würde –, sondern Sie ziehen sich ziemlich sicher auch aus Ihrem sozialen Gefüge zurück. Was aber ist mit einem gemütlichen Essen mit Ihrer Familie oder mit Ih-ren Freunden? Oder mit einer geselligen Wanderung im Grünen? Das tut nicht nur Ihrem Körper gut, es ist vor allem auch Balsam für die Seele. Es wäre einfach sehr schade, wenn Sie sich abkapseln und beim Essen oder bei der Bewegung immer nur daran denken, wie viele Kalorien Sie nun schon wieder zu sich genommen oder verbrannt haben. Schluss damit!

Stellen Sie beim Abnehmen den Genuss an die erste Stelle. Freuen Sie sich auf die vielen leckeren neuen Rezepte aus diesem Buch, die Sie probieren werden. Sie sind alle ganz leicht zuzubereiten. Für die meisten brauchen Sie nicht länger als eine halbe Stunde! Haben Sie Spaß beim Kochen und freuen Sie sich beim Sport auf schöne Stunden mit Gleichgesinnten. Ein gesunder Lebensstil bedeutet nämlich keinesfalls Verzicht. Das ist ein großer Irrtum, dem viele Menschen unterliegen. Am Ende ist ein Leben im Einklang mit sich selbst immer auch ein viel leichteres Leben. Sie werden sehen! Vergessen Sie nicht: Schwierig, weil ungewohnt, ist allenfalls die Anfangsphase. Bis Ihr Körper und da-mit auch Ihr innerer Widersacher wiederholt die Erfahrung gemacht haben, wie wohl-tuend regelmäßige Bewegung und wie genussvoll gesunde Ernährung ist.

Körperliche Aktivitäten entwickeln

Wer dauerhaft abnehmen will, muss sich regelmäßig bewegen. Aber der Körper ge-wöhnt sich relativ schnell an mehr Bewegung. Das Zauberwort heißt Kontinuität. Wenn Sie sich also zum Beispiel vorgenommen haben, dienstags und freitags laufen zu gehen, dann haben Sie jeden Dienstag und jeden Freitag einen fixen Termin. Genießen Sie diese Verabredung mit sich selbst!

Gewohnheiten ändern

In mancher Hinsicht ist das menschliche Gehirn ein recht träges und faules Organ. Ist dort erst einmal eine Gewohnheit verankert, lässt es sich nur schwer davon überzeugen, diese wieder aufzugeben oder zu ändern. Die Lösung: Sie müssen neue Gewohnheiten einführen. Das ist möglich, indem Sie Ihrem Gehirn immer wieder die gleichen Impulse in der gleichen Situation geben. Ideal wäre also zum Beispiel, immer zur gleichen Zeit, im gleichen Trainingsanzug und mit den gleichen Schuhen die gleiche Strecke zu absolvieren. Bis das Gehirn begriffen hat: Zur Stunde X geht es zum Laufen raus an die frische Luft. Probieren Sie es aus – es funktioniert!

Fangen Sie langsam und in kleinen Schritten an. Für Anfänger genügt es völlig, zu Beginn zweimal pro Woche 20 Minuten schnell spazieren zu gehen, zu schwimmen oder zu radeln. Legen Sie mindestens einen Ruhetag zwischen den Sporteinheiten ein. Walken, schwimmen oder radeln Sie zunächst ganz langsam. Wenn Sie es zu schnell angehen, schnappen Sie nach wenigen Minuten nach Luft und bekommen Seitenstechen. Außerdem haben Sie an den folgenden Tagen Muskelkater. Bewegen Sie sich deshalb in einem Tempo, das es Ihnen möglich macht, die beabsichtigte Dauer durchzuhalten. Schon nach wenigen Einheiten werden Sie feststellen, dass sich Ihre körperliche Verfassung verbessert. Bald fällt Ihnen Sport viel leichter.

Je nach Ihrer körperlichen Verfassung können Sie die Intensitäten in Ihrem Programm erhöhen. Horchen Sie in sich hinein. Fühlen Sie sich nach dem Biken, schnellen Spazieren oder Schwimmen frisch und fit, können Sie die Dauer erhöhen. Doch überstürzen Sie nichts! Wichtig ist vor allem die Kontinuität. Bewegen Sie sich regelmäßig an dem von Ihnen gewählten Tag und überfordern Sie sich nicht. Dokumentieren Sie Ihre Einheiten und Ihre Erfolge, das hilft bei der Eigenmotivation. Nutzen Sie dafür zum Beispiel das folgende Trainingstagebuch und tragen Sie Ihre Fortschritte ein.

Trainingstagebuch					
Wochen-tag	Datum	Art des Trainings Walken, Joggen, Schwimmen, Biken, Krafttraining (beim Krafttraining Übungen und Wiederholungszahl angeben)	Dauer (Minuten)	Trainings-puls	Befinden
Mo					
Di					
Mi					
Do					
Fr					
Sa					
So					

Für die Errechnung des Trainingspulses gilt folgende Formel: Pulsfrequenz nach dem schnellen Spazieren oder Joggen messen. Er ist dann ideal, wenn der Wert 200 minus Ihr Lebensalter nicht überschreitet. Beispiel: Sind Sie 50 Jahre alt, sollte Ihre Pulsfrequenz nicht über 150 liegen. Dann haben Sie sich richtig belastet.

Zugegeben, es ist oft nicht leicht, sich gleich nach dem Aufstehen oder nach einem langen, arbeitsreichen Tag zu motivieren, die Sportsachen anzuziehen und seine müden Glieder zu bewegen. Doch vertrauen Sie darauf: Es sind wirklich nur die ersten fünf Minuten, die beschwerlich sind und in denen Ihr innerer Widersacher sich meldet. Sobald Sie diesen Punkt überwunden haben, ist die ärgste Hürde bereits geschafft. Lassen Sie sich von Ihrem inneren Widersacher nicht abhalten. Stellen Sie sich vor, wie zufrieden Sie sein werden, wenn Sie nach 30 Minuten unter der Dusche stehen. Bei den ersten Schritten fühlen sich Ihre Beine vielleicht noch müde und schwer an, doch nach fünf Minuten wird Ihnen das Walken, Schwimmen oder Biken bereits deutlich leichter fallen. Ihr Körper ist jetzt schon ein wenig aufgewärmt, Ihre Muskeln sind elastischer geworden, sämtliche Organe sind auf die Bewegung eingestellt. Mit jedem Trainingstag wird es einfacher, weiterzumachen und sich aufzuraffen.

Hören Sie auf sich

Sie beeinflussen Ihre Motivation vor allem dadurch, dass Sie die »richtige« Sportart für sich wählen. Entscheiden Sie nicht nach Trend oder vermeintlicher Effizienz. Gönnen Sie sich jene Bewegungsform, die am besten zu Ihnen passt und Ihnen Spaß macht.

Bewegung im Alltag

Gehen Sie so oft wie möglich zu Fuß! Häufig ist der Weg zum Bäcker, zum Super-markt oder zur Arbeit wenigstens teilweise auch zu Fuß oder mit dem Fahrrad zu bewältigen. Sicher ist es auch möglich, einen kurzen Spaziergang in Ihren Tages-ablauf einzubauen – vielleicht in der Mittagspause oder vor der Tagesschau? Auch am Arbeitsplatz sind kleine Übungen zwischendurch Gold wert. Lassen Sie Lift oder Rolltreppe links liegen und steigen Sie die Treppe. Gerade wenn Sie müde sind, kön-nen Sie Ihren Kreislauf damit schnell wieder auf Trab bringen.

Das alles sind zwar Kleinigkeiten, doch in der Summe verändern Sie damit langsam, aber stetig Ihre körperliche Verfassung. Solche kurzen Bewegungseinheiten waren für die Menschen vor weniger als 50 Jahren eine Selbstverständlichkeit. Heute je-doch sitzen oder stehen wir die meiste Zeit. Mit diesen Bequemlichkeiten erweisen wir unserem Körper keinen Gefallen. Muskeln verkümmern, Gelenke »rosten ein« und überflüssige Pfunde sammeln sich an. Tun Sie etwas dagegen!

Sport hält jung

Eine biologische Gesetzmäßigkeit lautet: Die Leistungsfähigkeit eines Organismus ist au-ßer vom Erbgut vor allem von der Qualität und Quantität seiner Beanspruchung abhän-gig. Wenn Sie also etwas für die Entwicklung und Erhaltung der Leistungsfähigkeit Ihres Organismus wie Herz, Kreislauf, Atmung und Stoffwechsel tun möchten, dann ist es im Alter ab 30 wichtig, große Muskelgruppen dynamisch zu beanspruchen. Damit beugen Sie sowohl Herz-Kreislauf- als auch Stoffwechselerkrankungen vor. Später geht es dann auch darum, altersbedingten körperlichen und geistigen Leistungseinbußen entgegen-zuwirken. Denn bleiben Ausdauer- und Kraftbeanspruchung großer Muskelgruppen län-gere Zeit unterhalb einer bestimmten Reizschwelle, verlieren verschiedene Organe ihre Funktions- und Leistungsfähigkeit. Man spricht von »Alterserscheinungen«.

Experten gehen davon aus, dass regelmäßige sportliche Übungen ab dem 40. Lebens-jahr den Einfluss biologischer Alterungsvorgänge verlangsamen und uns gewissermaßen gestatten, »20 Jahre lang 40 Jahre alt zu bleiben«. Der amerikanische Mediziner Ralph S. Paffenbarger belegte sogar eine erhöhte Lebenserwartung trainierender älterer Men-schen. Er veröffentlichte zahlreiche Studien über die Beziehung zwischen regelmäßiger körperlicher Aktivität (Bewegung) und Langlebigkeit.

Selbstverständlich können Sie auch zu Hause etwas für Ihre Fitness tun: Legen Sie sich einen Crosstrainer zu, er zählt zu den effektivsten Hometrainern. So belastet er ausreichend große Muskelgruppen, um hocheffizientes Training zu ermöglichen und schont dabei die Gelenke. Dann können Sie zwischendurch einfach mal eine Viertelstunde trainieren – vielleicht auch etwas länger …

Planen Sie ab sofort fixe Termine für Ihren Sport ein. Legen Sie pro Woche zwei Ausdauersporteinheiten fest, die nach Möglichkeit nicht an aufeinanderfolgenden Tagen liegen. Reservieren Sie außerdem zwei feste Termine für Ihr Muskelaufbautraining (Empfehlungen dafür finden Sie ab Seite 90). Ab jetzt haben Sie jede Woche mehrere Verabredungen mit sich selbst. Genießen Sie sie!

Wochenplan

Wenn Sie festgelegt haben, wann Sie Ihr Ausdauer- und Krafttraining absolvieren wollen, notieren Sie diese Termine in Ihrem Wochenplan. Tragen Sie zudem alle Termine und Verpflichtungen ein, die fix sind, zum Beispiel Ihre Arbeitszeit, der Zeitpunkt, zu dem Sie Ihr Kind vom Kindergarten abholen müssen, die Zeit für die Essenszubereitung und fürs Essen selbst (bitte getrennt eintragen!), schließlich alle Tageszeiten, an denen Sie anderen familiären Verpflichtungen nachgehen.

Nun addieren Sie die Zeit, die Sie für alltägliche Verrichtungen wie Toilette, An- und Ausziehen sowie Schlaf benötigen. Dann tragen Sie zusätzlich die Zeit ein, die Sie für einzelne Wege benötigen (30 Minuten bis zum Arbeitsplatz, 10 Minuten bis zum Supermarkt usw.), und überlegen Sie, wie Sie diese Wege bewältigen (z. B. per Bus, per Auto, mit dem Fahrrad …). Zum Schluss fehlen nur noch Ihre Freizeitaktivitäten und -termine.

Natürlich sieht der Wochenplan für jeden Menschen völlig anders aus. Dennoch werden Sie entdecken, dass neben den absoluten Verpflichtungen ein komfortables Zeitkontingent zu Ihrer freien Verfügung steht. Vielleicht wird durch den Wochenplan auch deutlich, dass Sie einige Tätigkeiten besser koordinieren können, indem Sie bestimmte Erledigungen zusammenlegen und dadurch Zeit sparen. Oder Sie erkennen erstmals, wie viel Zeit Sie vor dem Fernseher verbringen. Jeden Abend von 20 bis 23 Uhr fernsehen ergibt satte 21 Stunden pro Woche!

Kapitel 9

Auch für Sportmuffel: geringer Aufwand – tolle Ergebnisse

Sogenannter Gesundheitssport zeichnet sich dadurch aus, dass er Ihnen und Ihrem inneren Widersacher Spaß macht und Sie nicht überfordert. Zwischen zwei Sporttagen sollte dabei immer ein Ruhetag für Ihre Regeneration liegen. Es ist ganz klar, dass nicht jeder gleich mit einer 30-minütigen Joggingeinheit beginnen kann. Das hängt erstens vom Typ und zweitens von Ihrer bisherigen »sportlichen Laufbahn« ab. Übrigens: Auch Tanzen, Wandern und eine Radtour fallen in die Kategorie Sport.

Machen Sie Sport zu einer alltäglichen Gewohnheit! Ständige Wiederholung hat einen nachhaltigen Effekt auf unser Verhalten. Dazu passt ein Bild aus der Natur: Wenn Sie über eine feuchte Wiese gegangen sind, können Sie die Spur, die Sie hinterlassen haben, deutlich erkennen. Dort, wo Sie aufgetreten sind, ist das Gras niedergedrückt. Kurze Zeit später ist davon allerdings nichts mehr zu sehen, weil sich die Grashalme wieder aufgerichtet haben. Wenn Sie jedoch immer wieder in kurzen Abständen und an der gleichen Stelle über diese Wiese gehen, entsteht nach einiger Zeit ein Trampelpfad. Das Gras hat keine Chance mehr, sich aufzurichten – ein schmaler Weg entsteht.

Sport macht schlank

... wenn man im aeroben Bereich trainiert. Dieser Begriff – ebenso wie die Begriffe anaerob oder ATP – hat etwas mit Abnehmen im Zusammenhang mit Sport zu tun. Es geht dabei um die Energiebereitstellung unseres Körpers. Wollen Sie mehr dazu wissen?

ATP: Wird ein Muskel beansprucht, braucht er als Energie Adenosin-Triphosphat, kurz ATP. Diese Energie entsteht in den Zellen bei der Umwandlung von Nahrungsmitteln in ihre Grundbestandteile und wird größtenteils als Wärme über das Blut abtransportiert. Nur ein geringer Teil wird vorübergehend gespeichert und von den Muskelzellen für ihre Bewegung genutzt. Da ein belasteter Muskel bereits nach etwa zehn Sekunden das gespeicherte ATP aufgebraucht hat, benötigt er bei andauernder Belastung ständig Nachschub. Den holt er sich, abhängig von der Art, der Dauer und der Intensität der Belastung, auf zwei Arten: aerob oder anaerob.

Training im anaeroben Bereich: Anaerob heißt, dass bei der Energiegewinnung in der Zelle Sauerstoffmangel herrscht. Beim Training im Sauerstoffdefizit, etwa bei Sprints, wenn schnell hohe Energiemengen umgesetzt werden, wird Glukose ohne Beteiligung von Sauerstoff, also anaerob, zum Salz der Milchsäure abgebaut, das sich in den Zellen sammelt und den Muskel übersäuert. Eine solch hohe Belastung steigert den Verbrauch von Kalorien und unterstützt somit die Gewichtsreduktion.

Training im aeroben Bereich: Aerob bedeutet, dass genügend Sauerstoff bei der Energieumwandlung zur Verfügung steht. Bei Ausdauerbelastungen, etwa beim Dauerlauf, wird die Energie fast ausschließlich auf aerobem Weg bereitgestellt. Man nennt das auch Training im Sauerstoffüberschuss. Übrigens: Zu Beginn der Trainingsphase stellt sich der Körper darauf ein, zunächst seine Kohlenhydratdepots aufzubrauchen. Erst nach 20 bis 30 Minuten muss die Zelle vermehrt Fettsäuredepots angreifen. Nun kommt es zum aeroben Fettstoffwechsel.

Treiben Sie regelmäßig Sport, dann legen Sie ähnliche Pfade oder »Prägungen« in Ihren Nervenbahnen an. Ist Ihr Körper erst daran gewöhnt, dass Sie zweimal pro Woche Ihr Bewegungsprogramm absolvieren, dann hat eine positive Prägung bereits stattgefunden. Jetzt bewegen Sie sich um der Bewegung willen. Sie haben Lust auf Sport und freuen sich auf das gute Gefühl danach – sodass Sie nicht ununterbrochen an purzelnde Pfunde denken. Sie werden einfach laufen, walken, Rad fahren oder schwimmen, die frische Luft und die Umgebung genießen! Vielleicht ist Ihr Kopf dabei ganz frei oder Ihre Gedanken fließen. Das Erstaunliche beispielsweise beim Ausdauertraining ist, dass Sie beginnen werden, auch die Anstrengung zu genießen. Verantwortlich dafür ist unter anderem das Serotonin (siehe dazu auch Seite 43–44), das durch die körperliche Belastung freigesetzt wird.

Gesundheitstraining

Für ausreichende und regelmäßige Bewegung sorgt in Deutschland nur jeder zehnte Erwachsene. Die meisten Menschen gehen pro Tag nicht mehr als 500 Meter zu Fuß (!), den Rest erledigen Rolltreppen, Fahrstühle und Verkehrsmittel aller Art. So kommen die meisten Menschen auf nicht mehr als 12 Minuten Bewegung pro Tag. Das ist eindeutig zu wenig! Die gute Nachricht: Bereits nach wenigen Wochen kann ein zuvor untrainierter Mensch, egal welchen Geschlechts oder Alters, sein körperliches Leistungsvermögen (und damit auch seine Gesundheit und sein Wohlbefinden) um das Doppelte steigern. Voraussetzung ist, dass er sich regelmäßig zweimal pro Woche jeweils 20 Minuten körperlich betätigt.

Was ist Ausdauer? Ausdauer bedeutet, dass man seine Muskelarbeit über einen längeren Zeitraum aufrechterhalten kann. Voraussetzung ist, dass die Muskeln entsprechend trainiert sind und das gesamte Herz-Kreislauf-System ihnen zuarbeitet. Was den erhofften Kalorienverbrauch anbelangt, enttäuschen Ausdauersportarten allerdings ein wenig, egal ob Jogging, Walking oder Schwimmen. Zum Beispiel verbrennt man in 30 Minuten Jogging gerade mal 300 Kalorien. Das ist wenig, wenn man bedenkt, wie viele Kalorien in einem Stück Sahnetorte stecken.

Mithilfe der Muskeln: Krafttraining aus anderer Sicht

Neben Ihrem Ausdauertraining sollte auch ein gezieltes Muskelaufbautraining regelmäßiger Bestandteil Ihres künftigen Bewegungsprogramms sein. Warum? Weil Muskelzellen echte Kraftwerke sind. Sie sind leistungsfähiger und verbrauchen mehr Energie als Fettzellen – jedoch nur bei trainierten Menschen. Sportphilosophen preisen die segensreichen Effekte von Muskelarbeit: Muskeln machen schlank. Muskeln machen gesund. Muskeln machen glücklich. Sie schützen vor Diabetes, Übergewicht und vielen anderen Zivilisationskrankheiten. Eine gute Gesamtmuskulatur verhindert zudem Beschwerden. Beispielsweise beugt eine starke Rücken- und Bauchmuskulatur Bandscheibenvorfällen wirkungsvoll vor. Sinnvoll ist auch der Muskelaufbau im Bereich des Oberkörpers. Wer seine Rücken-, Bauch-, Schulter- und Armmuskulatur trainiert, tut aktiv etwas gegen Verspannungen und sorgt gleichzeitig für eine gute Haltung. Damit sind Muskeln ein echtes »Gesundheits- und Abnehmprogramm« für den Körper. Doch ohne Bewegung gibt es keine Heilkraft der Muskeln.

Mini-Workout: nur 10 Minuten Krafttraining täglich – und die Pfunde purzeln

Die folgende Tabelle stellt das Workout im Überblick dar, die Übungen sind direkt im Anschluss ausführlich beschrieben und bebildert.

Übung	Wiederholungen	Satzpause	Sätze
Split-Kniebeuge	12 pro Seite	15 Sekunden	3 pro Seite
Liegestütz mit abgelegten Knien oder Liegestütz mit gestreckten Beinen	12	15 Sekunden	3
Arm- und Beinheben im Vierfüßlerstand	12 pro Seite	15 Sekunden	3 pro Seite
Seitstütz	12 pro Seite	15 Sekunden	3 pro Seite

Split-Kniebeuge

Sie trainieren: Oberschenkel- und Gesäßmuskulatur

1. Nehmen Sie einen Ausfallschritt ein, die hintere Ferse ist dabei angehoben, und stützen Sie die Hände in die Hüften. Der Oberkörper ist aufrecht, Ihr Blick nach vorn gerichtet.
2. Beugen Sie die Beine und senken Sie den Körper so weit ab, dass beide Knie rechtwinklig gebeugt sind. Das vordere Kniegelenk steht senkrecht über dem Sprunggelenk. Das hintere Knie ist knapp über dem Boden, der Oberschenkel bildet die Verlängerung des Oberkörpers. Achten Sie darauf, dass Sie den Oberkörper aufrecht halten. Drücken Sie sich dann wieder nach oben und wiederholen Sie.

Wiederholungen: 12 pro Seite
Satzpause: 15 Sekunden
Sätze: 3 pro Seite

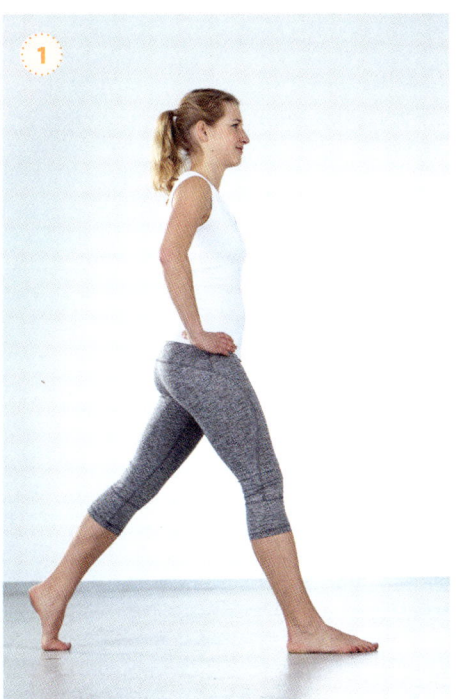
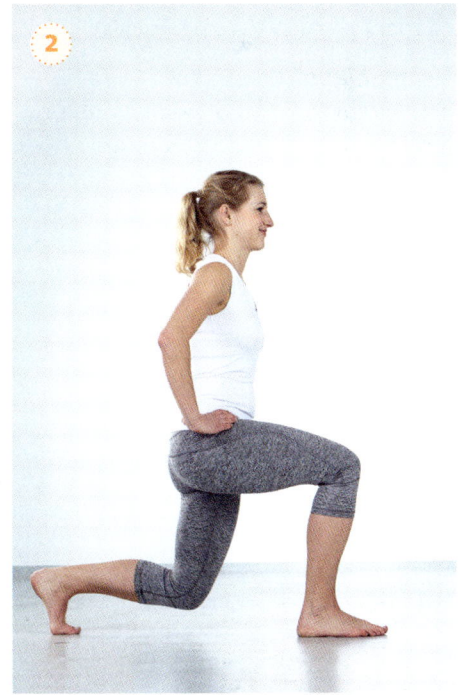

Liegestütz mit abgelegten Knien

Sie trainieren: Brust- und Schultermuskulatur, Armstrecker und -beuger

1. Nehmen Sie die Liegestützposition mit abgelegten Knien ein. Platzieren Sie die Hände etwas mehr als schulterbreit auf Höhe der Schultern. Das Gesäß ist zwischen Oberkörper und Oberschenkeln, sodass der Körper in einer geraden Linie ist. Der Rumpf ist dabei angespannt. Die Fußspitzen sind aufgestellt, die Füße etwa hüftbreit geöffnet.
2. Beugen Sie dann die Arme und senken Sie Ihren geraden Oberkörper so weit wie möglich in Richtung Boden ab. Die Ellenbogen zeigen dabei schräg nach hinten. Drücken Sie sich anschließend wieder nach oben.

Wiederholungen:
12
Satzpause:
15 Sekunden
Sätze: 3

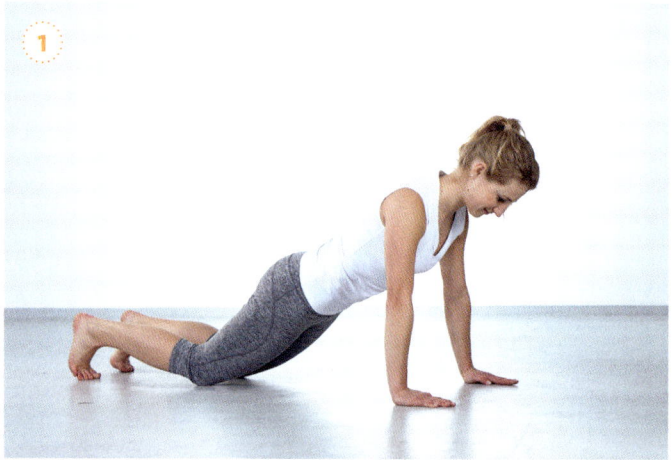

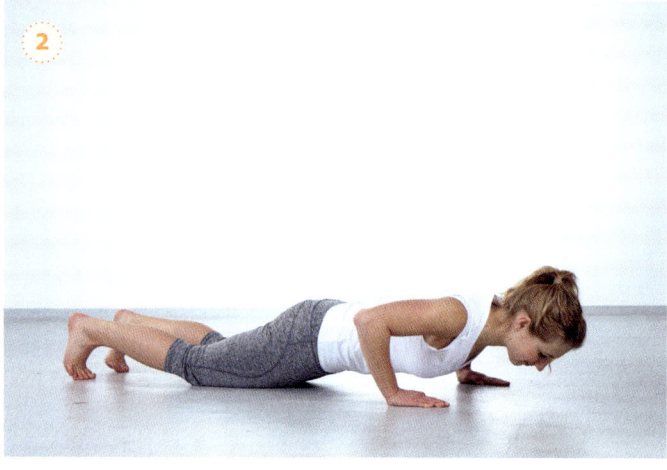

Variante: Liegestütz mit gestreckten Beinen

Sie trainieren: Brust- und Schultermuskulatur, Armstrecker und -beuger

1. Nehmen Sie die Liegestützposition ein. Die Beine sind gestreckt, die Fußspitzen aufgestellt. Stabilisieren Sie den Rumpf, indem Sie die Muskeln aktivieren. Kippen Sie das Becken leicht nach vorn beziehungsweise in Richtung Boden, um es in eine neutrale Position zu bringen und so ein Hohlkreuz zu vermeiden. Halten Sie das Becken parallel zum Boden. Drücken Sie sich aus den Schultern noch weiter nach oben, sodass der Bereich zwischen den Schulterblättern nicht durchhängt. Die Halswirbelsäule bleibt in Verlängerung zur gesamten Wirbelsäule, sodass Ihr Körper vom Hinterkopf bis zu den Fersen eine gerade Linie bildet. Ihr Blick ist schräg zum Boden gerichtet.
2. Beugen Sie dann die Arme und senken Sie Ihren Körper bis knapp über den Boden ab. Die Ellenbogen weisen dabei schräg nach hinten. Drücken Sie sich mit der Kraft aus Schultern und Rumpf wieder nach oben.

Wiederholungen: 8–12
Satzpause: 15 Sekunden
Sätze: 3

Arm- und Beinstrecken im Vierfüßlerstand

Sie trainieren: Rücken- und Gesäßmuskulatur, Oberschenkelstrecker

1. Nehmen Sie den Vierfüßlerstand ein: Platzieren Sie die Hände unter den Schultern und die Knie unter den Hüften. Stellen Sie die Fußspitzen auf. Heben Sie den rechten Arm und das linke Bein vom Boden ab und strecken Sie sie gerade aus, sodass Ihr Körper von den Fingerspitzen bis zur Ferse in einer Linie ist. Ziehen Sie dabei die Fußspitze des linken Fußes in Richtung Schienbein. Stabilisieren Sie den Rumpf, indem Sie die Muskeln aktivieren.
2. Beugen Sie dann den rechten Arm und das linke Bein und führen Sie den Ellenbogen und das Knie unter dem Körper zusammen. Anschließend strecken Sie Arm und Bein wieder.

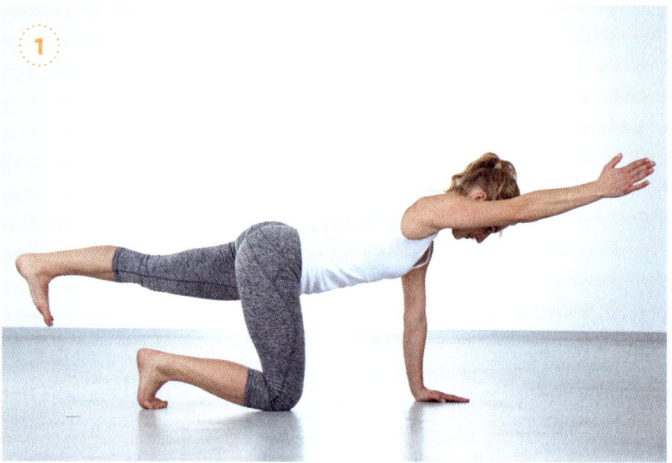

Wiederholungen:
12 pro Seite
Satzpause:
15 Sekunden
Sätze: 3 pro Seite

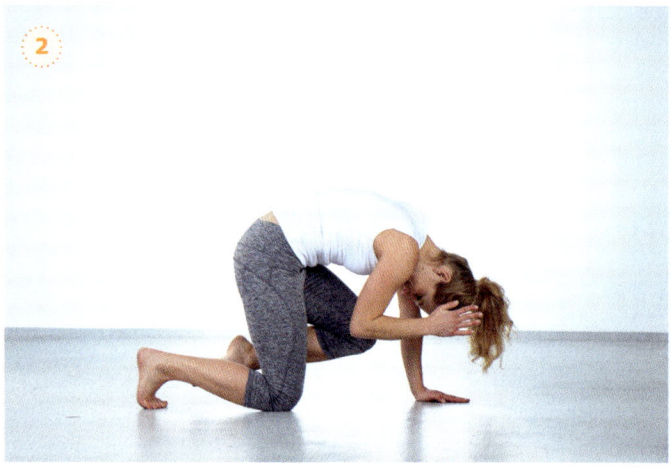

Seitstütz

Sie trainieren: Rumpf-, Bauch- und Schultermuskulatur

1. Legen Sie sich auf die linke Seite und stützen Sie sich auf Ihrem linken Unterarm auf, der gerade nach vorn weist. Ballen Sie die Hand zu einer leichten Faust. Strecken Sie die Beine und legen Sie sie übereinander. Die freie rechte Hand können Sie in der Hüfte abstützen.
2. Dann drücken Sie das Becken so weit nach oben, dass Ihr Körper eine Linie bildet. Achten Sie darauf, nicht nach vorn oder hinten zu kippen. Senken Sie anschließend Ihr Becken wieder zum Boden ab und wiederholen Sie.

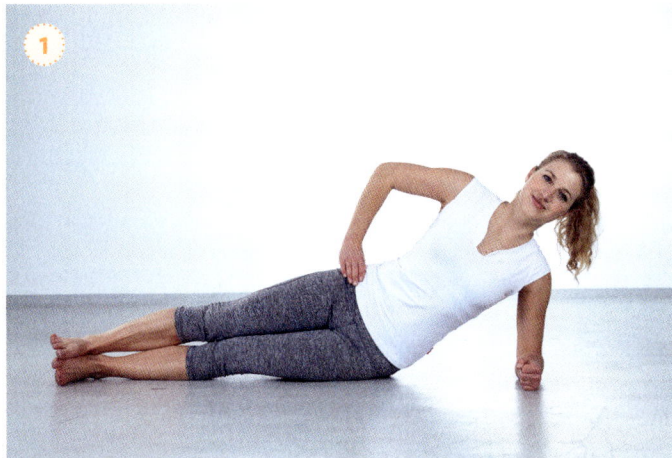

Wiederholungen:
12 pro Seite
Satzpause:
15 Sekunden
Sätze: 3 pro Seite

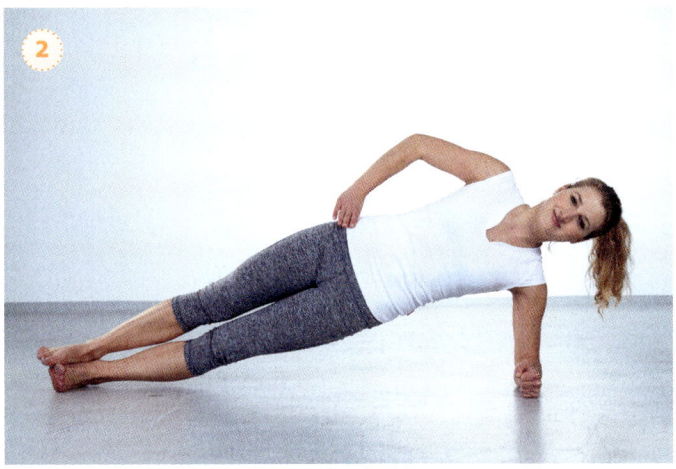

Spezialübung: Eight Level Core

Vielleicht bekommen Sie, während Sie das Mini-Workout durchführen, Lust auf mehr. Dann habe ich noch einen speziellen Bewegungsablauf für Sie: das Eight-Level-Core-Training. Dahinter verbirgt sich ein äußerst effektives Training in Form einer isometrischen Komplexübung, die den gesamten Rumpf perfekt trainiert und insbesondere für die Kräftigung der geraden und schrägen Bauchmuskeln ein Geheimtipp ist.

1. Nehmen Sie die Grundposition, den Unterarmstütz beziehungsweise die Plank, ein: Öffnen Sie die Arme schulterbreit und stützen Sie sich auf den Unterarmen ab. Legen Sie die Handflächen flach auf den Boden. Die Beine sind gestreckt und die Füße mehr als schulterbreit geöffnet. Je weiter Sie die Füße öffnen, desto einfacher wird der Bewegungsablauf sein. Aktivieren Sie die Rumpfmuskulatur, spannen Sie vor allem den Bauch an. Kippen Sie das Becken leicht nach vorn beziehungsweise in Richtung Boden, um es in eine neutrale Position zu bringen und so ein Hohlkreuz zu vermeiden. Halten Sie das Becken parallel zum Boden. Die Halswirbelsäule bleibt in Verlängerung zur gesamten Wirbelsäule, sodass Ihr Körper eine Linie bildet. Halten Sie die Plank für 15 Sekunden. Führen Sie diese Übung täglich durch und steigern Sie die Haltedauer jede Woche um 10 Sekunden, bis Sie 60 Sekunden schaffen.
2. Sobald Sie 60 Sekunden in der Grundposition bleiben können, heben Sie den rechten Arm für 15 Sekunden gestreckt nach vorn an. Setzen Sie ihn wieder ab.
3. Heben Sie direkt im Anschluss den linken Arm für 15 Sekunden gestreckt nach vorn an und setzen Sie ihn wieder ab.
4. Heben Sie nun das rechte Bein für 15 Sekunden an. Ihr Becken bleibt weiterhin parallel zum Boden.
5. Dann heben Sie das linke Bein für 15 Sekunden an.
6. Heben Sie nun rechtes Bein und linken Arm für 15 Sekunden gestreckt an.
7. Wechseln Sie zum linken Bein und rechten Arm für 15 Sekunden.
8. Beginnen Sie wieder in der Plank und halten Sie diese für 15 Sekunden.

Hinweis:

Führen Sie den kompletten Bewegungsablauf ohne Pausen so oft wie möglich hintereinander aus, bis Sie keine saubere Ausführung mehr schaffen oder bis Ihre Muskeln völlig erschöpft sind.

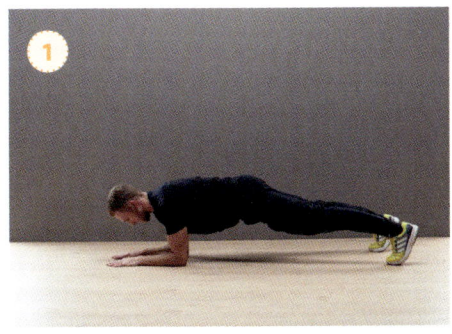

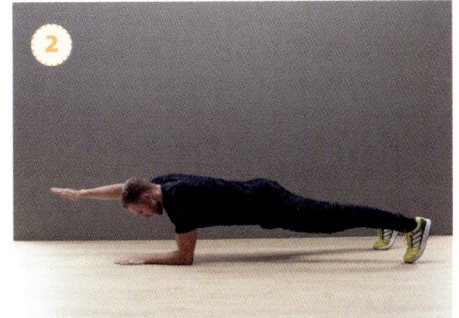

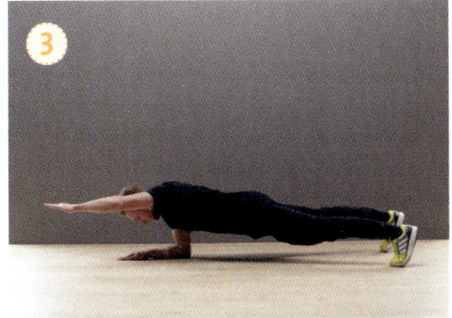

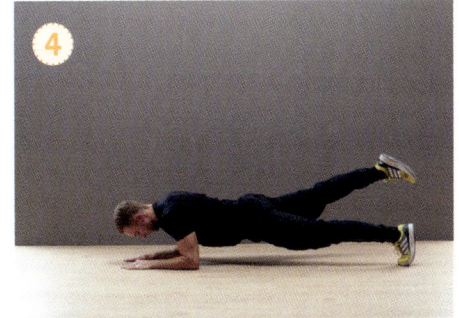

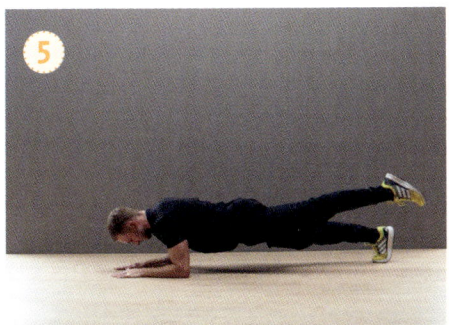

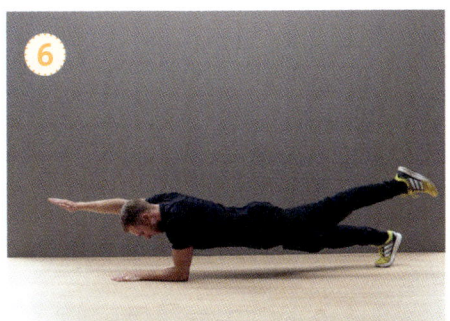

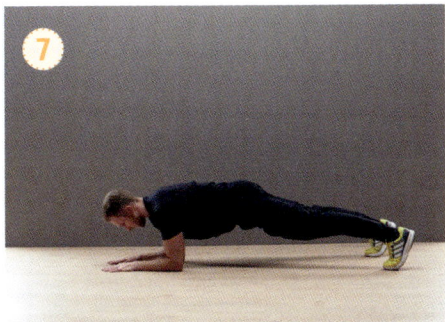

HIIT – intelligentes Training für Ausdauer und Kraft

Gefällt Ihnen der Gedanke, dass Ihr Fett auch dann verschwindet, wenn Sie entspannt auf dem Sofa liegen oder Zeitung lesen? Dann sollten Sie gezielt Muskelmasse aufbauen. So können Sie nachhaltig abnehmen und Ihren Körper leistungsfähig erhalten. Trainieren Sie also Ihre Muskeln. Am allerbesten geht das mit HIIT, dem High Intensity Interval Training. Es vereint Ausdauerbewegung mit Krafttraining und wirkt wie ein echter Jungbrunnen. HIIT lässt die Muskeln beim Laufen wachsen. Der Muskel wächst und die Ausdauer gleich mit. Die Fettverbrennungsöfen nehmen ihre Arbeit auf ... Die Bewegung regt die Stoffwechselvorgänge im Körper intensiv an und die vermehrte Muskelmasse baut unentwegt Fett ab. Sie werden schlanker, fitter und nicht zuletzt leistungsfähiger.

Die Methode heißt High Intensity Interval Training, weil im Wechsel von lockeren und intensiven Intervallen geübt wird. Genau diese Kombination baut besonders effektiv Muskeln auf. Das Rezept lautet: kürzere und weniger häufige, dafür intensivere Trainingseinheiten zwei- bis dreimal pro Woche. HIIT basiert auf aktuellen Forschungsergebnissen über die Wirkung von Bewegung auf das Gewebe, insbesondere in der Muskelfaser.

Die perfekte Unterstützung bieten die leckeren eiweißbetonten Rezepte der Intervalldiät (ab Seite 127). Sie liefern dem Körper ausreichend Eiweiß, das zum Muskelaufbau nötig ist. Die Kombination von HIIT und gezielter Ernährung an mindestens zwei Tagen der Woche ist unschlagbar, wenn es darum geht, Gewicht zu reduzieren und die Leistungsfähigkeit des Körpers zu steigern.

Effizientes Muskeltraining

Ein Muskel besteht aus roten »langsamen« und weißen »schnellen« Fasern. Die roten Fasern haben die Aufgabe, die Ausdauerleistung zu verbessern, die weißen Fasern fördern Schnelligkeit und Kraft. Wer Ausdauersport betreibt (Laufen, Fahrradfahren, Schwimmen oder Walken), trainiert damit Herz, Kreislauf, Stoffwechsel und Immunsystem. Beim Krafttraining hingegen, bei dem der Muskel zum Beispiel durch das Heben von Gewichten einem besonders intensiven Reiz ausgesetzt ist, werden Sehnen, Bänder, Gelenke und die weißen Muskelfasern trainiert.

Die Muskeln werden nicht nur leistungsfähiger, sie wachsen auch. Die Anzahl der Muskelfasern steigt und der Querschnitt der Muskulatur vergrößert sich etwas. HIIT liefert somit die Antwort auf die Frage, wie sich Ausdauer und Muskelmasse zugleich effizient gewinnen lassen.

Mit HIIT kann jeder es schaffen, sein Gewicht zu reduzieren. Vor allem weil der Zeitaufwand im Vergleich zu anderen Sportarten gering ist. Hinter der Wirksamkeit des Trainingskonzepts steckt das Prinzip der Superkompensation, also die Möglichkeit des Körpers, sich an erhöhte Anforderungen mit einer entsprechenden Leistungssteigerung anzupassen. Je intensiver Sie Ihre Muskeln fordern, desto leistungsfähiger werden sie. Eine ausreichend intensive Belastung regt den Körper dazu an, sich auf künftige, ähnliche hohe Anforderungen vorzubereiten. So wird ein neues, höheres Leistungsniveau erreicht. Voraussetzung dafür sind angemessene Erholungsphasen zwischen den Spitzen. Dann nämlich findet nicht nur die Regeneration des Muskels statt, sondern auch eine Anpassung an die Belastung. Das bedeutet, die Leistungsfähigkeit Ihrer Muskeln steigt über das frühere Niveau hinaus an.

Allerdings gibt es ohne Anstrengung keinen Gewinn. Wer nachhaltig sein Gewicht reduzieren und seine Leistungsfähigkeit erhöhen möchte, dem bleibt nichts anderes übrig, als an seine körperlichen Grenzen zu gehen. Anders funktioniert es nicht! Dabei ist es völlig egal, ob Sie bereits sportlich aktiv sind, es immer waren oder ob Sie gerade erst das Gefühl entwickeln, langsam etwas für sich tun zu müssen. Was zahlreiche Anti-Aging-Produkte, Wellnessprogramme, Diäten oder andere »Gesundheitsmittelchen« versprechen – HIIT hält es. Das heißt, wenn Sie regelmäßig und konsequent Ihr HII-Training absolvieren, brauchen Sie sich vor dem Älterwerden nicht zu fürchten. Sie bleiben attraktiv und leistungsfähig, Sie versetzen Ihren Körper in die Lage, sich schnell zu regenerieren, und Sie beugen den meisten Zivilisationskrankheiten wie Herz-Kreislauf-Erkrankungen oder Diabetes Typ 2 erfolgreich vor.

Ideal: Biken

Sie könnten HIIT beispielsweise mit dem Fahrrad ausüben, indem Sie abwechselnd in einem niedrigen Gang zügig fahren und in einem hohen Gang mit aller Kraft Vollgas geben. In vergleichbaren Intervallen können Sie auch schwimmen. Für ein regelmäßiges und effizientes HII-Training eignet sich jedoch am besten das Laufen. Das Training sieht dann, grob skizziert, folgendermaßen aus: Anstatt wie bisher ein paar Kilometer in gleichmäßigem Tempo zu joggen, verändern Sie zwischendurch immer wieder die Intensität. Einzelheiten dazu erfahren Sie in den Trainingsplänen ab Seite 109. Sie ziehen kurzzeitig spürbar das Tempo an, um damit den beteiligten Muskeln den notwendigen Trainingsreiz zu geben.

WALKEN ODER JOGGEN?

Für erfolgreiches Abnehmen ist schnelles Spazieren die Einstiegsmethode der Wahl. Selbst eine eingeschränkte Gesundheit, sei es durch starkes Übergewicht, Diabetes, Arteriosklerose oder andere Beschwerden, lässt diese Art des Trainings meistens zu. Walking ist in diesem Fall als sanfter Einstieg ins Ausdauertraining vorzuziehen. Beim Aufsetzen nach der Flugphase muss beim Joggen der Fuß nämlich das Dreifache, beim Walken lediglich das Eineinhalbfache des eigenen Körpergewichts abfedern. Gerade wer über lange Zeit gar nichts von Bewegung wissen wollte, deutliches Übergewicht oder Gelenkprobleme hat, wird vielleicht nicht gleich joggen wollen oder können. In diesen Fällen beginnen Sie mit schnellem Spazieren und steigern sich dann allmählich.

Natürlich ist es schwer, die eigene Leistungsfähigkeit einzuschätzen, sie hängt von der individuellen körperlichen Verfassung und Fitness ab. Eine gute Möglichkeit, Ihr subjektives Empfinden als Messgröße einzusetzen, bietet Ihr Atem. In den intensiven Phasen des HII-Trainings sollte Ihr Atem sehr, sehr schwer gehen. Das entspricht der Stufe 8 auf der sogenannten Borg-Skala, die die empfundene Atemnot in einer Einteilung von 1 bis 10 erfasst. Sie können sich beim Laufen aber auch mithilfe einer Pulsuhr (Pulsfrequenzmessung) orientieren.

Borg-Skala für die Selbsteinschätzung

0 = überhaupt keine Atemnot	5 = schwer
0,5 = sehr, sehr milde (knapp wahrnehmbar)	6 = etwas schwerer
1 = sehr milde	7 = sehr schwer
2 = milde	8 = sehr, sehr schwer
3 = mäßig	9 = extrem schwer (fast maximal)
4 = recht schwer	10 = maximale Atemnot

In den intensiven Phasen des HII-Trainings sollte aufgrund der Atemnot keine Unterhaltung mehr möglich sein beziehungsweise das Belastungsgefühl mindestens der Stufe 7 auf der Borg-Skala entsprechen.

Wer sich lieber an der Pulsfrequenz orientiert, für den gilt in den Intensivphasen die Formel: 200 minus halbes Lebensalter. In den nicht intensiven Phasen sollte die Belastung mäßig sein, nach der Skala bei Stufe 3 oder mit einer Pulsfrequenz von 180 minus Lebensalter.

HIIT macht sich die Erkenntnis zunutze, dass bei jeder Art von Sport fünf motorische Beanspruchungsformen mehr oder weniger trainiert werden: Kraft, Ausdauer, Schnelligkeit, Flexibilität und Koordination. Beim Tennis beispielsweise wird die Koordination sehr intensiv, die Ausdauer nur mittelmäßig und die Kraft kaum gefordert. Beim Gewichtheben hingegen geht es hauptsächlich um Kraft, weniger um Koordination und kaum um Ausdauer.

Inzwischen weiß die Präventivmedizin, dass man idealerweise Kraft und Ausdauer trainieren sollte, wenn man sein Gewicht kontrollieren, aber auch gesund und leistungsfähig sein möchte. Diese beiden Trainingsformen haben erwiesenermaßen die überzeugendste und positivste Wirkung auf den Körper (lesen Sie mehr über den HIIT-Gewinn im Infokasten auf Seite 108). Nun kann man klassisch mit großem Zeitaufwand für den Muskelaufbau Hanteln im Fitnessstudio stemmen und für die Ausdauer joggen oder schwimmen gehen. Oder man wählt die moderne Trainingsmethode HIIT und schlägt zwei Fliegen mit einer Klappe. Mit dem intensiven Intervalltraining lässt sich besonders effizient, also mit deutlich weniger Zeitaufwand (siehe Trainingspläne ab Seite 109), die Ausdauer trainieren und gleichzeitig Muskeln aufbauen. Eine klassische HIIT-Einheit dauert inklusive Aufwärmen und Stretching nur rund 30 Minuten. Zeiteffektiver kann man nicht trainieren. Eine kanadische Studie zeigt etwa, dass HIIT-Probanden in einer Nettotrainingszeit von 150 Minuten die gleichen muskulären Wachstumseffekte erzielten wie Probanden einer Gruppe, die 630 Minuten lang klassisches Cardio-Training betrieb.

HII-Trainierende sparen damit effektiv eine komplette Trainingsform ein. Das Besondere ist die veränderte Umfangs- und Intensitätssteuerung von Ausdauersportarten wie Joggen, Walken, Schwimmen oder Radfahren. Sie ermöglicht es, gleichzeitig zur Ausdauer auch Muskeln aufzubauen. Und zwar all jene Muskelgruppen, die bei der jeweiligen Sportart sowieso stimuliert werden.

Trainiert wird im Rahmen der Intervalldiät an zwei Tagen der Woche. Das Programm ist so aufgebaut, dass es den Körper auf eine Weise trainiert, die gleichzeitig die roten und die weißen Muskelfasern wachsen lässt. Der Grund sind sogenannte Stoffwechselanpassungen im Muskel (es werden vermehrt Wachstumshormone ausgeschüttet). Diese finden aber nur statt, wenn durch die Intensivphasen des HII-Trainings genügend Reiz auf den Muskel ausgeübt wird. Erst dann empfindet der Muskel die Notwendigkeit, sich an die höhere Belastung anzupassen. Wer sich immer im gewohnten Trott bewegt, wird davon nicht profitieren. Das Geheimnis ist also der Rhythmus zwischen normaler Belastung und plötzlich sehr hohen Intensitäten, sogenannten Spurts, die den Muskel extrem belasten und eine Superkompensation anregen.

Voraussetzung dafür ist, dass die hohe Intensität eine bestimmte Zeit durchgehalten wird – wenig Trainierte beginnen zum Einstieg mit 10 Sekunden – und danach wieder die »normale« Ausdauerfrequenz folgt. Nach dem Training sollte man der ermüdeten Muskulatur 12 bis 72 Stunden Zeit zur Erholung lassen. Zwei bis drei Pausentage nach einem HIIT-Tag sind im Rahmen der Intervalldiät also Pflicht. In dieser Zeit stellt sich der Muskel auf die neuartige Belastung ein. Er tut in dieser Pause genau das, was wir uns von ihm wünschen: Er wächst.

Die Grundlagen und Schlüsselfaktoren des HII-Trainings

Trainingshäufigkeit: Das HII-Training setzt den Reiz zum Muskelwachstum. Der Muskel wächst jedoch ausschließlich während der Regenerationsphase und nicht während der Belastung. Aus diesem Grund sollte jeder Muskel erst nach einer ausreichenden Erholungsphase wieder belastet werden.

Trainingsdauer: Die Intensität des Trainings muss der Dauer angepasst sein.

Trainingsintensität: Sie ist der ausschlaggebende Faktor für ein erfolgreiches HII-Training. Gemeint ist damit die Leistung, die in der Trainingszeit erbracht wird. Je kürzer die Trainingsdauer, desto höher muss die Trainingsintensität sein, um die gleiche Leistung zu erzielen. Ziel ist es, den Muskel möglichst stark zu belasten. Der Grundgedanke beim HIIT ist es demnach, den Wachstumsreiz für den Muskel mit einer sehr intensiven, aber kurzen Belastung zu setzen.

Ihr persönlicher HIIT-Test

Bevor Sie mit dem HIIT beginnen, sollten Sie Ihren Fitnessstand ermitteln, denn davon hängen die Intensitäten ab, mit denen Sie Ihr individuelles Programm absolvieren. Machen Sie also eine Bestandsaufnahme Ihrer aktuellen Leistungsfähigkeit. Hinweise auf Ihre Fitness sind: Was machen Sie bereits? Wie häufig in der Woche bewegen Sie sich in welchem Umfang? Sind Sie Ungeübter oder Fortgeschrittener? Oder anders gefragt: Sind Sie untrainiert oder trainiert? Drei Größen bestimmen Ihre momentane Leistungsfähigkeit:

- Ausdauer,
- Kraft der Beine,
- Kraft der Arme.

Zwei weitere Größen runden den Test ab:
- Ruhepuls,
- Bauchumfang.

Ein Ausdauertest und je ein Krafttest für die Arme und die Beine zeigen Ihnen, wie sportlich Sie momentan sind.

DER AUSDAUERTEST

In welcher Zeit schaffen Sie es, 1000 Meter zu absolvieren? Das ist die entscheidende Frage für den ersten Testteil. Suchen Sie sich dafür in Ihrer Umgebung eine geeignete Laufstrecke von ziemlich genau einem Kilometer Länge. Am einfachsten geht es natürlich auf einem Sportplatz, den Sie 2,5 Mal umrunden müssen. Sie können die Strecke aber auch abmessen, indem Sie sie zunächst mit dem Auto oder dem Fahrrad abfahren, im Park abschreiten oder auf einer genauen Karte nachmessen.

Gehen oder laufen Sie so schnell wie möglich. Können Sie die Strecke nicht in einem Zug durchlaufen, kein Problem. Machen Sie einfach zwischendurch Pausen. Wenn Sie nicht mehr laufen können, gehen Sie zügig weiter. Sobald Sie wieder Kraft geschöpft haben, joggen Sie die Strecke, so schnell Sie können, zu Ende. Stoppen Sie die Zeit, die Sie insgesamt brauchen, um die 1000 Meter hinter sich zu bringen. Notieren Sie Ihre Punktzahl.

AUSWERTUNG AUSDAUERTEST

Für Männer gilt:
- 7 Minuten und mehr   = 1 Punkt
- 5,5 bis 7 Minuten   = 2 Punkte
- unter 5,5 Minuten   = 3 Punkte

Für Frauen gilt:
- 7,5 Minuten und mehr   = 1 Punkt
- 6 bis 7,5 Minuten   = 2 Punkte
- unter 6 Minuten   = 3 Punkte

DER KRAFTTEST FÜR DIE BEINE

Testen Sie, wie viele Kniebeugen Sie ohne Pause schaffen. Stellen Sie die Beine dazu gut schulterbreit auseinander und gehen Sie so weit nach unten, dass die Oberschenkel waagrecht zum Boden zeigen. Wieder aufrichten und erneut beugen.

AUSWERTUNG KRAFTTEST BEINE

Für Männer gilt:

- bis zu 19 = 0 Punkte
- 20 bis 29 = 1 Punkt
- 30 bis 39 = 2 Punkte
- 40 und mehr = 3 Punkte

Für Frauen gilt:

- bis zu 9 = 0 Punkte
- 10 bis 19 = 1 Punkt
- 20 bis 29 = 2 Punkte
- 30 und mehr = 3 Punkte

DER KRAFTTEST FÜR DIE ARME

Natürlich ist Laufen vor allem Beinsache. Doch es geht hier um den Fitnessstand Ihres Körpers im Allgemeinen. Schließlich verbrennen auch die Armmuskeln viel Fett, wenn sie gut trainiert sind. Testen Sie also, wie viele Liegestütze Sie ohne Pause ausführen können. Da Männer und Frauen hier deutlich unterschiedliche Leistungen erzielen, üben Frauen, indem sie die Knie aufsetzen, Männer testen sich im Langliegestütz ohne Knieunterstützung.

AUSWERTUNG KRAFTTEST ARME

Für Männer gilt:

- bis zu 9 = 0 Punkte
- 10 bis 19 = 1 Punkt
- 20 bis 29 = 2 Punkte
- 30 und mehr = 3 Punkte

Für Frauen gilt:

- bis zu 4 = 0 Punkte
- 5 bis 9 = 1 Punkt
- 10 bis 14 = 2 Punkte
- 15 und mehr = 3 Punkte

DER RUHEPULS

Körperliche Aktivität ist die wichtigste Komponente bei der Vorbeugung von Herz-Kreislauf-Erkrankungen. Ein bedeutender Faktor ist der Ruhepuls. Wenn er sinkt, sinkt auch Ihr Krankheitsrisiko. Genau das wird bereits nach wenigen Wochen HII-Training der Fall sein. Der Ruhepuls ist damit auch ein wichtiger Baustein des Eingangstests, mit dem Sie feststellen, wie intensiv Sie überhaupt mit dem Training beginnen sollten.

Der Ruhepuls muss gemessen werden, wenn Sie in den letzten Minuten oder besser Stunden keinerlei Aktivität nachgegangen sind. Der Morgen eignet sich daher am besten für die Messung. Entweder zählen Sie vor dem Aufstehen mit den Fingern an der Halsschlagader 30 Sekunden lang Ihren Puls und verdoppeln dann den Wert – so haben Sie den Ruhepuls pro Minute. Oder noch besser Sie schlafen eine Nacht mit dem Pulsmesser um Ihre Brust. Notieren Sie gleich nach dem Aufwachen den angezeigten Wert.

AUSWERTUNG RUHEPULS

Beim Ruhepuls muss nicht zwischen den Geschlechtern unterschieden werden. Daher gilt für beide pro Minute:

- über 80 Schläge   = 1 Punkt
- 60 bis 80   = 2 Punkte
- unter 60   = 3 Punkte

DER BAUCHUMFANG

Ab Seite 49 und 72 haben Sie erfahren, dass ab einem gewissen Bauchumfang die gesundheitlichen Risiken steigen – im Leben, aber speziell auch beim Training. Daher ist dieser Messwert wichtig für die Bestimmung Ihrer optimalen Trainingsintensität. Außerdem: Wenn Sie diesen Wert einmal gemessen haben und dann etwa alle zwei Wochen neu prüfen, werden Sie Ihre Abnehmerfolge am schnellsten erkennen. Wie Sie den Bauchumfang messen, haben Sie bereits auf Seite 72 erfahren. Hier die Auswertung:

AUSWERTUNG BAUCHUMFANG

Für Männer gilt:

- ab 113 cm   = 0 Punkte
- 103 bis 112 cm = 1 Punkt
- 95 bis 102 cm = 2 Punkte
- bis 94 cm   = 3 Punkte

Für Frauen gilt:

- ab 95 cm   = 0 Punkte
- 89 bis 94 cm = 1 Punkt
- 81 bis 88 cm = 2 Punkte
- bis 80 cm   = 3 Punkte

Jetzt können Sie die Gesamtpunktzahl errechnen. Der folgende Überblick verrät Ihnen, welches Programm das Ihre ist.

Ab einer Gesamtpunktzahl von 14 empfiehlt sich für Sie der Trainingsplan für Geübte (Seite 113).

Haben Sie 9 bis 13 Punkte erreicht, sollten Sie mit dem Trainingsplan für Laufeinsteiger beginnen (Seite 111). Kommen Sie auf 8 Punkte oder weniger, ist es empfehlenswert, dass Sie zunächst walken oder nordisch walken (mit Stöcken). Fangen Sie also mit dem Trainingsplan für Walker an (Seite 109).

Warum ist HIIT gesund?

Kombiniertes Ausdauer- und Krafttraining wirkt sich auf vielfache Weise günstig auf den Organismus aus:

- *Vergrößerter Herzmuskel,*
- *verbesserte Herzleistung,*
- *erhöhte Sauerstoffaufnahme,*
- *gesenkter Ruhepuls,*
- *Blutdruckregulation bei Bluthochdruck,*
- *geringere Arterienverkalkung,*
- *erhöhtes Lungenvolumen,*
- *straffere Haut,*
- *erhöhte Knochendichte.*

Übrigens: Sport macht auch geistig fit! Bewegung setzt nämlich Nervenwachstums-stoffe frei. Bei bisher »faulen« Personen wurde nach regelmäßigem Training eine deutlich ökonomischere Hirnarbeit bei geistiger Tätigkeit festgestellt, das heißt, es mussten weniger Gehirnareale beansprucht werden als vorher.

Ihre HIIT-Trainingspläne

Der HIIT-Test hat Ihnen gezeigt, wo Sie stehen und nach welchem Trainingsplan Sie laufen sollten. Falls Sie den Fitnesstest auf den Seiten 65 bis 70 mit Note 1 oder 2 abgeschlossen haben, spricht von Ihrer Verfassung her nichts gegen ein Lauftrai-ning – es sei denn, Sie haben orthopädische Probleme. Dann beginnen Sie besser mit dem Walken.

DIE WALKER

In der Gruppe der Walker beginnen Sie mit acht Wochen (Nordic) Walking nach dem Trainingsplan auf Seite 109. In der ersten Woche müssen Sie sich erst an die Inten-sivphasen gewöhnen. Am besten wärmen Sie sich zunächst gehend zwei Minuten auf. Dann steigern Sie das Tempo und folgen den Vorgaben des Programms: Erst walken und dann joggen Sie – kein Sprint. Wenn Sie Stöcke nutzen, nehmen Sie diese derweil in eine Hand. Am Ende sollten Sie ausgiebig dehnen. Übungen zum Stretchen finden Sie ab Seite 114.

Trainingsplan für Walker							
	Trainingstag 1			Trainingstag 2			Trainingstag 3	
Woche	Rhythmus	Wdh.		Rhythmus	Wdh.		Rhythmus	Wdh.
1	Walken: 3 Minuten Joggen: 20 Sekunden	5		Walken: 4 Minuten Joggen: 20 Sekunden	4		Walken: 4 Minuten Joggen: 20 Sekunden	4
2	Walken: 4 Minuten Joggen: 30 Sekunden	5		Walken: 5 Minuten Joggen: 30 Sekunden	4		Walken: 5 Minuten Joggen: 30 Sekunden	4

Trainingsplan für Walker						
	Trainingstag 1		Trainingstag 2		Trainingstag 3	
Woche	Rhythmus	Wdh.	Rhythmus	Wdh.	Rhythmus	Wdh.
3	Walken: 5 Minuten Joggen: 1 Minute	5	Walken: 5 Minuten Joggen: 30 Sekunden	5	Walken: 5 Minuten Joggen: 1 Minute	5
4	Walken: 7 Minuten Joggen: 1:30 Minuten	3	Walken: 7 Minuten Joggen: 1:30 Minuten	3	Walken: 4 Minuten Joggen: 20 Sekunden	3
5	Walken: 8 Minuten Joggen: 2 Minuten	3	Walken: 8 Minuten Joggen: 2 Minuten	3	Walken: 9 Minuten Joggen: 2 Minuten	3
6	Walken: 10 Minuten Joggen: 2 Minuten	3	Walken: 10 Minuten Joggen: 2 Minuten	3	Walken: 10 Minuten Joggen: 2 Minuten	3
7	Walken: 10 Minuten Joggen: 2:30 Minuten	3	Walken: 10 Minuten Joggen: 2:30 Minuten	3	Walken: 10 Minuten Joggen: 2:30 Minuten	3
8	Walken: 10 Minuten Joggen: 3:30 Minuten	3	Walken: 10 Minuten Joggen: 4 Minuten	3	Walken: 10 Minuten Joggen: 3:30 Minuten	3

In jeder Woche wird an drei Tagen trainiert. Bei diesen Trainingstagen ist jeweils angegeben, wie lange Sie sich locker und wie lange Sie sich anschließend intensiv bewegen sollten. Die Zahl der Wiederholungen (Wdh.) zeigt an, wie oft Sie diesen Zyklus laufen sollten.

Nach acht Wochen HIIT-Walking empfehlen wir Ihnen, sich neu zu testen (ab Seite 104). Wenn es Ihre Fitness erlaubt und Sie Ihre Ergebnisse weiter verbessern möchten, sollten Sie ins Laufprogramm (Seite 111) einsteigen. Ansonsten können Sie weiter walken und die 8. Woche mehrfach wiederholen oder je nach Bedarf ausbauen.

DIE LAUFEINSTEIGER

Lassen Sie sich nicht von der vielleicht als extrem empfundenen Belastung abschrecken. Klar ist das Programm anstrengend und das Laufen fällt schwer, weil der Körper es noch nicht kennt. Aber seien Sie versichert, ab der zweiten Woche wird es spürbar besser. Der Körper braucht Zeit, um sich anzupassen. Denken Sie an Ihre Belohnung: gesteigerte Fettverbrennung, höhere Leistungsfähigkeit, optimierter Stoffwechsel.

> ### Behutsam beginnen ...
> *Laufen Sie in den ersten Minuten nur so schnell, dass Sie genügend Luft bekommen. Steigern Sie die Anstrengung langsam. Das Training endet immer mit der schnellen, intensiven Phase. Werden Sie danach allmählich langsamer und gehen noch so lange, bis sich Ihr Puls beruhigt hat. Danach sollten Sie zumindest die Beinmuskulatur dehnen. Übungen dazu finden Sie ab Seite 114.*

Trainingsplan für Laufeinsteiger							
	Trainingstag 1			Trainingstag 2		Trainingstag 3	
Woche	Rhythmus	Wdh.		Rhythmus	Wdh.	Rhythmus	Wdh.
1	Joggen: 2 Minuten Sprinten: 10 Sekunden	6		Joggen: 3 Minuten Sprinten: 10 Sekunden	4	Joggen: 2 Minuten Sprinten: 10 Sekunden	6
2	Joggen: 3 Minuten Sprinten: 10 Sekunden	6		Joggen: 5 Minuten Sprinten: 10 Sekunden	4	Joggen: 3 Minuten Sprinten: 10 Sekunden	6
3	Joggen: 4 Minuten Sprinten: 15 Sekunden	6		Joggen: 6 Minuten Sprinten: 15 Sekunden	4	Joggen: 4 Minuten Sprinten: 15 Sekunden	6
4	Joggen: 6 Minuten Sprinten: 15 Sekunden	4		Joggen: 8 Minuten Sprinten: 15 Sekunden	3	Joggen: 6 Minuten Sprinten: 15 Sekunden	4
5	Joggen: 8 Minuten Sprinten: 25 Sekunden	4		Joggen: 10 Minuten Sprinten: 25 Sekunden	3	Joggen: 8 Minuten Sprinten: 15 Sekunden	4

Trainingsplan für Laufeinsteiger							
	Trainingstag 1			Trainingstag 2		Trainingstag 3	
Woche	Rhythmus	Wdh.		Rhythmus	Wdh.	Rhythmus	Wdh.
6	Joggen: 10 Minuten Sprinten: 25 Sekunden	3		Joggen: 10 Minuten Sprinten: 25 Sekunden	3	Joggen: 12 Minuten Sprinten: 25 Sekunden	3
7	Joggen: 10 Minuten Sprinten: 30 Sekunden	3		Joggen: 8 Minuten Sprinten: 30 Sekunden	3	Joggen: 10 Minuten Sprinten: 30 Sekunden	3
8	Joggen: 12 Minuten Sprinten: 45 Sekunden	3		Joggen: 8 Minuten Sprinten: 45 Sekunden	3	Joggen: 12 Minuten Sprinten: 45 Sekunden	3

In jeder Woche wird an drei Tagen trainiert. Bei diesen Trainingstagen ist jeweils angegeben, wie lange Sie sich locker und wie lange Sie sich intensiv bewegen sollten. Die Zahl der Wiederholungen (Wdh.) zeigt an, wie oft Sie diesen Zyklus laufen sollten.

Nach acht Wochen HIIT-Laufen empfehlen wir Ihnen, sich neu zu testen (ab Seite 104). Ihre Fitness erlaubt es nun – falls Sie Ihre Ergebnisse weiter verbessern möchten –, Ihr Laufprogramm zu steigern. Steigen Sie dann im Laufprogramm für Geübte bei Woche 5 ein.

DIE GEÜBTEN LÄUFER

HIIT weist selbst bei fortgeschrittenen Läufern überzeugende Vorteile gegenüber langen, gleichförmigen Läufen auf gleichbleibendem Leistungsniveau auf. Mit HIIT geben Sie Ihrem Organismus neue Impulse und können Ihre ohnehin schon beachtliche Leistungsfähigkeit weiter verbessern.

Seien Sie sich bewusst, dass das Laufprogramm für Fortgeschrittene ein sehr anspruchsvolles HII-Training ist. Nach der Einheit sollten Sie sich immer noch wohlfühlen, obwohl Sie selbstverständlich erschöpft sein werden. Gibt es jedoch Anzeichen von Übelkeit oder Schwindel, sollten Sie zunächst ins leichtere Programm ab Woche 4 (Seite 111) wechseln.

Trainingsplan für Geübte							
	Trainingstag 1			Trainingstag 2		Trainingstag 3	
Woche	Rhythmus	Wdh.		Rhythmus	Wdh.	Rhythmus	Wdh.
1	Joggen: 5 Minuten Sprinten: 30 Sekunden	4		Joggen: 5 Minuten Sprinten: 30 Sekunden	4	Joggen: 5 Minuten Sprinten: 30 Sekunden	4
2	Joggen: 10 Minuten Sprinten: 30 Sekunden	3		Joggen: 10 Minuten Sprinten: 30 Sekunden	3	Joggen: 10 Minuten Sprinten: 30 Sekunden	3
3	Joggen: 9 Minuten Sprinten: 35 Sekunden	3		Joggen: 9 Minuten Sprinten: 35 Sekunden	3	Joggen: 9 Minuten Sprinten: 35 Sekunden	3
4	Joggen: 10 Minuten Sprinten: 45 Sekunden	3		Joggen: 10 Minuten Sprinten: 45 Sekunden	3	Joggen: 10 Minuten Sprinten: 45 Sekunden	3
5	Joggen: 10 Minuten Sprinten: 1 Minute	3		Joggen: 10 Minuten Sprinten: 1 Minute	3	Joggen: 10 Minuten Sprinten: 1 Minute	3
6	Joggen: 5 Minuten Sprinten: 50 Sekunden	6		Joggen: 5 Minuten Sprinten: 50 Sekunden	6	Joggen: 5 Minuten Sprinten: 50 Sekunden	6
7	Joggen: 7 Minuten Sprinten: 1:15 Minuten	4		Joggen: 7 Minuten Sprinten: 1:15 Minuten	4	Joggen: 7 Minuten Sprinten: 1:15 Minuten	4
8	Joggen: 10 Minuten Sprinten: 1:30 Minuten	3		Joggen: 10 Minuten Sprinten 1:30 Minuten	3	Joggen: 10 Minuten Sprinten: 1:30 Minuten	3

In jeder Woche wird an drei Tagen trainiert. Bei diesen Trainingstagen ist jeweils angegeben, wie lange Sie sich locker und wie lange Sie sich intensiv bewegen sollten. Die Zahl der Wiederholungen (Wdh.) zeigt an, wie oft Sie diesen Zyklus laufen sollten.

Wenn Sie dieses Programm absolviert haben, sind Sie extrem fit! Trainieren Sie nach den HIIT-Prinzipien selbstständig weiter. Sie können dabei natürlich auch die späteren Wochen dieses Programms wiederholen.

Erfolgstipp

Nur wenn Dauer, Intensität und Häufigkeit des Trainings optimal aufeinander abgestimmt sind, können Sie mit maximalem Trainingserfolg rechnen. Die Pläne auf den Seiten 109 bis 113 machen es vor – je genauer Sie sich daran halten, umso schneller kommen die Erfolge.

Effiziente Dehnübungen

1. Dehnen der Beinrückseite
   Sie stehen aufrecht in Schrittstellung. Achten Sie darauf, dass beide Füße gerade nach vorne zeigen. Beugen Sie nun das vordere Bein im Kniegelenk und lassen Sie das hintere Bein gestreckt. Das Becken ist leicht vorgekippt. 15 bis 20 Sekunden halten, dann die Seite wechseln.

2. Dehnen der Wade
   Sie stehen in leicht gebeugter Position und strecken ein Bein vor mit der Ferse am Boden. Das Standbein ist leicht gebeugt, stützen Sie sich darauf ab. Ziehen Sie die Fußspitze des zu dehnenden Beins nach oben. 15 bis 20 Sekunden halten, dann die Seite wechseln.

3. Dehnen der Oberschenkelvorderseite
   Sie stehen aufrecht, das Becken leicht vorgekippt. Winkeln Sie ein Bein nach hinten an und ziehen Sie den Fuß des angehobenen Beins mit einer Hand in Richtung Gesäß. 15 bis 20 Sekunden halten, dann die Seite wechseln.

4. Dehnen des Nacken-/Schulterbereichs
   Sie stehen aufrecht und halten den Kopf in gerader Position. Ziehen Sie die rechte Schulter nach unten und legen Sie den Kopf auf die linke Seite. Sie können diese Nackendehnung durch einen leichten Zug am Kopf mit der freien Hand unterstützen. 15 bis 20 Sekunden halten, dann die Seite wechseln.

5. Dehnen des oberen Rückens
   Sie stehen oder sitzen aufrecht. Legen Sie den Kopf in Richtung Brustbein ab und ziehen Sie mit beiden Händen den Kopf leicht in Richtung Bauch. Versuchen Sie sich

so weit wie möglich in Richtung Becken einzurollen. 15 bis 20 Sekunden halten, dann wiederholen.

6. Dehnen der Armmuskulatur
   Sie stehen oder sitzen aufrecht und legen den rechten Arm quer über den Brustbereich. Ziehen Sie nun leicht mit dem linken Arm den rechten Arm in Richtung Brust. Achten Sie darauf, dass Sie die rechte Schulter leicht nach unten schieben. 15 bis 20 Sekunden halten, dann die Seite wechseln.

7. Dehnen der Rumpfseite
   Sie stehen aufrecht und nehmen die gestreckten Arme seitlich auf Schulterhöhe. Führen Sie den rechten Arm zur linken Seite und beugen Sie den Rumpf nach links, so weit Sie können. 15 bis 20 Sekunden halten, dann die Seite wechseln.

8. Dehnen der Gesäßmuskulatur
   Sie liegen auf dem Boden und schlagen das rechte gebeugte Bein über das aufgestellte linke Bein. Ziehen Sie nun mit den Händen das linke Bein in Richtung Bauch. 15 bis 20 Sekunden halten, dann die Seite wechseln.

Wann ist die beste Trainingszeit?

Auf diese scheinbar schwierige Frage gibt es eine einfache und eindeutige Antwort: Der Morgen oder Abend ist für jegliches Trainingsprogramm am besten geeignet. Der Grund liegt in der prinzipiell zwischen 6 und 9 Uhr sowie zwischen 17 und 20 Uhr erhöhten Testosteronausschüttung des Körpers – das gilt sowohl für Männer als auch für Frauen. Beide Zeiträume sind also ideal für Sport, weil das gute Angebot an diesem körpereigenen Anabolikum hervorragende Regenerationspower liefert und damit das Muskelwachstum optimal begünstigt. Entscheiden Sie selbst, wann es Ihnen persönlich besser passt oder wann es Ihr Tagesrhythmus erlaubt.

Wer mit HIIT vor allem abnehmen möchte, ist gut beraten, sich für den »Power-Nüchternlauf mit Hormontuning« zu entscheiden. Was das ist? Sie trainieren morgens noch vor dem Frühstück und profitieren davon, dass kein durch Kohlenhydrate verursachter hoher Insulinwert Ihre Testosteronausschüttung blockiert und Ihr vermehrter Energieverbrauch somit direkt auf Ihre Fettzellen zugreift. Das heißt, Sie haben beim »Frühtraining« immer einen deutlich besseren Effekt, weil Sie die längste Nüchternphase der Nacht verlängern und damit die Fettverbrennung für den Körper erleichtern.

Wer mit HIIT aber zugleich einen Ausgleich zu einem stressigen und anstrengenden Arbeitstag schaffen möchte, sollte abends trainieren. Mit einem hohen Adrenalin- bzw. Noradrenalinspiegel haben Sie zwischen 17 und 20 Uhr genügend Leistungs- reserven, um nach dem Job ein wirksames Training absolvieren zu können. Gleich- zeitig optimiert sich beim Sport Ihr Hormonspiegel, Stresshormone werden also abgebaut. Reizbarkeit und Müdigkeit sind dann wie weggeblasen und eine effektive Entspannungsphase kann einsetzen. Das schaffen Sie übrigens ausschließlich mit Bewegung! Gemütlich auf der Couch sitzen mit einem Glas Rotwein oder Bier hat keinesfalls dieselbe Wirkung. Damit bleiben Sie den ganzen Abend »unter Strom«, werden schlecht schlafen und fühlen sich am nächsten Morgen wie gerädert.

Deshalb unser Tipp: Sind Sie aufgrund Ihrer Tagesaktivität sozusagen im Dauer- stress, absolvieren Sie am Abend wenigstens eine kleine HIIT-Einheit von etwa 20 Minuten. Letztlich ist die beste Trainingszeit jedoch eine persönliche Sache. Ent- scheidend ist das individuelle Wohlbefinden. Wer sich morgens aus dem Bett quä- len muss, wird sich mit einem Abendtraining sicher leichter tun.

KEINE ZEIT?

Wenn Sie überhaupt kein Land sehen, Zeit für Ihr Training herauszuschlagen, werfen Sie einmal einen Blick auf Ihre Tages- und Arbeitsabläufe. Oft verschwendet man sinnlos Zeit, die besser genutzt werden könnte. Zeitverschwendung Nummer 1 sind Unterbre- chungen von der Arbeit: Bleiben Sie konsequent bei Ihrer Aufgabe. Wenn Sie gestört werden, sagen Sie freundlich, dass Sie im Augenblick keine Zeit haben. Vereinbaren Sie einen anderen Zeitpunkt für ein Gespräch. Hängen Sie ein »Nicht-stören«-Schild an die Bürotür und schalten Sie Ihre Mailbox an. Planen Sie einige ungestörte Stunden pro Tag ein, in denen Sie ohne Unterbrechung arbeiten und mehr schaffen können als sonst.

Erledigen Sie wichtige Angelegenheiten sofort – rufen Sie an, schicken Sie eine E-Mail, reagieren Sie. Kommen Sie bei einer Angelegenheit innerhalb von 72 Stun- den ins Handeln, andernfalls wird das aller Erfahrung nach nie etwas. Bringen Sie mehr Ordnung in Ihr Leben, das schafft Übersicht. Und: Egal ob Sie eine Aufgabe erledigen oder trainieren, setzen Sie sich ein Zeitlimit und halten Sie es konsequent ein. Es gibt eine Wechselwirkung zwischen der Zeit, die uns für eine Aufgabe zur Verfügung steht, und der, die wir tatsächlich dafür brauchen. Meist benötigen wir genau so viel Zeit, wie uns zur Verfügung steht. Positiver Nebeneffekt: Wenn Sie sich ein Zeitlimit setzen, arbeiten und trainieren Sie konzentrierter.

Kapitel 10

Die Höhen und Tiefen: Wie Sie die schweren Momente meistern

Aus der Verhaltenstherapie ist bekannt, dass ein großes Ziel nur erreicht werden kann, wenn es in kleinere, machbare Schritte zerlegt wird. Keiner erreicht den Gipfel eines Berges mit nur einem Sprung. Dazu sind viele kleine Schritte nötig. Überforderung ist Gift bei jeder angestrebten Verhaltensänderung. Nur wenn ein Ziel auch erreicht wird, verankert sich die Erfahrung positiv im Gehirn und lässt sich leichter als Gewohnheit in den Alltag einbauen. Umgekehrt kann eine große, schwer zu überwindende Diskrepanz zwischen Ist- und Sollzustand Unlust, Frust und Stress erzeugen. Auch Furcht vor Misserfolg ist eine gewaltige Blockade.

Bei der Vorgabe Ihrer Ziele bedenken Sie bitte, dass Sie nicht von heute auf morgen vier Zentimeter Bauchfett einschmelzen können. Formulieren Sie Ihr Ziel besser abstrakter. Zum Beispiel: »Mein Körper freut sich, an zwei Tagen pro Woche weniger leisten zu müssen. Das kommt meiner Gesundheit und meinem Wohlbefinden zugute.« Besonders wenn Sie im Alltag dazu neigen, zu hohe Ansprüche an sich und Ihre Leistungsfähigkeit zu stellen, fahren Sie einen Gang runter. Lernen Sie die Kunst der Langsamkeit – bei gleichzeitiger Stetigkeit!

Tipps des inneren Widersachers

Mein Mensch hat mich folgendermaßen überlistet:

- *Er hat sich kleine Ziele gesteckt: Die haben ihn zwar angestrengt, aber eben nicht überfordert und frustriert. Da konnte ich gar nichts einwenden.*
- *Mein Mensch hat sich Zeit gelassen: So eine körperliche Veränderung dauert ein bisschen – wie lange, ist bei jedem Menschen verschieden. Also hat mein Mensch sich in Geduld geübt, ohne sich unter Druck zu setzen. Das war dann auch gar nicht schlimm.*
- *Er hat sich mit anderen Menschen zum Sport verabredet: Das ist natürlich Geschmackssache. Manche Menschen machen Sport lieber zusammen mit anderen (ich glaube, das hat auch etwas mit uns Widersachern zu tun ...). Meinen Menschen zumindest hat das motiviert. Mir hat es auch Spaß gemacht, denn ich habe viele nette Kollegen getroffen.*
- *Außerdem hat mein Mensch beim Sport nicht nur daran gedacht, wie viele Kalorien er verbrennt. Er hatte einfach Spaß an der Bewegung. Und wenn es um Spaß geht, bin ich natürlich mit von der Partie!*

Weitere Hilfen, um Ihr Ziel leichter zu erreichen, sind:

1. **Formulieren Sie Ihr Ziel immer positiv.** Also möglichst nicht: »Ich kann mich nicht mehr sehen. Ich muss unbedingt diese Wampe loswerden!« Bleiben Sie locker und sagen Sie sich: »Ich möchte ein gesünderes Leben führen und gut aussehen. Das kann ich schaffen!« Oder: »Ich muss dringend mehr Sport treiben, um fitter zu sein. Ich suche mir jetzt das passende Training aus. Das wird mir guttun und ich freue mich auf das gute Gefühl nach dem Sport!«

2. **Trainieren Sie am Anfang lieber weniger, dafür kontinuierlich.** Schreiben Sie Ihre Termine für Ihr Ausdauer- und Ihr Krafttraining in Ihren Terminplan. Realistischer Optimismus ist gefragt, keine spontanen Waschbrettfantasien.

3. **Stellen Sie sich Ihr Ziel bildlich vor.** Was werden Sie empfinden, wenn Ihr Maßband einen Zentimeter weniger anzeigt? Was werden Sie sehen, wenn Sie in den Spiegel schauen? Wie werden Sie sich freuen, wenn Sie es geschafft haben? Was werden Ihre Frau/Ihr Mann, Ihre Freunde und Kollegen dazu sagen? Halten Sie sich mit diesen Visionen bei Laune. Sie helfen Ihnen beim Durchhalten.

4. **Erzählen Sie anderen von Ihrem Vorhaben.** Sprechen Sie unbedingt mit Ihrer Partnerin/Ihrem Partner darüber, damit diese/r Sie auch unterstützt und nicht unnötig in Versuchung führt. Berichten Sie auch Ihren Freunden und Kollegen von Ihrem Plan und halten Sie sie auf dem Laufenden. Fragen Sie Nachbarn oder Kollegen, ob sie nicht Lust haben, sich gemeinsam mit Ihnen mehr zu bewegen. So bekommen Sie unter Umständen wertvolle Unterstützung und Sie verpflichten sich selbst zu konsequentem Durchhalten.

Überprüfen Sie, wie weit Sie Ihrem großen Ziel näherkommen. Nutzen Sie dazu das Ernährungstagebuch auf Seite 119. Hier tragen Sie ein, was Sie essen und trinken und wie viele Bewegungseinheiten Sie sich pro Woche gegönnt haben. Eine gute Unterstützung ist auch, sich in Profilansicht in den verschiedenen Phasen des Programms zu fotografieren. Machen Sie gleich zu Anfang ein Bild und dokumentieren Sie dann Ihren persönlichen Fortschritt alle zwei Wochen mit einem neuen Bauchporträt.

Ernährungstagebuch							
Das habe ich geschafft:	Mo	Di	Mi	Do	Fr	Sa	So
Kein Alkohol (Bier, Wein, Sekt, Liköre etc.)							
Keine Süßigkeiten (Schokolade, Kekse, Kuchen, Gummibärchen etc.)							
Keine Weißmehlprodukte (weißes Brot, Mischbrot, Brötchen, Croissants, Brezeln etc.)							
Wenig Kohlenhydrate, höchstens 150 g (möglichst wenig Brot, Reis oder Nudeln, mehr Fisch, Fleisch, Eier, Gemüse)							
Keine Zwischenmahlzeiten (möglichst nur drei Mahlzeiten am Tag)							
Ausreichend bewegt (20 Minuten Kraft- oder Ausdauertraining)							

Ernährungstagebuch							
Das habe ich geschafft:	**Mo**	**Di**	**Mi**	**Do**	**Fr**	**Sa**	**So**
24 Stunden ge-fastet							
16/8 gefastet							
20/4 gefastet							
5 Minuten Kraft-training							
HII-Training							

Das Ausfüllen des Tagebuchs sollte täglich erfolgen und ist ganz einfach:

- Für jedes gesunde Ernährungs- oder Bewegungsverhalten aus der Liste setzen Sie einen Haken.
- Je mehr Häkchen Sie setzen können, desto gesünder haben Sie sich ernährt und bewegt.
- Ihre Woche muss zwei Fastentage haben, wenn Sie der 5-zu-2-Variante folgen. An den restlichen Tagen können Sie wie gewohnt essen oder schlemmen. Möchten Sie mit den Methoden 16/8 oder 20/4 arbeiten, dann versuchen Sie unbedingt, vier Fastentage einzubauen – an drei Tagen haben Sie »frei«.
- Ihre Woche muss außerdem drei festgelegte Sporttage enthalten. Wenn Sie sich ausreichend bewegt haben, setzen Sie einen Haken. Den optimalen Trainingseffekt erzielen Sie, wenn Sie Ihre Sportaktivitäten auf die Tage legen, an denen Sie sich kalorienreduziert und gesund ernähren!

Checken Sie immer wieder Ihr Ziel, vor allem wenn Sie einen Durchhänger haben. Beantworten Sie für sich die Fragen: Wie wird sich mein Leben verändern? Was gebe ich dafür auf? Was ist der Preis? Ist das Erreichen des Ziels vernünftig und warum? Was hat sich geändert? Bin ich mit den Erfolgen meiner Veränderung zufrieden?

Installieren Sie sogenannte Brain-Clicks. Diese Verhaltensauslöser können Sie ohne großen Aufwand in Ihren Alltag einbauen. Sagen Sie sich zum Beispiel: »Immer wenn ich beim Einkaufen an der Obst- und Gemüseabteilung vorbeikomme, kaufe ich frisches Obst, um meine Leistungsfähigkeit durch den Genuss zu steigern.« Das Gehirn lernt schnell und die Obstabteilung signalisiert bald automatisch: gutes, gesundes Obst kaufen. Außerdem wissen Sie, dass Obst schmeckt und Ihnen beim Schlankwerden hilft.

Belohnen Sie sich! Am besten natürlich mit Dingen, die mit Ihrem neuen Lebensstil zu tun haben. Kaufen Sie sich schicke Sportklamotten oder gehen Sie fein zum Sushi-Essen oder zu einem guten Vietnamesen. Im besten Fall geht es nach ein paar Wochen zum vergnüglichen Shoppen. Nämlich dann, wenn Sie eine Kleidergröße abgenommen haben!

Was tun bei Heißhunger?

Wer kennt sie nicht, die Heißhungerattacken, die unbändige Lust auf Kalorienbomben? Sie können jeden überfallen, sind sie doch oft Ausdruck von Stress, Nervosität, Langeweile und Unzufriedenheit. Sie zeichnen sich durch folgendes Muster aus:

- Es wird wesentlich schneller gegessen als normal.
- Es wird ungleich mehr gegessen als normal, oft bis zu einem unangenehmen Völlegefühl.
- Es werden große Mengen gegessen, obwohl man kein Hungergefühl mehr hat.
- Es wird in aller Regel alleine gegessen – Zeugen sind unerwünscht.
- Meist hat man anschließend ein schlechtes Gewissen.

Notieren Sie Ihre Heißhungerattacken in Ihrem Ernährungstagebuch (Seite 119). Dann können Sie nachvollziehen, wann sie auftreten. Vielleicht haben Sie vorher jedes Mal lange nichts gegessen? Oder lösen Gefühle wie Angst und Frust bei Ihnen den starken Drang aus, Ihren Kühlschrank zu plündern?

Als erste Hilfe bei Heißhunger empfehlen wir: Legen Sie dort, wo Sie früher Schokolade, Kekse, Chips oder salzige Nüsse lagerten, Depots mit Vollkorncrackern, Dörrobst oder auch Zartbitterschokolade an. Diese Depots sind wichtig für Ihren Magen und Ihre Psyche. Überlegen Sie sich aber auch Alternativen zu Verführungen aus Schokolade & Co. Wie wäre es mit Möhren? Ein Glas Tomatensaft wirkt ebenfalls Wunder. Tipp: »Kauen« Sie den Saft, das sättigt. Sie können auch eine Liste mit Ersatzaktivitäten anlegen: Musik hören, spazieren gehen, sich mit Freunden treffen und Sport treiben. So schlagen Sie zwei Fliegen mit einer Klappe.

Das Rubikon-Modell: willentliche Steuerung und Motivationsfähigkeit

Wir sprechen beim bewussten Abnehmen sowie bei einer Veränderung hin zu einem gesünderen Lebensstil von einer willentlichen Steuerung. Dafür benötigt man Techniken, mit deren Hilfe man etwas tut, obwohl es unangenehm ist, und dabei das unangenehme Gefühl überwinden kann. Eine effektive Methode geht davon aus, dass es allein darauf ankommt, den ersten Schritt zu schaffen, also eine Schwelle zu überschreiten. Man sagt auch »den Rubikon überschreiten« – dann gibt es kein Zurück mehr. Das Modell hinter dieser Methode heißt deshalb Rubikon-Modell.

Jeder hat seinen eigenen Rubikon. Für viele ist das Aufstehen das Schlimmste, der Schritt aus dem Bett. Oft gibt es für sie aber erst dann kein Zurück mehr, wenn sie das Haus verlassen haben. Dann treiben sie Sport, gehen ins Fitnessstudio oder fahren Rad.

Wo Ihre Schwelle liegt, merken Sie schnell, wenn Sie erst einmal darüber nachdenken. Um das Hindernis überwinden zu können, ist es wichtig, das Vorhaben zu konkretisieren. Es reicht eben nicht zu sagen: »Ich möchte häufiger Sport treiben.« Vielmehr müssen Sie einen Plan aufstellen. Je genauer dieser Plan ist, je differenzierter, desto einfacher ist es, ihm zu folgen. Die meisten Menschen scheitern an bestimmten Vorhaben, weil ihre Pläne unklar sind. Oder weil sie sich zu viele Auswahlmöglichkeiten offenhalten.

Ganz entscheidend ist, in welchen konkreten, immer wiederkehrenden Situationen Sie Ihr Vorhaben in den Alltag einbauen. Zum Beispiel: Sie wachen morgens auf, es ist Dienstag, 7 Uhr, Sie stehen auf und gehen ins Bad. Bevor Sie danach in die Küche gehen, um Tee oder Kaffee zu kochen, trainieren Sie kurz den Unterarmstütz. Die Verbindung mit alltäglichen Tätigkeiten hilft enorm, Dinge anzugehen, die unangenehm sind. Die Motivation wird nun stark rational, bewusst gesteuert, kalkuliert. Natürlich ist das zunächst mühsam, denn willentliche Steuerung ist anstrengend und erfordert stärkere Ressourcen.

Für die nicht ganz so Willensstarken gibt es einen Trick für diese Steuerung: Nutzen Sie Beziehungen, also beziehen Sie andere mit ein, verabreden Sie sich zum Beispiel zum gemeinsamen Laufen. Allein die Vorstellung, dass da jemand auf Sie wartet, genügt dann vermutlich, damit Sie den Plan in die Tat umsetzen. Die soziale Verankerung von Plänen ist wohl die stärkste Strategie, um Handlungen auszulösen und Verhalten zu steuern.

Welcher Partner eignet sich am besten für eine solche Steuerung? Nach Möglichkeit sollten Sie sich jemanden suchen, der ähnliche Motive hat, also vielleicht auch etwas Gewicht abnehmen will. Allein die Tatsache, dass zwei Menschen das gleiche Ziel verfolgen, führt dazu, dass diese plötzlich eine Allianz bilden. Mit einem Mal ist dann nicht mehr das Ziel – nämlich abzunehmen – das Motiv, sondern die Allianz. Dieser recht simple psychosoziale Mechanismus funktioniert wunderbar. Obendrein mag aus der gemeinsamen Aktivität sogar eine intrinsische Motivation erwachsen, weil alle Menschen ein zentrales Bedürfnis nach Verbundenheit haben. In der Regel macht es wahrscheinlich Freude, den Laufpartner zu treffen, mit ihm zu reden. Deshalb ist es für viele die beste Möglichkeit der Motivation, sich einer Gruppe anzuschließen, zusammen mit einem Partner Sport zu treiben oder auch einen Personal Trainer zu engagieren.

Die meisten Menschen empfinden es als positiv, zusammen mit anderen etwas zu erleben, gewissermaßen ein vereintes Schicksal zu teilen. Gemeinsame Aktivitäten sind darüber hinaus identitätsstiftend. Es bildet sich eine Partnerschaft aus, man ist Teil einer Gruppe. Das ist ein überaus starkes Motiv, um Sport zu treiben. Andere Motive wie Gesundheit oder Gewichtsabnahme treten dann in den Hintergrund. Es ist wie immer eine Frage der Aufmerksamkeit: Konzentrieren wir uns auf den möglichen Misserfolg? Oder darauf, was wir erleben, wenn wir Sport treiben? Eines ist sicher: Jemand, der einmal Sport aus innerem Antrieb betrieben hat, wird ihn auch nach einem zwischenzeitlichen Scheitern wieder mögen.

Ändert sich die Motivationsfähigkeit mit dem Alter?

Sie ändert sich mit den Erfahrungen, die man macht. Ein Hobbysportler, der keine echte Freude an der Bewegung empfindet und immer extrinsisch handelt, also von außen gesteuert, wird im Alter beim Sporttreiben unglücklich sein, vielleicht sogar frustriert. Die seelische Gesundheit leidet. Dagegen wird jemand, der seine Bilder und seine Gespräche positiv auszurichten versucht, der das Schöne im Sport finden möchte – selbst wenn das Training mal anstrengend ist –, jemand also, der letztlich nach der eigenen Kompetenz oder nach Selbstbestimmung beim Sporttreiben sucht, auch im Alter positiv motiviert sein.

Die Leistung, die ein Mensch erbringt, hat immer mit seiner Psyche zu tun, denn Leistung beruht auf Verhalten und Verhalten unterliegt psychischer Regulation. Wenn wir eine bestimmte Bewegung ausüben, dann müssen wir die Bewegung als regulatorisches Muster im Gehirn, mithin als psychischen Gegenstand, formen. Jede Art von Leistung hängt demnach in hohem Maße mit unserer psychischen Kompetenz zusammen. Außerdem hat Leistung immer auch mit einem optimalen körperlichen Aktivierungsgrad zu tun. Das bedeutet: Wenn wir uns auf etwas freuen oder vor etwas Angst haben, verändern sich unsere körperlichen Funktionen, wir spannen uns an, die Herzfrequenz steigt.

Im Körper gibt es also psychophysische Verbindungen, die dazu führen, dass ein rein gedanklicher Prozess stets verbunden ist mit einem körperlichen Vorgang. Wenn ein Mensch nun kraft seiner Gedanken – durch Vorstellungen oder Gespräche – seine körperlichen Funktionen auf den richtigen Aktivitätslevel zu bringen vermag, dann hat das erheblichen Einfluss auf die Leistung. Wenn er es schafft, das richtige Bild im Kopf zu entwickeln, zum Beispiel von einem Bergwanderer, der das Gipfelkreuz vor Augen hat, dann hat er schon halb gewonnen. Es gibt einige Hobbysportler, die von Natur aus die Mechanismen positiver Selbstmotivation beherrschen. Und dann gibt es die anderen, die gelernt haben, immer das Falsche zu denken. Die brauchen ein mentales Training ...

Machen Sie mit – es lohnt sich!

Gesund und fit zu sein ist für jeden Menschen ein erstrebenswertes Ziel. Auch Sie können es erreichen. Die Intervalldiät ist perfekt dafür geeignet, ungesundes Bauchfett abzuschmelzen und die gewünschte Figur zu realisieren. Sie haben nun gelesen, wie das Konzept funktioniert, also zögern Sie nicht, es umzusetzen. Die rasche Wirkung wird Sie überzeugen, dass Sie auf dem richtigen Weg sind, um Ihre Ziele zu verwirklichen.

Lassen Sie dabei die neuen Erfahrungen in puncto Ernährung auf sich wirken und spüren Sie in sich hinein, wie gut Ihnen die beiden Fastentage pro Woche tun. Sie werden erleben, wie Ihre Pfunde schmelzen und sich Ihr Wohlbefinden von Tag zu Tag steigert. Gelingt es Ihnen dann auch noch durch unsere zahlreichen Motivationshilfen, regelmäßige Bewegung in Ihren Alltag zu integrieren, dann steht weder Ihrem Wunschgewicht noch Ihrer körperlichen Fitness etwas im Wege.

Zweifeln Sie nicht an sich, haben Sie Selbstvertrauen. Sie werden es schaffen! Und wenn Ihnen doch einmal Ihr innerer Widersacher in die Quere kommt, nehmen Sie das Buch erneut zur Hand und lesen Sie auf Seite 118 unsere Tipps für die »schweren Momente«, die wir alle aus unserem Leben kennen.

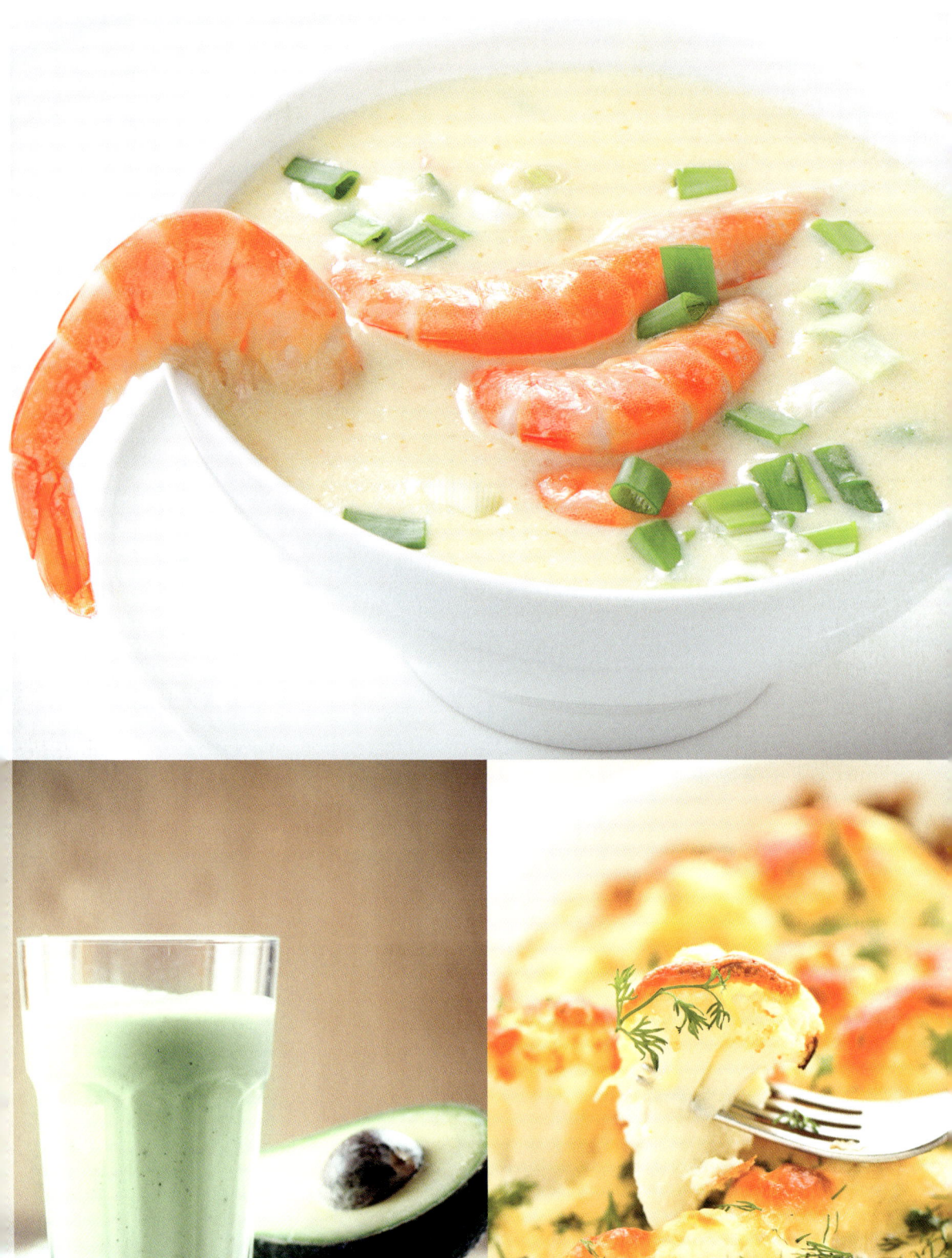

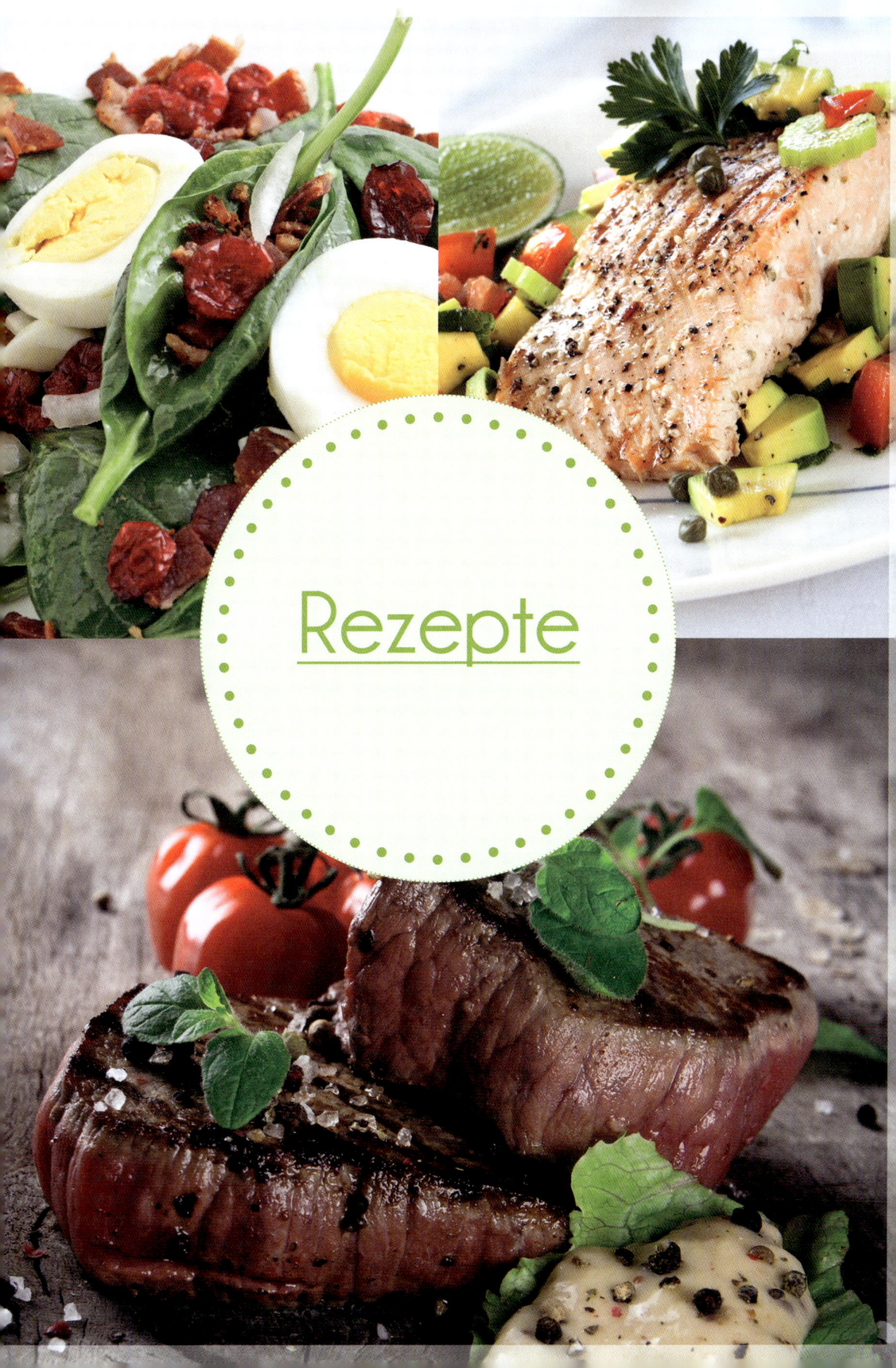

Rezepte

Aus dem Topf

Eine Suppe ist schnell gemacht und Sie werden erleben, wie wunderbar zufrieden unsere Suppen machen. Für 500 Kalorien gibt es nämlich richtig Suppe satt. Also keine Bange vor den großen Portionen: Sie dürfen und sollen das alles löffeln!

Damit auch der Eiweißgehalt stimmt, haben wir viel Käse in die Suppen geschummelt. Vor allem Mozzarella gibt ihnen eine besonders cremige Konsistenz, weswegen wir ihn großzügig eingesetzt haben. Und auch der eiweißreiche Fisch schwimmt gern in unseren Suppen. Bei den Kohlenhydraten waren wir jedoch extrem knausrig und haben nur solches Gemüse verwendet, das auch wenig davon enthält.

EIWEISS- UND KOHLENHYDRATGEHALT PRO 100 G

KÄSE UND MILCHPRODUKTE	E	KH
Edelpilzkäse	21	0
Mozzarella	18	1,5
Saure Sahne	17	0
Schmelzkäse 20 % Fett	17	8
Schmelzkäse 45 % Fett	14	0
Frischkäse 20 % Fett	13	3
Frischkäse 60 % Fett	9	2
Gemüse		
Spinat	3	0,5
Wirsing	3	2
Brokkoli	3	3
Pfifferlinge	2	0
Spargel	2	2
Zucchini	2	2
Lauch	2	3
Fenchel	2	3
Kartoffel	2	15
Staudensellerie	1	2
Salatgurke	1	2
Tomaten	1	3

Pfifferlingcremesuppe

39 g E, 33 g F, 13 g KH

🕐 **25 MINUTEN**

Zutaten für 1 Portion

400 g Pfifferlinge

1 kleine Kartoffel

1 Bund Frühlingszwiebeln

1 TL Butter (ca. 5 g)

500 ml Gemüse oder
Geflügelbrühe (instant)

1 Kugel Mozzarella (125 g
Abtropfgewicht)

Salz, Pfeffer

etwas Zitronensaft

1 EL gehackte Petersilie

1. Die Pfifferlinge mit einer weichen Bürste putzen und größere Pilze halbieren. Die Kartoffel schälen und grob raspeln.

2. Die Frühlingszwiebeln putzen und in feine Scheiben schneiden. Die Butter in einem Topf erhitzen und die Frühlingszwiebeln glasig dünsten. Mit Brühe ablöschen, Pfifferlinge und Kartoffelraspel dazugeben und das Ganze auf kleiner Flamme 5 Minuten köcheln lassen.

3. Einige schönere Pilze auswählen und beiseitelegen. Den Mozzarella zerkleinern, in die Suppe geben und alles mit dem Pürierstab fein pürieren.

4. Mit Salz, Pfeffer und etwas Zitronensaft abschmecken und mit Petersilie bestreut servieren.

Tipp:

Um Pfifferlinge ganz einfach sauber zu bekommen, werden 2 EL Mehl in einer Schüssel mit 2 Liter Wasser mit dem Schneebesen verquirlt. Die Pilze dazugeben und vorsichtig mit den Händen aneinanderreiben. Kurz stehen lassen, bis sich der Sand unten in der Schüssel abgesetzt hat. Auf einem Tuch trocknen lassen und verarbeiten.

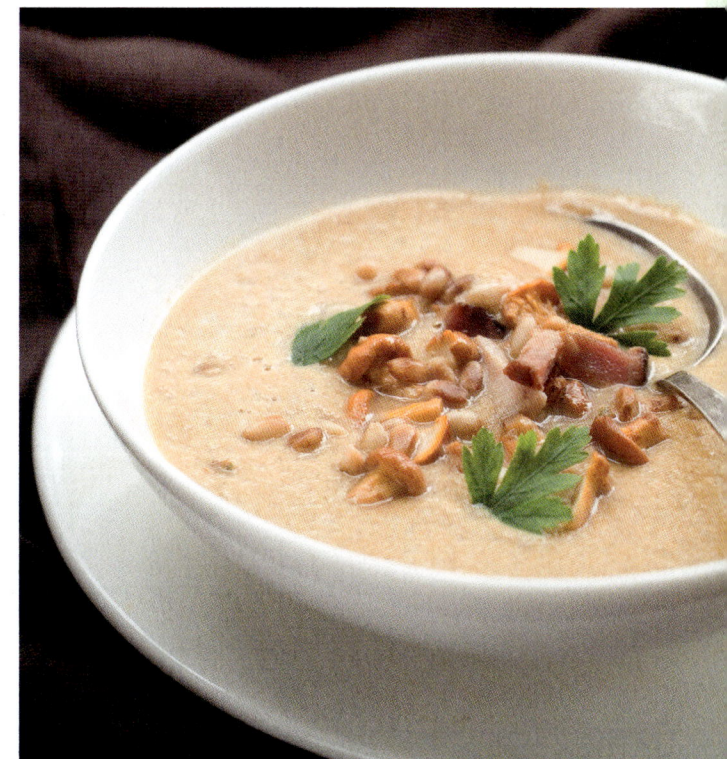

Zucchinicremesuppe mit Dill

31 g E, 34 g F, 17 g KH

🕐 **20 MINUTEN**

Zutaten für 1 Portion

je 1 kleiner grüner und
gelber Zucchino

1 mittelgroße Zwiebel
(ca. 100 g)

1 Bund Dill

1 EL Rapsöl

400 ml Gemüsebrühe (instant)

100 g Mozzarella

Salz, Pfeffer

etwas Zitronensaft
nach Belieben

100 g Naturjoghurt

1. Die Zucchini waschen, putzen und in Würfel schneiden. Wenn Sie keinen gelben Zucchino bekommen, können Sie die Suppe auch nur aus grünem Gemüse zubereiten.

2. Die Zwiebel abziehen und grob würfeln.

3. Den Dill von den Stielen zupfen, einige Blätter beiseitelegen und den Rest sehr fein hacken.

4. Das Rapsöl in einem Topf erhitzen und die Zwiebeln darin anschwitzen.

5. Die Zucchiniwürfel dazugeben und unter ständigem Rühren etwas Farbe annehmen lassen. Mit der Brühe aufgießen und 5 Minuten kochen, bis das Gemüse weich ist. Einige Zucchiniwürfel zur Dekoration herausnehmen und beiseitestellen.

6. Den Mozzarella würfeln, hineingeben und mit dem Pürierstab fein pürieren. Mit Salz, Pfeffer und Zitronensaft abschmecken. Joghurt und Dill unterrühren und nicht mehr kochen lassen.

7. Die Suppe in einem tiefen Teller anrichten, die Zucchiniwürfel in die Mitte setzen und mit den Dillblättchen dekoriert servieren.

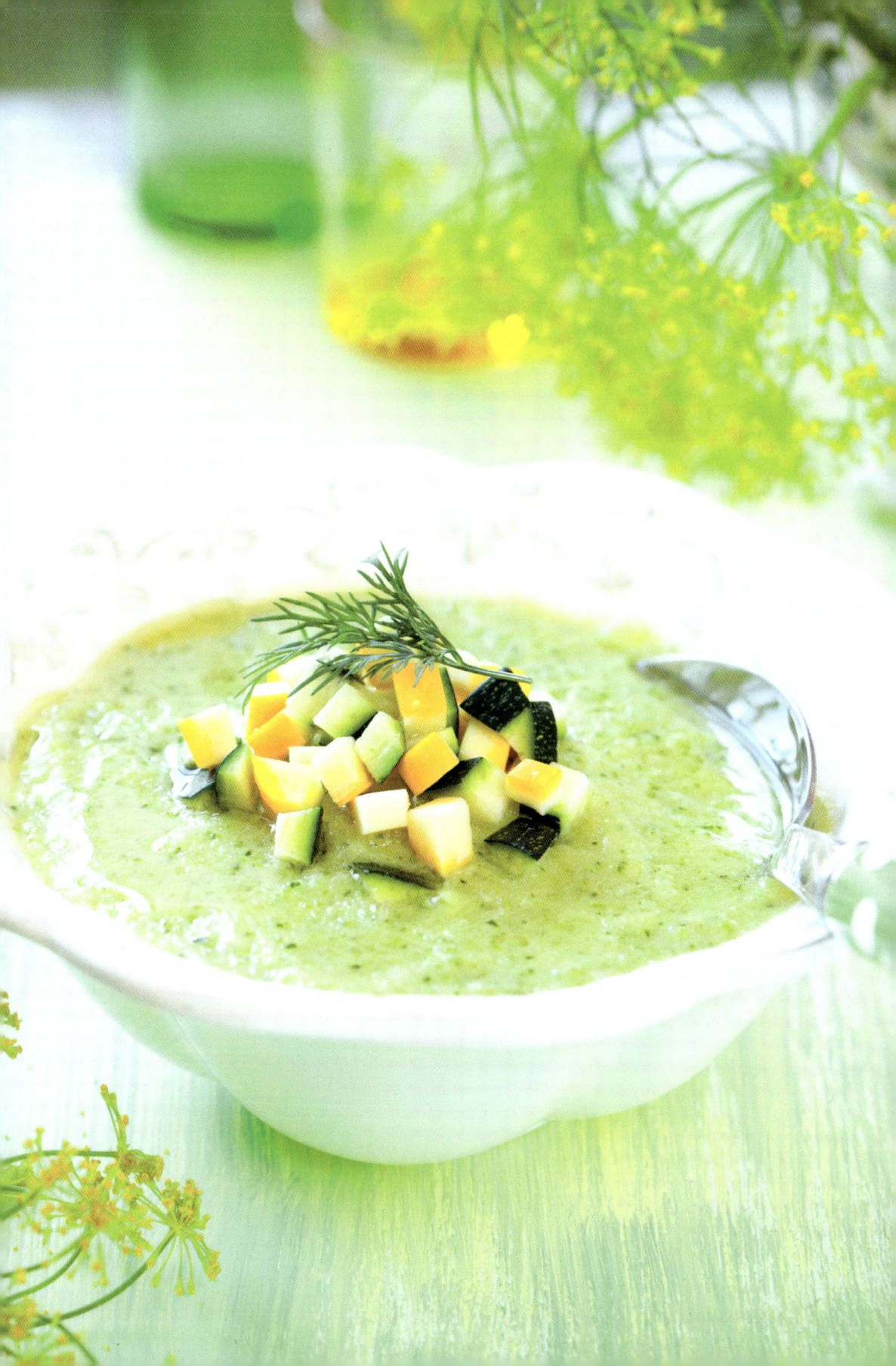

Tomatensuppe »Caprese«

20 g E, 34 g F, 17 g KH

🕐 **15 MINUTEN**

Zutaten für 1 Portion

1 Knoblauchzehe

1 Bund Frühlingszwiebeln

5 Stängel frisches Basilikum

1 TL Olivenöl

1 Pck. passierte Tomaten (500 g)

Salz, Pfeffer

1 Kugel Mozzarella (125 g Abtropfgewicht)

1 EL Sahne

1. Knoblauchzehe und Frühlingszwiebeln abziehen und in feine Scheiben bzw. Ringe schneiden.

2. Das Basilikum waschen, gut trocken schütteln und in Streifen schneiden. Nach Belieben 2 bis 3 Blätter zur Dekoration ganz lassen.

3. Das Olivenöl in einem Topf erhitzen und Knoblauch und Frühlingszwiebeln anschwitzen.

4. Mit den passierten Tomaten aufgießen und bei schwacher Hitze 3 Minuten köcheln lassen.

5. Mit Salz und Pfeffer abschmecken. Eventuell die Suppe mit etwas Wasser oder Brühe verdünnen.

6. Den Mozzarella gut abtropfen lassen, in etwa 1 cm große Würfel schneiden und zusammen mit dem Basilikum in die Suppe geben und kurz erwärmen.

7. Zum Anrichten die Suppe in einen tiefen Teller geben, die Sahne in die Mitte setzen und mit einem Zahnstocher leicht verrühren. Die Basilikumblätter daraufgeben.

Sellerie-Senf-Suppe mit Austernpilzen

27 g E, 38 g F, 12 g KH

🕐 **25 MINUTEN**

Zutaten für 1 Portion

300 g Staudensellerie

1 mittelgroße weiße Zwiebel

200 g Austernpilze

1 EL Rapsöl

400 ml Gemüse oder
Hühnerbrühe (instant)

1 EL Senfkörner

20 g Butter

1 EL scharfer Senf

Salz, Pfeffer

1 EL Schnittlauch in Röllchen

1. Vom Staudensellerie 300 g Stängel abtrennen, waschen, putzen und, wenn nötig, dünn abschälen. In feine Ringe schneiden.

2. Die Zwiebel abziehen, halbieren und ebenfalls in feine Ringe schneiden.

3. Die Austernpilze putzen und in Streifen schneiden.

4. Das Rapsöl in einem Topf erhitzen und die Zwiebelringe unter Rühren goldgelb rösten.

5. Die Sellerieringe dazugeben und kurz mitrösten.

6. Mit der Brühe aufgießen und zusammen mit den Senfkörnern 10 Minuten bei schwacher Hitze köcheln lassen, bis das Gemüse weich ist.

7. In der Zwischenzeit die Butter in einer beschichteten Pfanne erhitzen und die Austernpilze kräftig anbraten.

8. Die Suppe mit scharfem Senf, Salz und Pfeffer abschmecken. Die Austernpilze hineingeben und mit den Schnittlauchröllchen bestreut servieren.

Spinatsuppe mit Blauschimmelkäse

26 g E, 34 g F, 22 g KH

🕐 **20 MINUTEN,**
zuzüglich ca. 3 Stunden Auftauze
für den Spinat

Zutaten für 1 Portion

1 kleine Zwiebel (ca. 75 g)

1 Knoblauchzehe

1 kleine Kartoffel (ca. 75 g)

1 EL Rapsöl

400 ml Gemüsebrühe (instant)

200 g tiefgekühlter Spinat

Salz, Pfeffer

1 Prise Muskatnuss,
frisch gerieben

100 ml fettarmer
Joghurt (1,5 % Fett)

65 g Blauschimmelkäse

1. Zwiebel und Knoblauchzehe abziehen und klein schneiden. Die Kartoffel schälen und klein würfeln.

2. Das Rapsöl in einem Topf erhitzen und Zwiebel und Knoblauch glasig dünsten. Die Kartoffelstücke dazugeben und mit Brühe aufgießen. Dann 5 Minuten kochen lassen, bis die Kartoffeln weich sind.

3. Den aufgetauten Spinat einrühren und mit dem Pürierstab fein pürieren.

4. Mit Salz, Pfeffer und Muskatnuss abschmecken. Den Joghurt unterziehen und nicht mehr kochen lassen.

5. Den Käse mit einer Gabel grob zerbröseln und über die Suppe streuen.

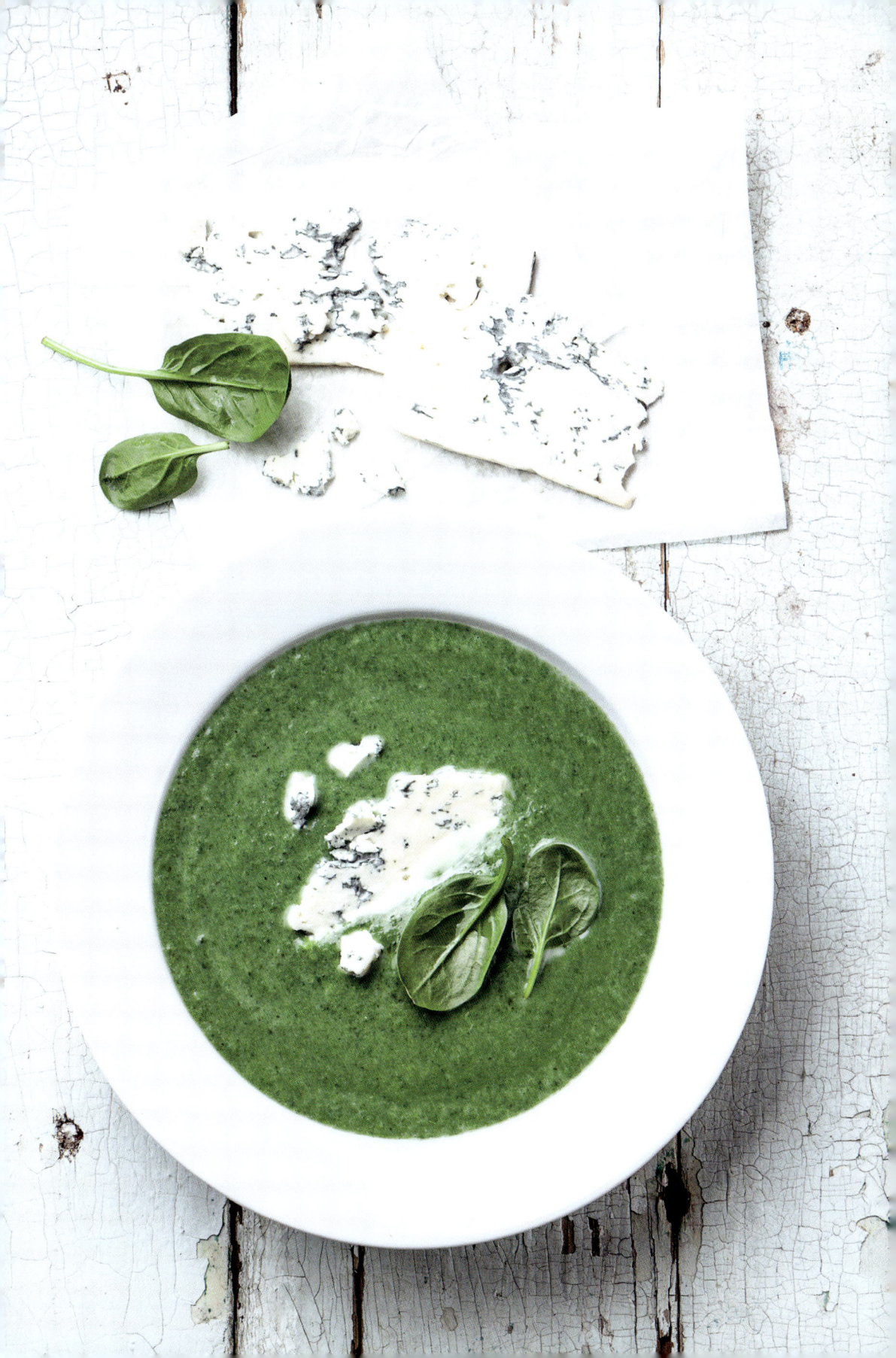

Kressesuppe mit Lachs

28 g E, 39 g F, 8 g KH

🕐 **20 MINUTEN**

Zutaten für 1 Portion

2 Schalotten

3 Kästchen Gartenkresse

1 EL Butter (10 g)

500 ml Hühner- o. Gemüsebrühe (instant)

40 ml Schlagsahne

Salz, Pfeffer, 1 EL Zitronensaft

75 g Stremellachs

50 g Naturjoghurt

1. Die Schalotten abziehen und sehr fein hacken. Die Kresse aus den Kästchen nehmen, kalt abbrausen und abschneiden. Einige Blättchen zur Dekoration beiseitelegen.

2. Die Butter in einem Topf zergehen lassen und die gehackten Schalotten hellgelb anrösten. Mit der Brühe aufgießen und die Kresse hineingeben. Bei schwacher Hitze 10 Minuten köcheln lassen und dann mit dem Pürierstab fein pürieren. Die Sahne dazugeben und mit Salz, Pfeffer und Zitronensaft abschmecken.

3. Den Stremellachs mit einer Gabel zerpflücken und in der Suppe erwärmen. Nicht mehr kochen lassen und den Joghurt löffelweise unterheben. Mit der übrigen Kresse bestreut servieren.

Variante:

Sie können diese feine Suppe auch mit Rucola probieren. Dafür nehmen Sie etwa 40 g Rucola, den Sie vor dem Kochen klein schneiden. Einige frische Blättchen zur Dekoration verwenden.

Brokkolicremesuppe mit Tomaten

32 g E, 27 g F, 22 g KH

🕐 **25 MINUTEN**

Zutaten für 1 Portion

400 g Brokkoli

500 ml Fleisch- oder
Geflügelbrühe (instant)

1 Fleischtomate

2 EL Tomatenmark
(aus der Tube)

100 g Frischkäse
(20 % Fett i. Tr.)

Salz, Pfeffer

etwas Zitronensaft

2 EL Crème fraîche

2 EL Schnittlauch in Röllchen

1. Die Röschen vom Brokkoli abschneiden. Die Stiele, wenn nötig, schälen und in Scheiben schneiden.

2. Die Brühe erhitzen und zunächst die Brokkolistiele bissfest kochen. Dann die Röschen dazugeben und weitere 5 bis 7 Minuten kochen lassen.

3. In der Zwischenzeit die Tomate heiß überbrühen, häuten, die Stielansätze herausschneiden, die Kerne entfernen und das Fruchtfleisch würfeln.

4. Einige Röschen aus der Brühe nehmen und beiseitestellen. Das Tomatenmark in die Suppe geben und mit dem Pürierstab fein pürieren. Den Frischkäse einrühren und nicht mehr kochen lassen. Die Tomatenwürfel dazugeben und kurz ziehen lassen. Mit Salz, Pfeffer und Zitronensaft abschmecken.

5. Zum Anrichten Crème fraîche leicht unterheben. Den Schnittlauch in feine Röllchen schneiden und die Suppe damit bestreut servieren.

Tipp:

Üblicherweise ist frischer Brokkoli in Supermärkten in 500-Gramm-Portionen verpackt. Sie können für dieses Rezept auch den ganzen Brokkoli verwenden – an der Kalorienzahl ändert sich wenig. Wenn Sie aber die nächsten Tage unser Frühstück von Seite 152, Rührei mit gebratenem Frühstücksspeck, zubereiten möchten, nehmen Sie einfach drei größere Röschen vor dem Pürieren heraus und verwahren sie im Gemüsefach des Kühlschranks.

Gurkensuppe mit Curry und Räucherlachs

30 g E, 32 g F, 22 g KH

🕐 **20 MINUTEN**

Zutaten für 1 Portion

1 Salatgurke

1 kleine Kartoffel

1 kleine Zwiebel

1 EL Rapsöl

1 EL mildes oder scharfes Currypulver nach Belieben

400 ml Gemüse- oder Kalbsfond (aus dem Glas)

2 große EL Frischkäse (ca. 40 g)

Salz, Pfeffer

1 Bund Frühlingszwiebeln

2 Scheiben geräucherter Lachs (ca. 60 g)

30 ml saure Sahne

1. Die Salatgurke schälen, längs halbieren, die Kerne herausschaben und das Fruchtfleisch klein schneiden. Die Kartoffel schälen, waschen und grob raspeln. Die Zwiebel abziehen und klein würfeln.

2. Das Rapsöl in einem Topf erhitzen und die Zwiebeln glasig dünsten. Mit Currypulver bestäuben und kurz durchrösten, damit es sein Aroma entfalten kann. Mit dem Fond aufgießen, die Kartoffelraspel dazugeben und das Ganze 5 Minuten köcheln lassen. Die Gurkenstücke dazugeben und weitere 5 Minuten köcheln lassen. Den Frischkäse einrühren und mit dem Pürierstab fein pürieren. Nicht mehr kochen lassen. Mit Salz und Pfeffer abschmecken.

3. Die Frühlingszwiebeln in feine Ringe schneiden. Dabei auch viel vom dunkleren Teil verwenden.

4. Den Räucherlachs in etwa 1 cm breite Streifen schneiden und in der Suppe warm werden lassen.

5. Zum Servieren die Suppe mit den Frühlingszwiebeln bestreuen und einen Klecks saure Sahne in die Mitte setzen.

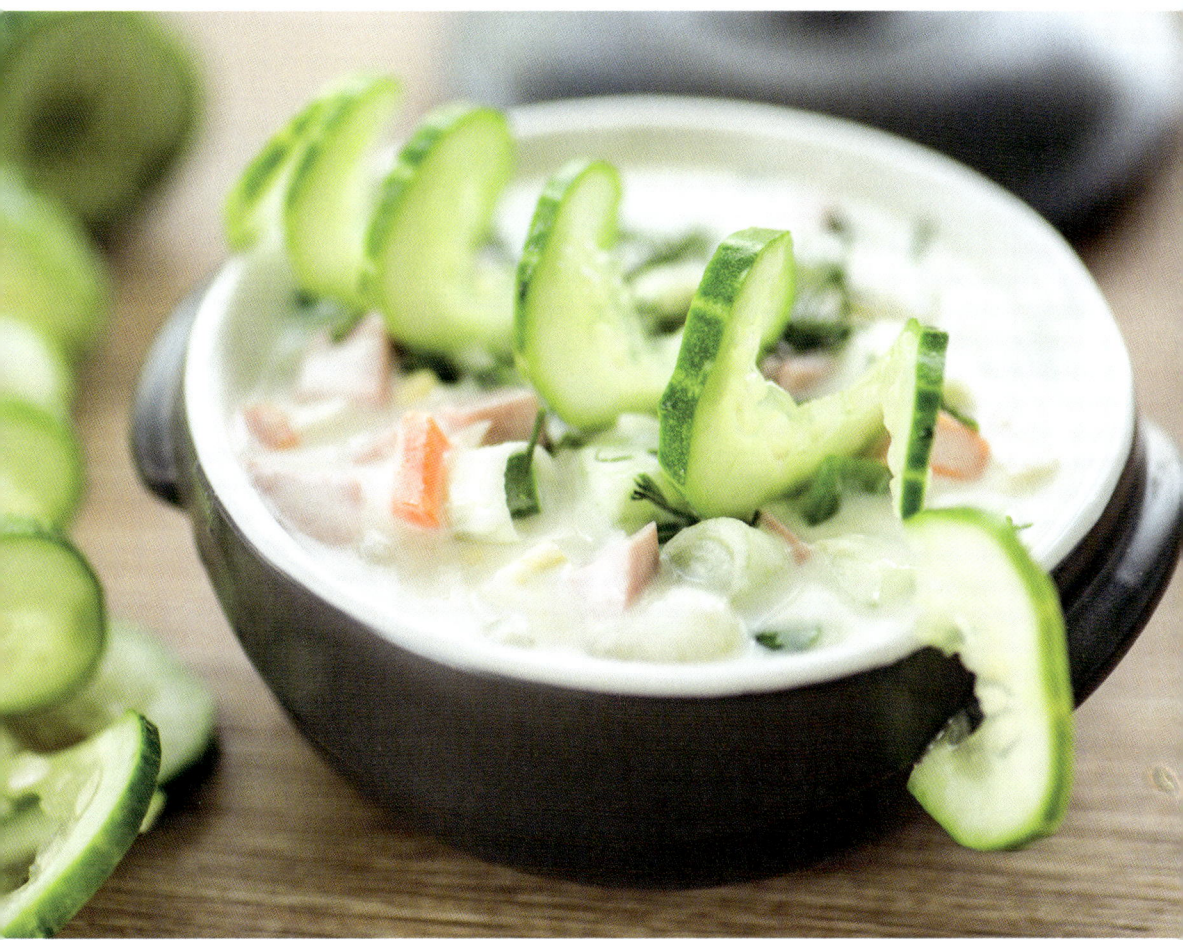

Gemüsesuppe mit Lachsfilet

38 g E, 30 g F, 20 g KH

🕐 **35 MINUTEN**

Zutaten für 1 Portion

1 kleine Möhre (ca. 50 g)

1 Stange Lauch (ca. 200 g)

1 kleine Fenchelknolle
(ca. 100 g)

2 Knoblauchzehen

500 ml Fleisch- oder
Geflügelbrühe (instant)

Salz, Pfeffer

etwas Zitronensaft
nach Belieben

125 g frisches Lachsfilet

100 g saure Sahne

1. Möhre, Lauch und Fenchelknolle putzen. Das Fenchelgrün fein hacken und beiseitestellen. Den Lauch in 1 cm breite Ringe schneiden. Möhre und Fenchel würfeln. Knoblauchzehen abziehen und in feine Scheiben schneiden.

2. Die Brühe erhitzen und das Gemüse bei schwacher Hitze etwa 20 Minuten ziehen lassen, bis es bissfest ist. Mit Salz, Pfeffer und eventuell etwas Zitronensaft pikant abschmecken.

3. Das Lachsfilet in feine Streifen schneiden und 5 Minuten in der Suppe ziehen lassen. Zum Anrichten die saure Sahne auf die Suppe geben, nur leicht verrühren und mit dem Fenchelgrün bestreut servieren.

Tomaten-Kokos-Suppe mit Nordseekrabben

29 g E, 32 g F, 23 g KH

🕐 **30 MINUTEN**

Zutaten für 1 Portion

400 g reife Tomaten

1 mittelgroße Zwiebel

1 EL Olivenöl

1 EL gemahlene Mandeln

75 g Tomatenmark (aus der Tube)

1 kleine Dose Kokosmilch (160 ml)

Salz, Pfeffer

100 g geschälte und gekochte Nordseekrabben

1. Die Tomaten halbieren und Stielansätze und Kerne entfernen. Das Fruchtfleisch grob würfeln. Die Zwiebel abziehen und fein würfeln. Das Olivenöl in einem Topf erhitzen und die Zwiebelwürfel glasig dünsten. Mandeln und Tomatenmark dazugeben und kurz mitrösten, damit sich die Aromen entfalten können. Die Tomaten in den Topf geben, 100 ml Wasser angießen und zugedeckt etwa 10 Minuten dünsten, bis sie weich sind. Öfter umrühren und bei Bedarf etwas Wasser nachgießen.

2. Den Topf vom Herd nehmen, die Kokosmilch dazugeben und mit dem Pürierstab fein pürieren.

3. Mit Salz und Pfeffer abschmecken und die Nordseekrabben in der Suppe erwärmen.

Suppe von grünem Spargel mit gebratenem Speck

32 g E, 34 g F, 12 g KH

🕐 **20 MINUTEN**

Zutaten für 1 Portion

500 g grüner Spargel

500 ml Gemüsebrühe (instant)

1 Scheibe Zitrone

1 Prise Zucker

2 Zweige Thymian

2 Scheiben Speck

100 g Mozzarella

Salz, Pfeffer

1. Den Spargel, wenn nötig, im unteren Drittel schälen und in Stücke schneiden. Köpfchen beiseitelegen. Spargelstücke in der Gemüsebrühe zusammen mit der Zitronenscheibe, dem Zucker und den Thymianzweigen zum Kochen bringen und 5 Minuten köcheln lassen. Dann die Köpfchen dazugeben und weitere 5 Minuten bei reduzierter Hitze kochen, bis das Gemüse bissfest ist.

2. In der Zwischenzeit die Speckscheiben in einer beschichteten Pfanne ohne zusätzliches Fett knusprig braten.

3. Einige Spargelköpfchen zur Dekoration aus der Suppe nehmen. Die Zitronenscheibe und Thymianzweige entfernen.

4. Den Mozzarella zerkleinern, in die Suppe geben und mit dem Pürierstab fein pürieren. Mit Salz und Pfeffer abschmecken. Zum Anrichten den Speck auf die Suppe geben und mit den Spargelköpfchen garnieren.

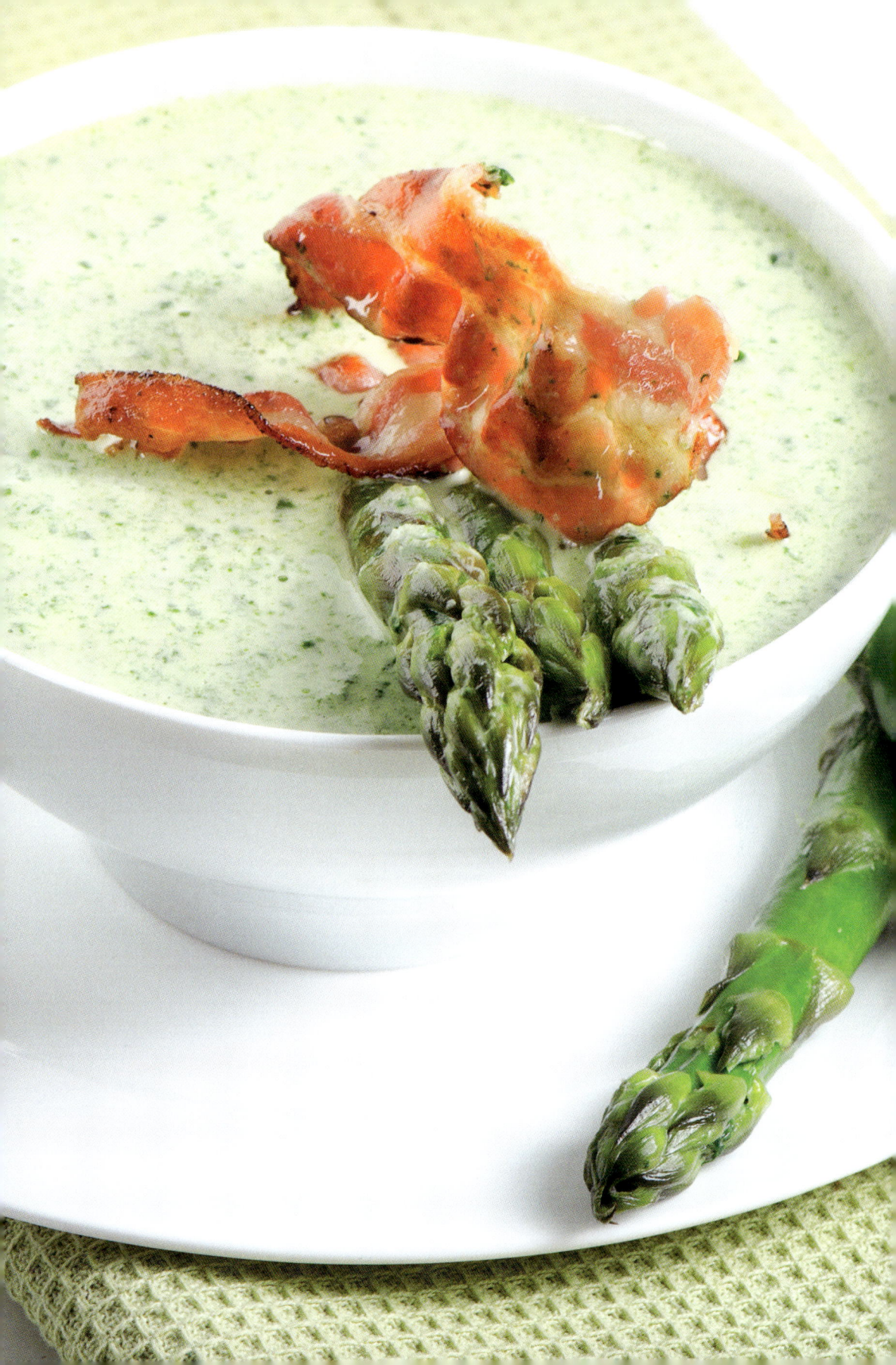

Lauchsuppe mit Schmelzkäse und Hackfleisch

37 g E, 31 g F, 17 g KH

🕐 **30 MINUTEN**

Zutaten für 1 Portion

1 dicke Stange Lauch

1 mittelgroße Zwiebel

1 EL Butter

50 g Rinderhackfleisch

400 ml Rinderfond
(aus dem Glas) oder
Gemüsebrühe (instant)

Salz, Pfeffer

1 Prise Muskatnuss,
frisch gerieben

2 Ecken Schmelzkäse nach
Geschmack (100 g)

1 EL Schnittlauch in Röllchen

1. Den Lauch putzen, längs aufschneiden, gründlich waschen und in Scheiben schneiden. Die Zwiebel abziehen und fein würfeln.

2. Die Butter in einem Topf erhitzen, den Lauch und die Zwiebel glasig dünsten. Das Rinderhackfleisch dazugeben und krümelig anbraten. Mit Rinderfond oder Gemüsebrühe aufgießen und 5 bis 7 Minuten bei schwacher Hitze kochen lassen, bis der Lauch weich ist.

3. Mit Salz, Pfeffer und Muskatnuss pikant abschmecken.

4. Den Schmelzkäse klein schneiden und in der Suppe unter Rühren auflösen. Nicht mehr kochen lassen. Mit den Schnittlauchröllchen bestreut servieren.

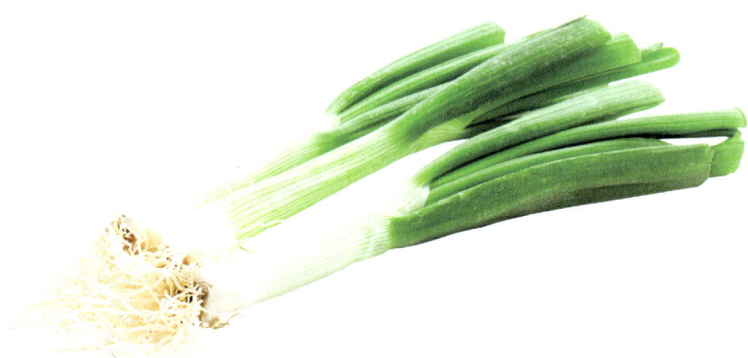

Tipp:

Wenn Sie einmal nicht so gern Fleisch essen wollen, können Sie das Rinderhackfleisch auch weglassen. Nehmen Sie stattdessen 150 Gramm Schmelzkäse. Das Gericht hat dann wieder die erforderlichen 500 Kalorien.

Wirsingsuppe mit Flusskrebsen

52 g E, 21 g F, 24 g KH

🕐 **25 MINUTEN**

Zutaten für 1 Portion

½ kleiner Wirsing
(ca. 300 g vorbereitet gewogen)

1 Bund Frühlingszwiebeln

1 walnussgroßes Stück Ingwer

½ bis 1 rote Peperoni, je nach Schärfegeschmack

1 kleine Kartoffel

1 Fleischtomate

1 EL Rapsöl

400 ml klare Gemüsebrühe (instant)

200 g Nordseekrabben

Salz, Pfeffer, 1 EL Crème fraîche

1. Die Wirsingblätter waschen, gut trocken schütteln und die harten Blattrispen entfernen. Die Blätter klein hacken. Die Frühlingszwiebeln in feine Streifen schneiden. Den Ingwer schälen, die Peperoni längs aufschlitzen, die Kerne entfernen und beides klein würfeln. Die Kartoffel schälen, waschen und in Würfel schneiden. Die Tomate heiß überbrühen, häuten, halbieren, Stielansätze und Kerne entfernen und das Fruchtfleisch würfeln.

2. Das Rapsöl in einem großen Topf erhitzen. Ingwer, Peperoni und Frühlingszwiebeln kurz andünsten. Mit Brühe ablöschen.

3. Die Kartoffelwürfel in die Suppe geben und 5 Minuten kochen, bis sie bissfest sind.

4. Den gehackten Wirsing dazugeben und 5 Minuten in der Suppe ziehen lassen. Z

5. um Schluss die Tomatenwürfel und Krabben in der Suppe erwärmen. Mit Salz und Pfeffer abschmecken. Zum Servieren die Crème fraîche in die Mitte setzen.

Garnelencremesuppe mit Frühlingszwiebeln

30 g E, 35 g F, 18 g KH

🕐 **15 MINUTEN**

Zutaten für 1 Portion

1 kleine Kartoffel (ca. 75 g)

400 ml Kalbs- oder Hummerfond (aus dem Glas)

125 g gekochte Garnelen

100 ml Sahne

Salz, Pfeffer

1 Bund Frühlingszwiebeln

1. Die Kartoffel schälen, in kleine Würfel schneiden und im Fond 5 bis 7 Minuten kochen lassen, bis sie weich sind.

2. Ein paar Garnelen zur Dekoration beiseitelegen, die restlichen für 2 Minuten in den Fond geben. Mit dem Pürierstab fein pürieren, die Sahne einrühren und mit Salz und Pfeffer abschmecken. Nicht mehr kochen lassen.

3. Die Frühlingszwiebeln putzen, in feine Scheiben schneiden und kurz in der Garnelencreme erwärmen.

4. Die Suppe in einem großen, tiefen Teller anrichten und die übrigen Garnelen daraufgeben.

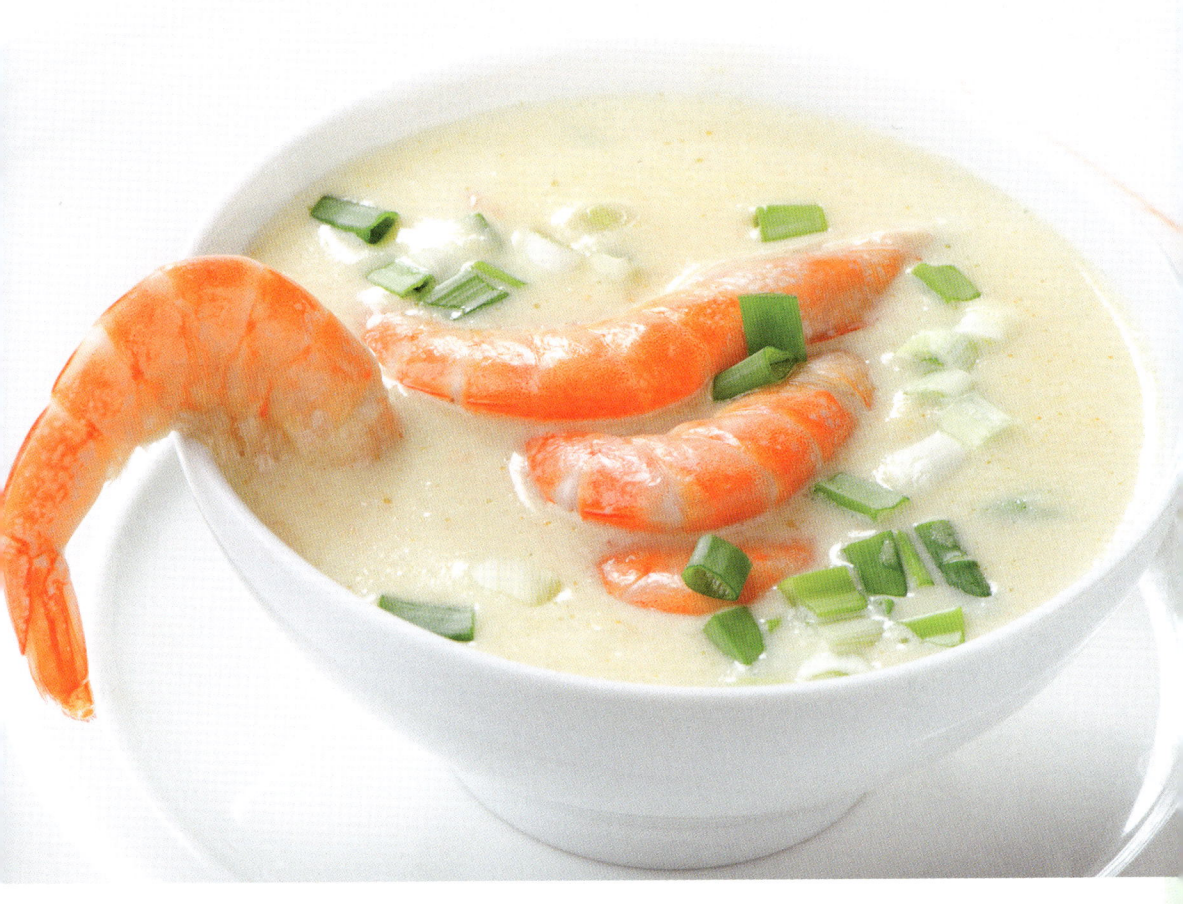

Klare Tomaten-Sellerie-Suppe mit Kassler

33 g E, 28 g F, 29 g KH

🕐 **25 MINUTEN**

Zutaten für 1 Portion

300 g Staudensellerie

200 g Tomaten

1 mittelgroße weiße Zwiebel

1 Knoblauchzehe

1 EL Rapsöl

1 EL Tomatenmark
(aus der Tube)

500 ml Gemüse- oder
Hühnerbrühe (instant)

1 TL Rapsöl

1 Scheibe Toastbrot

100 g gekochtes Kassler

Salz, Pfeffer

1 großer EL Crème fraîche

1. Vom Staudensellerie 300 g Stängel abtrennen, waschen, wenn nötig dünn abschälen und in schmale Streifen schneiden. Die Tomaten heiß überbrühen, abziehen, die Stielansätze und Kerne entfernen und das Fruchtfleisch würfeln. Zwiebel und Knoblauchzehe abziehen und in feine Scheiben schneiden.

2. 1 EL Rapsöl in einem Topf erhitzen und Zwiebel und Knoblauch leicht anschwitzen. Das Tomatenmark dazugeben und kurz anrösten, damit es sein volles Aroma entwickeln kann.

3. Mit der Brühe aufgießen und die Selleriestreifen dazugeben. Bei schwacher Hitze etwa 8 bis 10 Minuten köcheln lassen, bis sie bissfest sind. In der Zwischenzeit das Toastbrot in Würfel schneiden.

4. 1 TL Rapsöl in einer kleinen, beschichteten Pfanne erhitzen und die Brotwürfel unter Rühren zu knusprigen Croûtons braten. Herausnehmen und beiseitestellen.

5. Die Tomatenwürfel in die Suppe geben und 2 Minuten mitköcheln lassen.

6. Das Kassler in feine Streifen schneiden und in der Suppe erwärmen. Mit Salz und Pfeffer abschmecken. Zum Servieren einen Klecks Crème fraîche in die Mitte setzen.

Großes Frühstück

Falls einer Ihrer beiden Diättage mal aufs Wochenende fallen sollte, lassen Sie sich doch zur Abwechslung ein großes Frühstück schmecken, zu dem Sie auch getrost Gäste einladen können. Mit 500 Kalorien pro Portion lässt sich schon ordentlich etwas anfangen.

Für den Eiweißgehalt sind bei den Frühstücksideen ganz klar meist die Eier verantwortlich. Es wird aber auch Fisch als wichtiger Proteinlieferant verwendet. Was Sie nicht essen sollten, ist Brot. Das kommt – wenn überhaupt – nur in homöopathischen Dosen vor.

EIWEISS UND KOHLENHYDRATGEHALT PRO 100 G

	E	KH
Räucherlachs	29	0
Roastbeef	22	0
geräucherte Putenbrust	22	1
Garnelen	19	0
Schafskäse	17	0,5
Ei, Größe M	13	1
Vollkornbrot	8	41
Baguette	8	55
Pumpernickel	7	37
Avocado	2	0,5

Überbackenes Lachssandwich

41 g E, 30 g F, 18 g KH

🕐 **20 MINUTEN**

Zutaten für 1 Portion

1 dünne Baguettescheibe
(ca. 30 g)

30 g Rucola

1 EL Balsamicocreme

½ Kugel Mozzarella (ca.
65 g Abtropfgewicht)

3 Scheiben Räucherlachs
(ca. 65 g)

Salz, schwarzer Pfeffer
aus der Mühle

2 Scheiben Schmelzkäse,
z. B. Gruyère (ca. 25 g)

2 TL deutscher Kaviar

1. Den Backofen auf 200 °C vorheizen.

2. Von einem Baguette längs eine dünne Scheibe abschneiden und auf eine Alufolie legen. Die Rucolablätter auf einem Teller anrichten und mit der Balsamicocreme beträufeln.

3. Den Mozzarella in Scheiben schneiden und zusammen mit dem Räucherlachs auf dem Sandwich verteilen. Mit Salz und frisch gemahlenem Pfeffer würzen.

4. Die Schmelzkäsescheiben darübergeben und 6 bis 7 Minuten auf dem Gitterrost im vorgeheizten Backofen überbacken, bis der Käse geschmolzen ist.

5. Zum Servieren je 1 TL Kaviar auf die Schmelzkäsescheiben setzen.

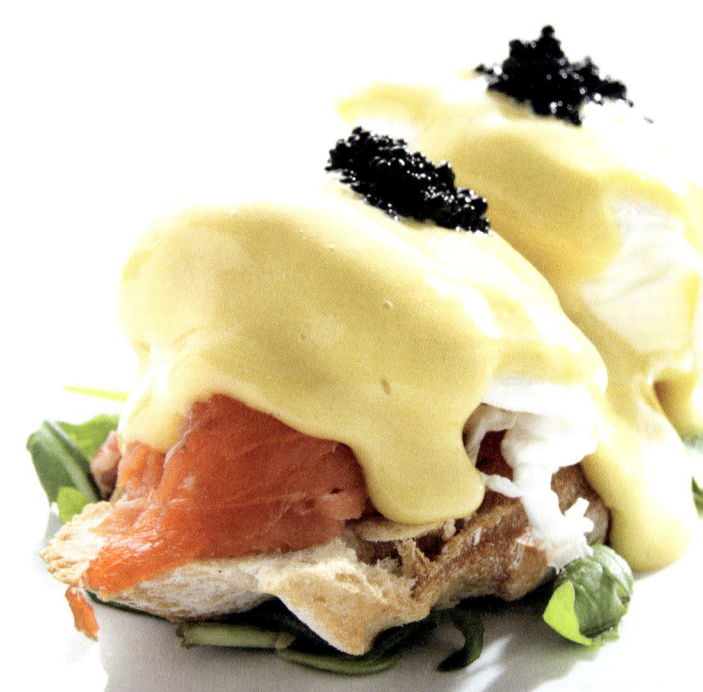

Variante
Überbackenes Roastbeefsandwich

45 g E, 28 g F, 18 g KH

🕒 **20 MINUTEN**

Zutaten für 1 Portion

1 mittelgroße Tomate

1 dünne Baguettescheibe

1 TL Butter

½ Kugel Mozzarella

100 g Roastbeef

Salz, schwarzer Pfeffer
aus der Mühle

3 Scheiben Schmelzkäse,
z. B. Gruyère (ca. 40 g)

2 TL deutscher Kaviar

1. Den Backofen auf 200 °C vorheizen. Die Tomate heiß überbrühen, häuten, die Stielansätze entfernen und in Scheiben schneiden.

2. Von einem Baguette längs eine dünne Scheibe abschneiden, dünn mit Butter bestreichen und auf eine Alufolie legen. Die Tomatenscheiben drauflegen.

3. Den Mozzarella in Scheiben schneiden und zusammen mit dem Roastbeef auf dem Sandwich verteilen. Mit Salz und frisch gemahlenem Pfeffer würzen.

4. Die Schmelzkäsescheiben darübergeben und 6 bis 7 Minuten im vorgeheizten Backofen auf dem Gitterrost überbacken, bis der Käse geschmolzen ist.

5. Zum Servieren 2 TL Kaviar draufsetzen.

Rührei mit gebratenem Frühstücksspeck

28 g E, 36 g F, 16 g KH

⏱ **20 MINUTEN**

Zutaten für 1 Portion

100 g Brokkoli, Salz

2 mittelgroße Tomaten

3 Scheiben Frühstücksspeck

2 Eier, Größe M

Pfeffer

50 g Kräuterfrischkäse
(20 % Fett)

1 TL Butter

1. Vom frischen Brokkoli die Röschen abschneiden. Die Brokkoliröschen (frisch oder tiefgekühlt) 5 bis 6 Minuten in Salzwasser blanchieren, bis sie bissfest beziehungsweise aufgetaut sind. Durch ein Sieb abgießen und sofort mit eiskaltem Wasser abschrecken – so bleiben sie schön grün.

2. Die Tomaten waschen, halbieren und die Stielansätze herausschneiden. 1 ½ Tomaten in Scheiben schneiden. Aus der übrigen halben Tomate die Kerne entfernen und das Fruchtfleisch würfeln. Die Eier in eine Rührschüssel geben, mit Salz, Pfeffer und Frischkäse verquirlen. Die Tomatenwürfel unterrühren.

3. Den Frühstücksspeck in einer beschichteten Pfanne ausbraten, herausnehmen und auf einem Teller anrichten.

4. Die Butter in einer Pfanne zergehen lassen. Die Eimasse dazugeben und bei schwacher Hitze stocken lassen. Gelegentlich umrühren.

5. Dann das Rührei mit dem Gemüse zum Speck auf den Teller geben.

6. Dazu können Sie zwei kleine Scheiben Baguette essen.

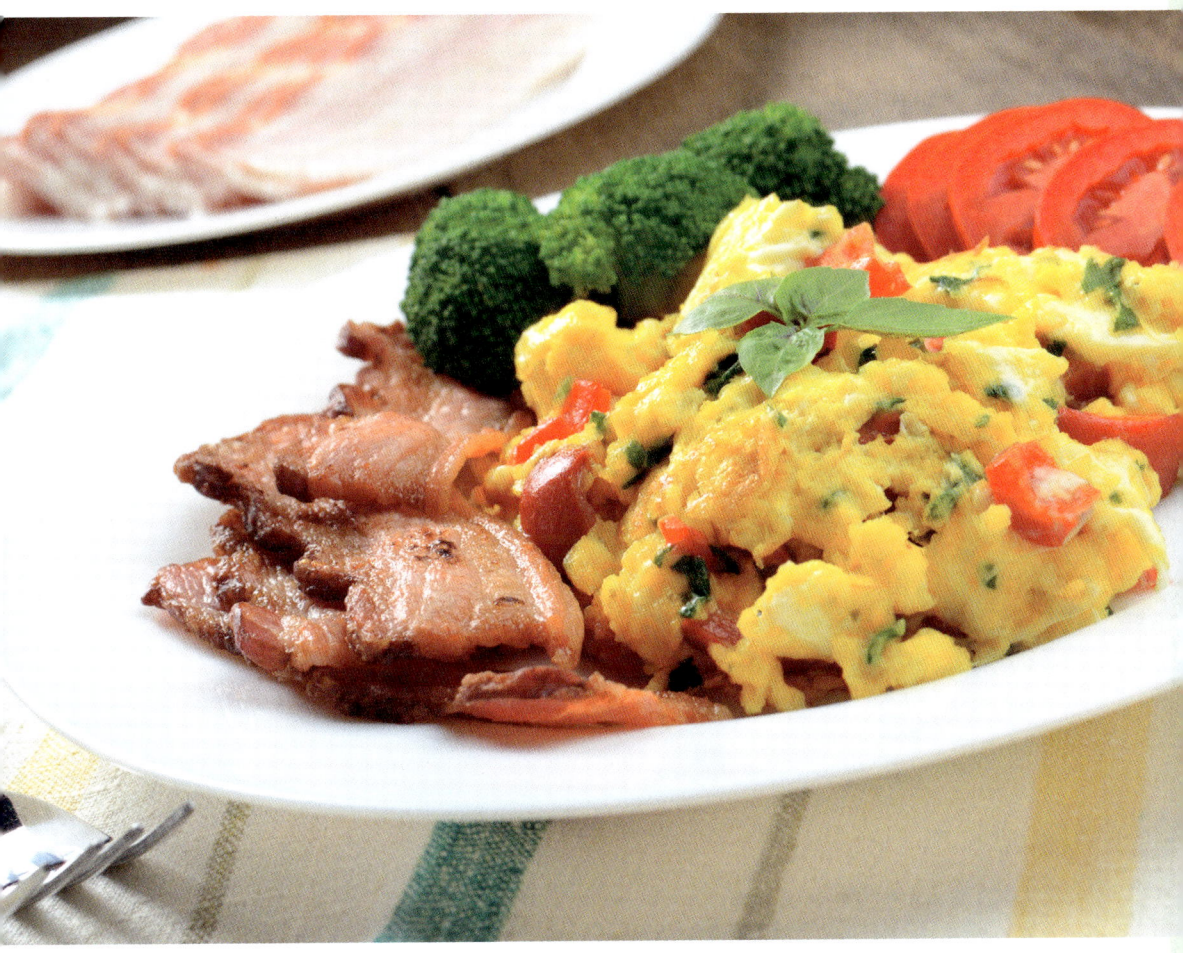

Rührei mit Parmaschinken

34 g E, 34 g F, 15 g KH

🕐 **15 MINUTEN**

Zutaten für 1 Portion

2 Eier, Größe M

Salz, Pfeffer

Mineralwasser

3 braune Champignons
(ca. 60 g)

1 EL Butter

50 g Parmaschinken

25 g Salami

50 g Dillgurken

1 Scheibe Vollkornbrot

1. Die Eier mit Salz, Pfeffer und einem Schuss Mineralwasser verquirlen. Die Champignons putzen und in dünne Scheiben schneiden.

2. Die Butter in einer kleinen beschichteten Pfanne schmelzen und die Eimasse hineingeben. Die Champignons darüberstreuen. Bei schwacher Hitze braten, bis die Masse stockt. Dann das Ei zusammenklappen.

3. Parmaschinken, Salami und Dillgurken auf einem Teller anrichten, das Rührei danebenlegen. Dazu eine Scheibe Vollkornbrot essen.

Rührei mit Kresse

25 g E, 35 g F, 19 g KH

🕐 **15 MINUTEN**

Zutaten für 1 Portion

100 g Salatgurke

100 g Cocktailtomaten

Salz, Pfeffer

1 TL Balsamicocreme

1 Kästchen Gartenkresse

2 Eier, Größe M

30 ml Sahne

Mineralwasser

1 EL Butter

30 g Schinkenwürfel

1 Scheibe Vollkornbrot

1. Etwa ein 8 cm langes Stück von der Salatgurke schälen und in Scheiben schneiden. Die Cocktailtomaten waschen und halbieren. Beides auf einen Teller legen, mit Salz und Pfeffer würzen und mit der Balsamicocreme beträufeln.

2. Die Kresse aus dem Kästchen nehmen, waschen, gut abtropfen lassen und abschneiden. Die Eier mit Salz, Pfeffer, Sahne und einem Schuss Mineralwasser verquirlen.

3. Die Butter in einer beschichteten Pfanne schmelzen und die Schinkenwürfel glasig dünsten. Die Eimasse dazugeben und mit der Kresse bestreuen. Bei schwacher Hitze so lange braten, bis die gewünschte Konsistenz erreicht ist. Dann das Ei zusammenklappen und zum Gemüse legen.

4. Dazu können Sie eine dünne Scheibe Vollkornbrot essen.

Gegrillter Schafskäse mit Tomaten

27 g E, 40 g F, 4 g KH

🕐 **20 MINUTEN**

Zutaten für 1 Portion

150 g Schafskäse (Feta)

½ TL getrockneter Oregano

1 kleine weiße Zwiebel

6 Cocktailtomaten

1 EL Olivenöl

3 schwarze entsteinte Oliven (10 g)

schwarzer Pfeffer aus der Mühle

1. Den Backofen auf 200 °C vorheizen. Den Schafskäse auf ein Stück Alufolie legen und diese rundherum so falten, dass keine Flüssigkeit austreten kann. Mit dem Oregano bestreuen.

2. Die Zwiebel abziehen und in feine Ringe schneiden. Die Cocktailtomaten waschen und vierteln. Beides auf dem Käse verteilen und mit Olivenöl beträufeln.

3. Die Oliven halbieren und darauflegen. Im vorgeheizten Backofen 15 Minuten backen und vor dem Servieren mit frisch gemahlenem schwarzen Pfeffer bestreuen.

Shrimpsquark mit Pumpernickel

53 g E, 22 g F, 22 g KH

🕐 **25 MINUTEN**

Zutaten für 1 Portion

50 g Schinkennuggets

125 g Sahnequark (40 % Fett)

50 ml Naturjoghurt

Salz, Pfeffer

1 EL Zitronensaft

125 g gekochte und
geschälte Pazifikgarnelen

1 EL gehackter Dill
oder Schnittlauch

5 Pumpernickeltaler

1. Die Schinkennuggets (magere, rohe Schinkenwürfel) in einer beschichteten Pfanne ohne Fett anbraten. Auf einen Teller geben und 15 Minuten auskühlen lassen.

2. Aus Sahnequark, Joghurt, Salz, Pfeffer und Zitronensaft eine Sauce anrühren.

3. Die Shrimps in ein Sieb geben, kalt abbrausen und gut abtropfen lassen.

4. Die Sauce mit Schinken und Garnelen vermischen. Mit Dill oder Schnittlauch bestreut servieren und die Pumpernickeltaler dazu essen.

Avocadosalat mit Partygarnelen

28 g E, 39 g F, 6 g KH

🕐 **20 MINUTEN**

Zutaten für 1 Portion

½ reife Avocado
(ca. 125 g Fruchtfleisch)

125 g Cocktailtomaten

2 Frühlingszwiebeln

1 EL grob gehackte Petersilie

1 EL Apfelessig

Salz, Pfeffer

1 EL Olivenöl

125 g gekochte und
geschälte Partygarnelen

1. Das Avocadofruchtfleisch mit einem Löffel vorsichtig aus der Schale heben und würfeln. Die Cocktailtomaten waschen und vierteln. Die Frühlingszwiebeln abziehen, längs halbieren und in feine Streifen schneiden.

2. Aus Apfelessig, Salz, Pfeffer und Olivenöl eine cremige Marinade rühren. Avocadowürfel, Petersilie und Frühlingszwiebeln unterrühren und kurz ziehen lassen.

3. Tomaten und Garnelen unterheben und den Salat in der Avocadoschale servieren.

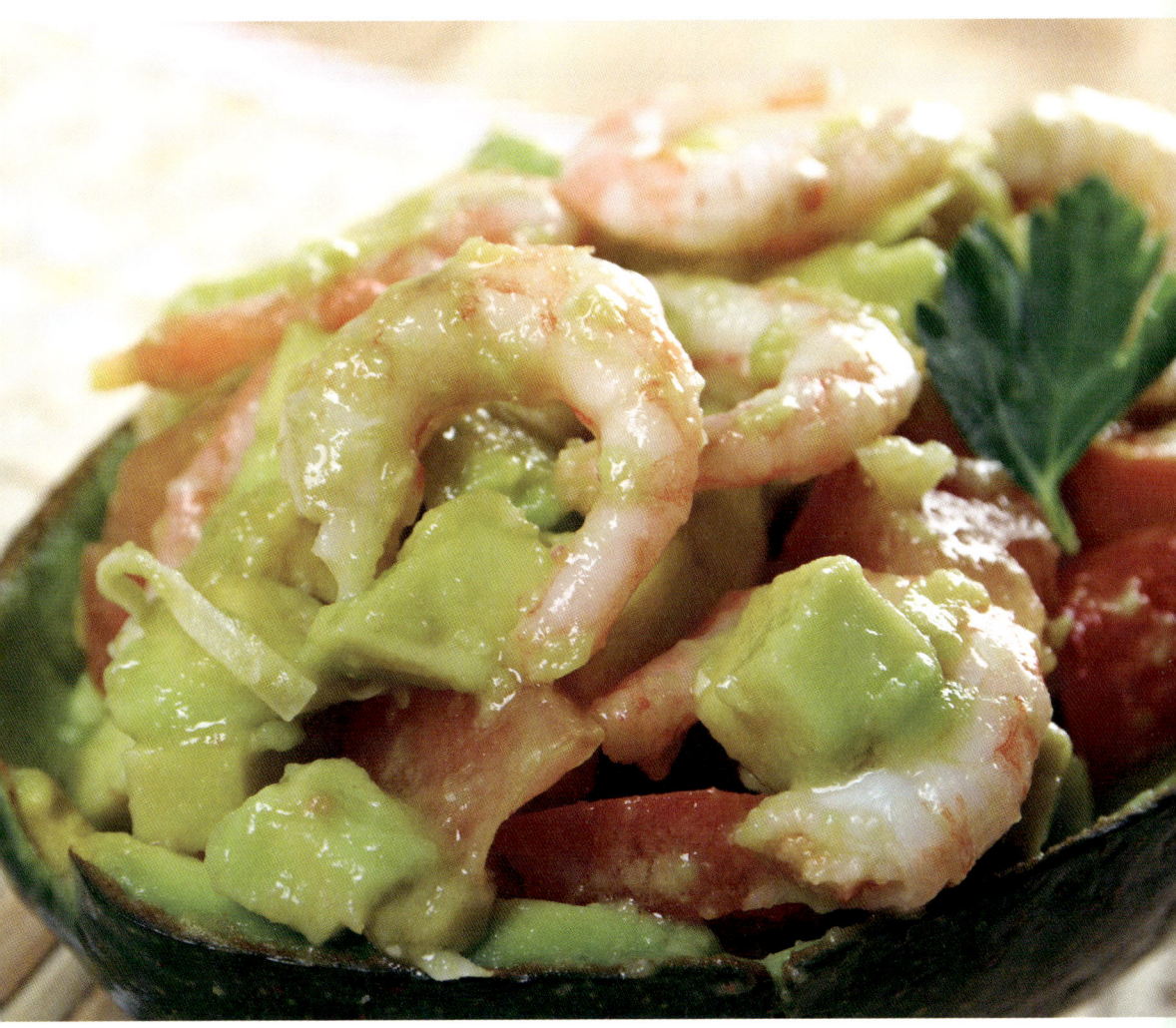

Forellencreme auf Eisbergsalat

37 g E, 27 g F, 25 g KH

🕐 **20 MINUTEN**

Zutaten für 1 Portion

½ Zitrone

125 g geräucherte
Forellenfilets

1 großer EL Crème
fraîche (ca. 15 g)

1 großer EL Frischkäse
(ca. 20 g)

1 EL Meerrettich (aus der
Tube oder aus dem Glas)

Salz, Pfeffer

15 Pinienkerne

3 Blätter Eisbergsalat

1 TL weiße Balsamicocreme

1. Von der halben Zitrone 1 Scheibe abschneiden und in Segmente schneiden, die restliche Zitrone auspressen.

2. Die Forellenfilets mit einer Gabel zerpflücken. Zusammen mit Crème fraîche, Frischkäse und Meerrettich im Mixer zu einer Creme verarbeiten. Mit Zitronensaft, Salz und Pfeffer pikant abschmecken.

3. Die Pinienkerne in einer beschichteten Pfanne ohne zusätzliches Fett unter ständigem Rühren goldgelb rösten.

4. Die Salatblätter waschen, trocken schleudern, auf einem Teller ausbreiten und mit Balsamicocreme beträufeln. Jeweils 1 EL der Forellencreme daraufsetzen und die Zitronenschnitze hineinstecken. Mit den Pinienkernen bestreut servieren.

Tipp:

Sie können die Creme – zum Beispiel für Gäste – schon am Vortag zubereiten und im Kühlschrank aufbewahren. Dann ist sie fest genug, um mit dem Eiskugelformer Kugeln davon abzustechen.

Kresse-Gurken-Smoothie mit Käsebrot

32 g E, 29 g F, 27 g KH

⏱ **15 MINUTEN**

Zutaten für 1 Portion

250 ml Naturjoghurt (3,5 % Fett)

200 g Salatgurke

1 Kästchen Gartenkresse

1 EL Zitronensaft

Salz, Pfeffer

1 Scheibe Vollkornbrot

1 TL Butter oder Margarine

1 Scheibe Butterkäse

1. Joghurt, geschälte und entkernte Gurke und Kresse im Mixer fein pürieren. Mit Zitronensaft, Salz und Pfeffer pikant abschmecken.

2. Das Brot dünn mit Butter oder Margarine bestreichen, den Käse darauflegen und mit frischem Pfeffer aus der Mühle bestreuen.

Avocadokefir

22 g E, 42 g F, 9 g KH

🕐 **10 MINUTEN**

Zutaten für 1 Portion

200 ml Kefir

½ reife Avocado

Salz, Pfeffer, Zitronensaft
nach Belieben

1. Kefir und Avocado cremig mixen.

2. Mit Salz, Pfeffer und Zitronensaft abschmecken.

Beilage zu den Drinks:

2 wachsweiche Eier im Glas

In einem kleinen Topf Wasser zum Kochen bringen. Die Eier an der stumpfen Seite mit einem Eierstecher oder einer Nadel anstechen. Im sprudelnden Wasser 5 Min. kochen, herausnehmen und kalt abschrecken. Abschälen und in ein Glas oder eine Tasse geben.

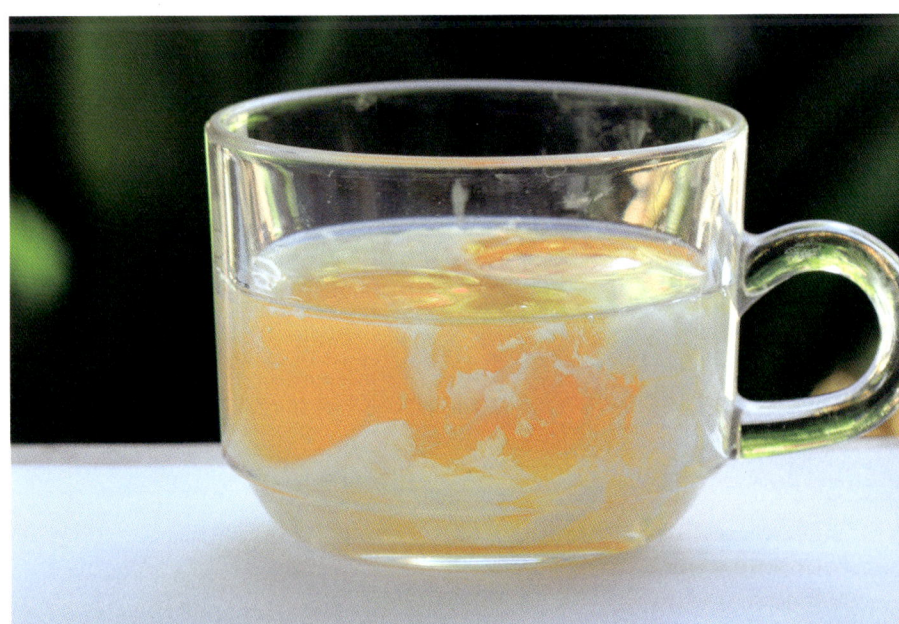

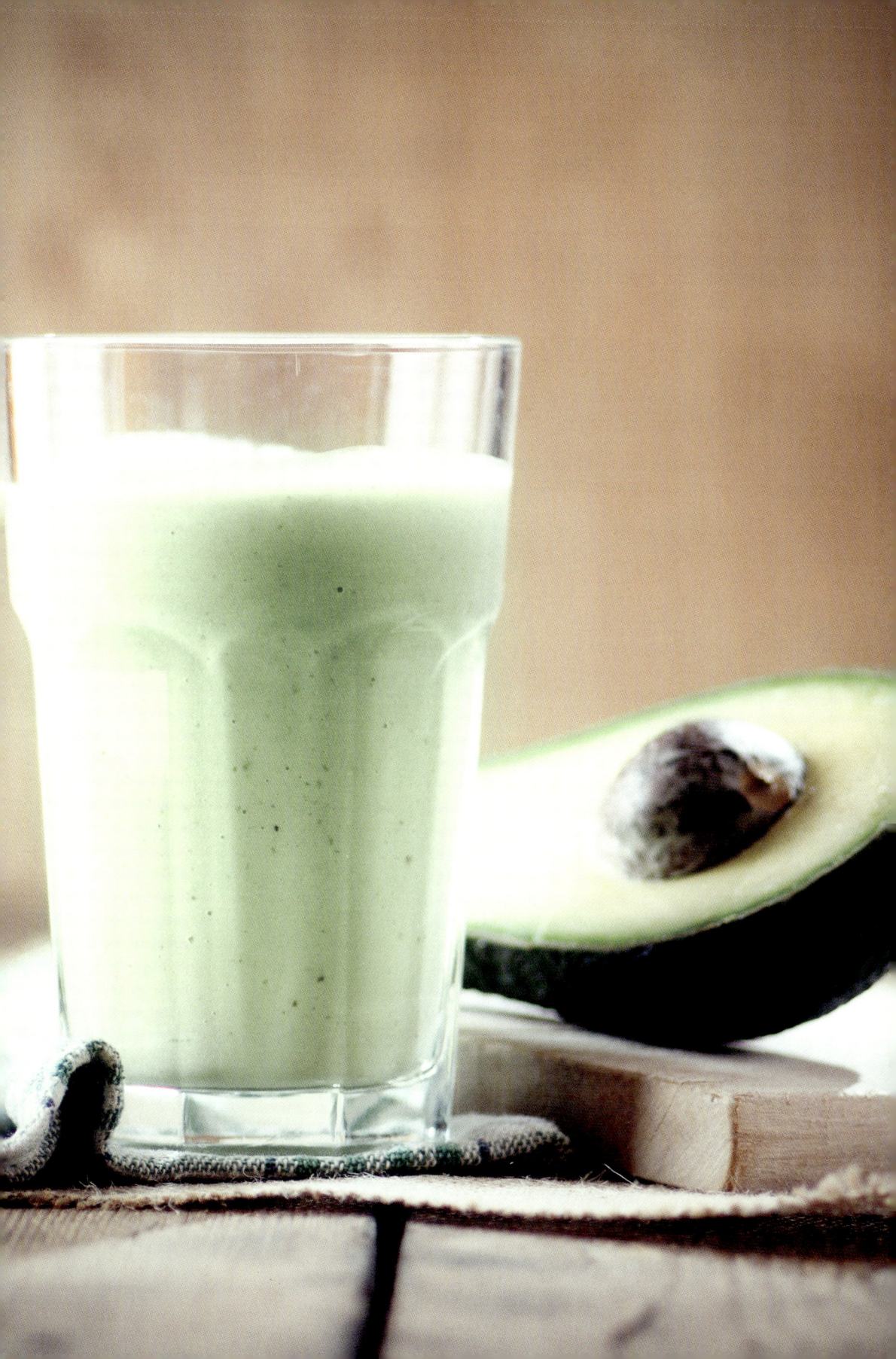

Radieschenbuttermilch und Putenbrustbrot

49 g E, 20 g F, 27 g KH

🕐 **15 MINUTEN**

Zutaten für 1 Portion

200 g Radieschen

250 ml Buttermilch

Salz, Pfeffer

1 Scheibe Vollkornbrot

1 TL Butter oder Margarine

100 g geräucherte Putenbrust

1. Die Radieschen waschen und putzen. 150 g Radieschen mit der Buttermilch im Mixer glatt rühren und mit Salz und Pfeffer abschmecken.

2. Das Vollkornbrot mit dünn Butter oder Margarine bestreichen und die Putenbrust darauflegen. Die restlichen Radieschen in Scheiben schneiden und darübergeben.

Salatbar

Beim Wort »Diät« denken die meisten von uns sofort an Salat: ein paar grüne Blätter, ein Dressing aus Zitronensaft und fettarmem Joghurt – Hauptsache kalorienarm. Nicht so bei uns: Unsere Salat machen richtig was her. Neben Lollo rosso und Kopfsalat, die nicht nur Volumen geben, sondern auch hübsch anzusehen sind, verwenden wir auch leckere Avocado, spanischen Serranoschinken, Thunfisch oder Rinderfilet.

Für das Protein im Salat sorgen fast immer die hart gekochten Eier. Ebenfalls eine gute Eiweißquelle sind Samen und Nüsse. Allerdings werden diese nur sparsam eingesetzt, denn sie enthalten auch Kohlenhydrate.

EIWEISS UND KOHLENHYDRATGEHALT PRO 100 G

	E	KH
Erdnüsse	26	8
Thunfisch i. d. Dose	24	0
Serranoschinken	21	0
Sesamsaat	21	10
Walnusskerne	15	12
Champignons	4	0,5
Rucola	3	2
Avocado	2	0,5
Lollo rosso	1	1
Kopfsalat	1	1
Eisbergsalat	1	2

Bunter Salat mit Avocado

14 g E, 47 g F, 6 g KH

🕐 **20 MINUTEN**

Zutaten für 1 Portion

½ Avocado
(125 g Fruchtfleisch)
100 g Salatgurke
1 hart gekochtes Ei, Größe M
100 g Rucola
100 g Lollo rosso
100 g Lollo bianco
2 EL weißer Balsamessig
1 EL Olivenöl
Salz, Pfeffer
1 EL Balsamicocreme

1. Die Avocado mit einem Löffel möglichst im Ganzen aus der Schale heben und quer in Scheiben schneiden. Das etwa 8 bis 10 cm lange Gurkenstück schälen, längs halbieren, die Kerne mit einem Löffel herausschaben und in Scheiben schneiden. Das hart gekochte Ei schälen und klein hacken.

2. Die Blattsalate waschen, putzen und gut trocken schleudern, danach in mundgerechte Stücke zupfen. In einer Schüssel mit Avocado, Gurke und dem gehackten Ei vermengen. Aus weißem Essig, Olivenöl, Salz und Pfeffer mit dem Schneebesen eine cremige Marinade anrühren und unter den Salat heben.

3. Auf einem Teller anrichten und mit Balsamicocreme beträufelt servieren.

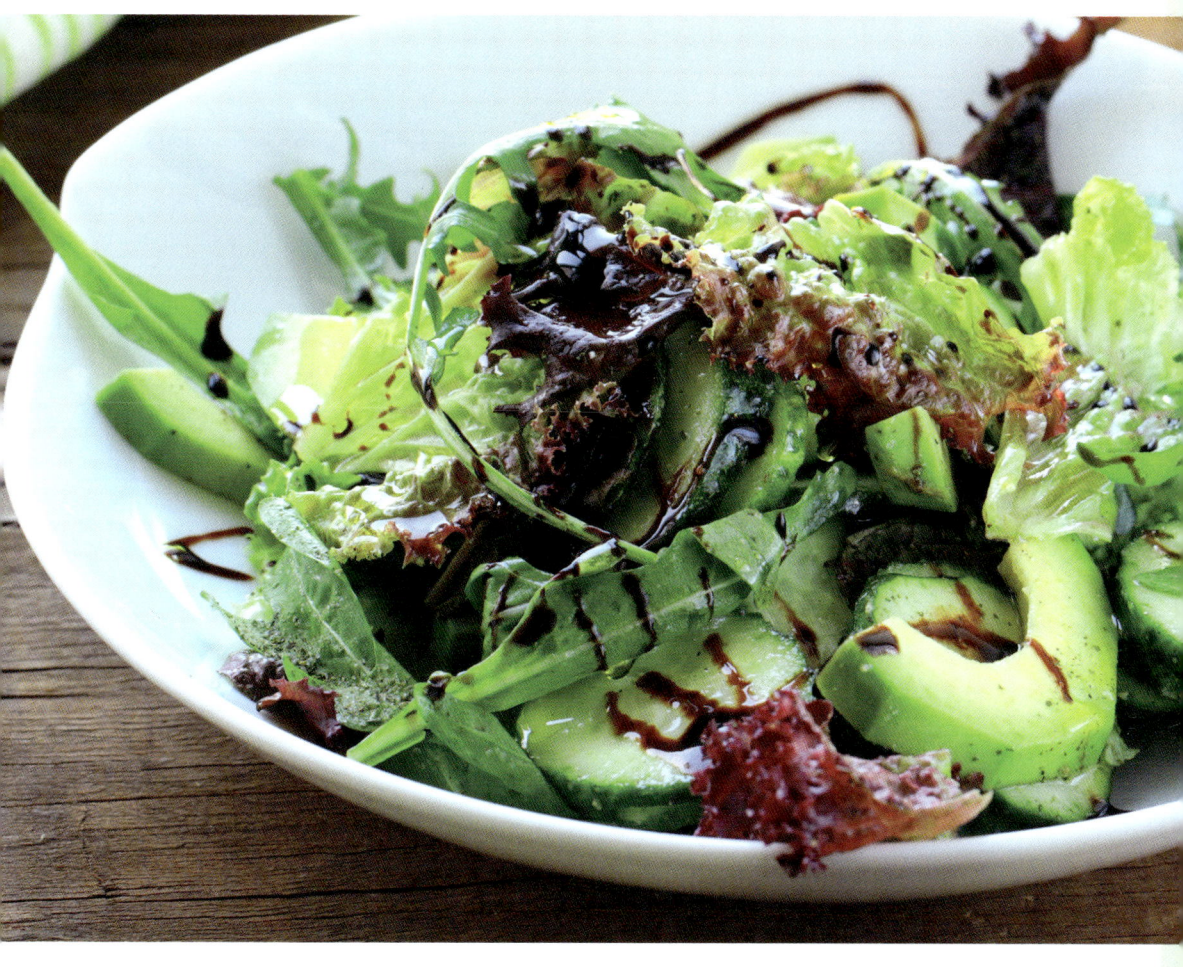

Spargelsalat mit Avocadodip

22 g E, 39 g F, 15 g KH

🕐 **30 MINUTEN**

Zutaten für 1 Portion

400 g grüner Spargel

Salz, 1 Prise Zucker

1 Bund Frühlingszwiebeln

1 hart gekochtes Ei, Größe M

½ reife Avocado

100 g Naturjoghurt

1 EL Zitronensaft

1 EL scharfer Senf

Pfeffer

1 Msp. Chilipulver

1. Den Spargel, wenn nötig, im unteren Drittel schälen und schräg in etwa 3 cm lange Stücke schneiden. In kochendem Salzwasser mit einer Prise Zucker 3 bis 5 Minuten blanchieren. Der Spargel sollte noch recht knackig sein. Durch ein Sieb abgießen und auskühlen lassen.

2. Die Frühlingszwiebeln waschen, putzen und in feine Ringe schneiden. Das Ei schälen und klein würfeln.

3. Das Avocadofruchtfleisch mit einem Löffel aus der Schale heben und mit Joghurt, Zitronensaft und Senf im Mixer pürieren, mit Pfeffer und Chilipulver abschmecken. Den Spargel auf einem Teller anrichten, Avocadodip darauf verteilen und mit den Frühlingszwiebeln und dem gehackten Ei bestreut servieren.

Brokkolisalat mit Mandeln

29 g E, 36 g F, 12 g KH

🕐 **30 MINUTEN**

Zutaten für 1 Portion

200 g Brokkoli

Salz

25 g Mandelblättchen

7 Cocktailtomaten (ca. 50 g)

2 hart gekochte
Eier, Größe M

75 ml fettarmer
Joghurt (1,5 % Fett)

1 EL milder oder scharfer
Senf nach Belieben

1 TL Zitronensaft

1 EL Walnussöl

Pfeffer

1. Die Brokkoliröschen von den Stielen schneiden und die Stiele klein würfeln. In reichlich Salzwasser 8 bis 10 Minuten bissfest kochen, danach durch ein Sieb abgießen und eiskalt abschrecken. Sie können natürlich auch tiefgekühlten Brokkoli verwenden, den Sie entweder auftauen lassen oder in kochendes Wasser legen, bis er aufgetaut ist.

2. Die Mandelblättchen in einer beschichteten Pfanne ohne zusätzliches Fett goldgelb rösten. Dabei ständig rühren, damit sie nicht anbrennen, anschließend sofort aus der Pfanne auf einen Teller geben.

3. Die Cocktailtomaten waschen und halbieren. Die Eier schälen und in Spalten schneiden.

4. In einer Salatschüssel aus Joghurt, Senf, Zitronensaft, Walnussöl, Salz und Pfeffer mit dem Schneebesen eine cremige Marinade anrühren. Brokkoli und Tomaten unterheben und das Ganze 5 Minuten ziehen lassen. Dann die Mandeln unterheben und mit den Eierspalten dekoriert servieren.

Thunfisch auf Blattsalaten

34 g E, 39 g F, 6 g KH

🕐 **20 MINUTEN**

Zutaten für 1 Portion

300 g Blattsalat nach
Belieben (z.B. Lollo rosso,
Lollo bianco, Eisberg-
oder Eichblattsalat)

1 rote Zwiebel

½ rote Peperoni

2 EL weißer Balsamessig

Salz, Pfeffer

2 EL Olivenöl

1 Dose Thunfisch
(in eigenem Saft, ca.
140 g Abtropfgewicht)

1. Den Salat waschen, gut abtropfen lassen und in mundgerechte Stücke zupfen.

2. Die Zwiebel schälen und in feine Ringe schneiden. Die Peperoni längs halbieren, die Kerne herausschaben und in Ringe schneiden.

3. Balsamessig mit Salz und Pfeffer verrühren und mit dem Olivenöl zu einer cremigen Sauce aufschlagen.

4. Salat, Zwiebel und Peperoniringe mit der Marinade vermischen und auf einem Teller verteilen.

5. Den Thunfisch abtropfen lassen, mit einer Gabel grob zerkleinern und auf dem Salat verteilen.

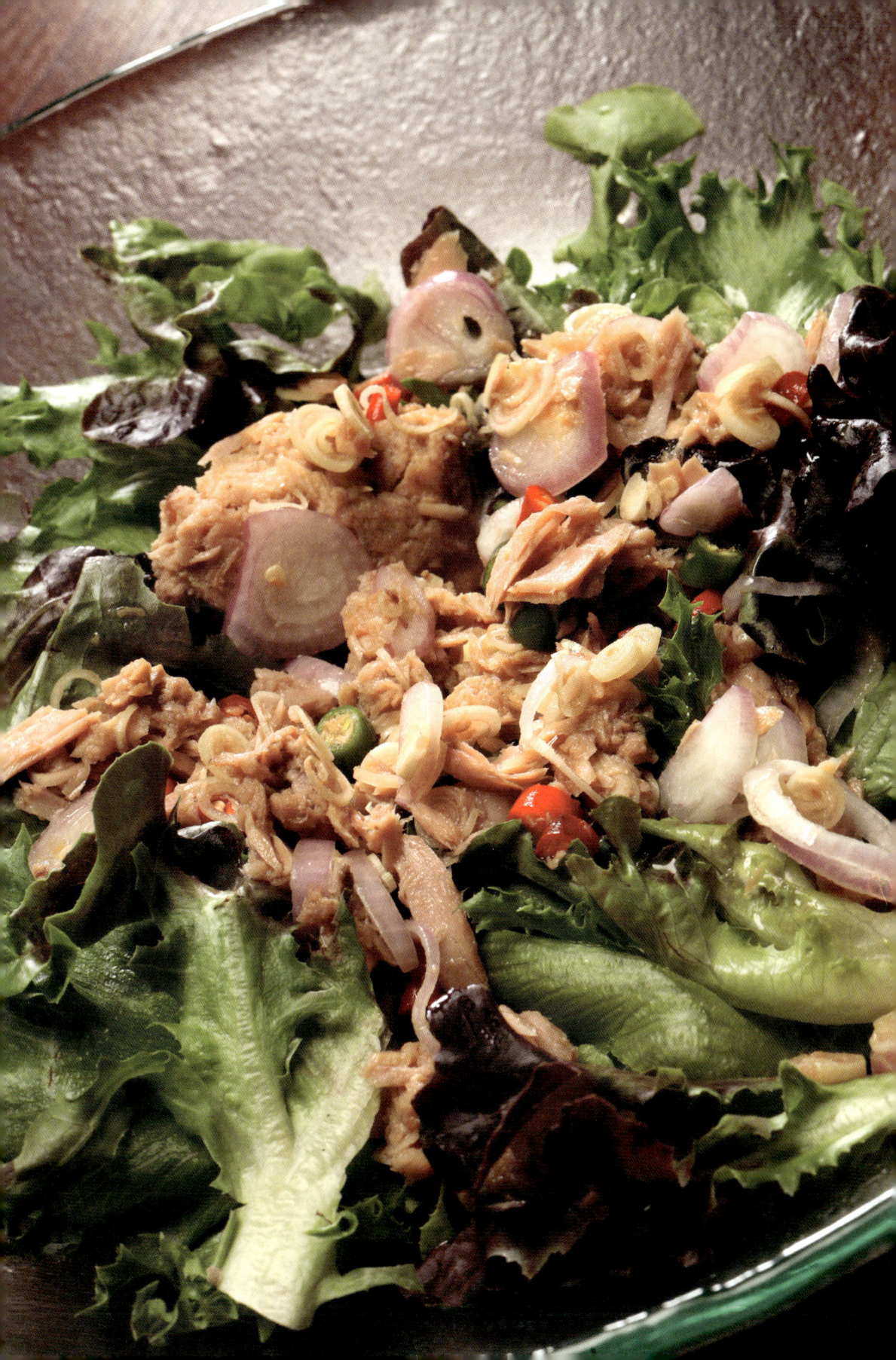

Selleriesalat mit Gouda und Walnüssen

29 g E, 36 g F, 14 g KH

⏱ **20 MINUTEN**

Zutaten für 1 Portion

25 g Walnusskerne

2–3 Stängel Staudensellerie

1 kleine weiße Zwiebel

75 g mittelalter Gouda

100 g Naturjoghurt

Salz, Pfeffer

1 EL Zitronensaft

1. Die Walnusskerne hacken und in einer beschichteten Pfanne ohne Fett rösten, bis sie aromatisch duften.

2. Vom Staudensellerie (zum Beispiel übrig von der Tomaten-Sellerie-Suppe auf Seite 148) 2 bis 3 Stängel abtrennen, waschen, wenn nötig, dünn abschälen und in feine Scheiben schneiden. Die Zwiebel abziehen und fein würfeln. Den Gouda in dünne Streifen schneiden. Alle Zutaten in einer Salatschüssel vermischen.

3. Aus Joghurt, Salz, Pfeffer und Zitronensaft eine Sauce anrühren und unter den Salat heben. Mit den Walnusskernen bestreut servieren.

Salat vom Harzer Käse mit Erdnüssen

69 g E, 21 g F, 10 g KH

🕐 **20 MINUTEN**

Zutaten für 1 Portion

20 g Erdnüsse

1 Rolle Harzer Käse (200 g)

150 g Cocktailtomaten

1 kleiner Chicorée

1 kleine rote Zwiebel

2 EL Apfelessig

Salz, Pfeffer

1 EL Olivenöl

1 EL Schnittlauch in Röllchen

1. Die Erdnüsse hacken und in einer beschichteten Pfanne ohne Fett goldgelb rösten, bis sie aromatisch duften. Herausnehmen und beiseitestellen.

2. Den Käse in Würfel schneiden. Die Tomaten waschen und halbieren. Den Chicorée putzen, der Länge nach halbieren und den bitteren Strunk entfernen. Die Blätter in Streifen schneiden. Die Zwiebel abziehen und in feine Ringe schneiden.

3. Alle Zutaten in eine Salatschüssel geben. Aus Apfelessig, Salz, Pfeffer und Olivenöl mit dem Schneebesen eine cremige Marinade anrühren und mit dem Salat vermischen. Mit den Schnittlauchröllchen und den Erdnüssen bestreut servieren.

Junger Spinatsalat mit Serrano-Croûtons und Cranberrys

42 g E, 32 g F, 12 g KH

🕐 **25 MINUTEN**

Zutaten für 1 Portion

250 g junger Spinat

1 kleine weiße Zwiebel

2 EL weißer Balsamessig

Salz, Pfeffer

1 TL Honig

1 EL Olivenöl

100 g Serranoschinken in 2 mm dicken Scheiben

1 TL Olivenöl

2 hart gekochte Eier

2 EL Cranberrys (ca. 20 g)

1. Den jungen Spinat waschen, verlesen und in Blättchen teilen. Die Zwiebel abziehen und würfeln.

2. Aus Balsamessig, Salz, Pfeffer, Honig und 1 EL Olivenöl mit dem Schneebesen eine cremige Marinade anrühren. Zwiebelwürfel und Spinat mit der Marinade vermischen.

3. Die Schinkenscheiben in etwa 1 cm große Quadrate schneiden. 1 TL Olivenöl in einer beschichteten Pfanne erhitzen, den Serranoschinken knusprig anbraten, herausnehmen und auf Küchenpapier abtropfen lassen. Die Cranberrys kurz im Bratfett schwenken.

4. Den Salat auf einem Teller anrichten, Serrano-Croûtons und getrocknete Cranberrys darüberstreuen. Die Eier schälen, halbieren und darauflegen.

Tipp:

Im Kühlregal in den Supermärkten gibt es eine Menge schöner Salatmischungen, die Sie für dieses Rezept auch verwenden können, zum Beispiel mit Blättern von Roter Bete, Rucola und Feldsalat.

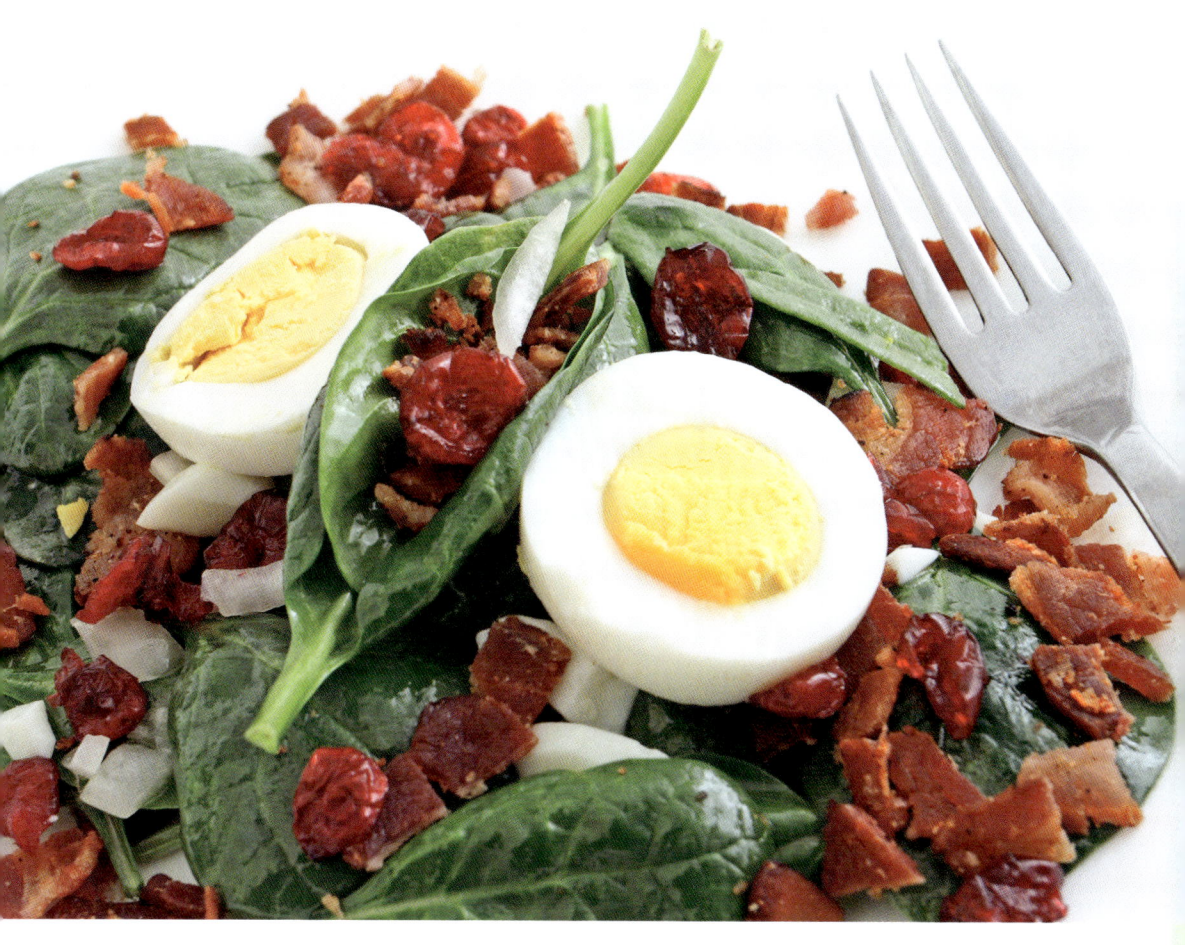

Champignonsalat mit Schinkennuggets

36 g E, 31 g F, 18 g KH

⏱ **25 MINUTEN**

Zutaten für 1 Portion

250 g weiße oder braune Champignons

50 g Schinkennuggets

1 EL Butter

2 EL Aceto balsamico

Salz, Pfeffer

85 g Feldsalat

1 hart gekochtes Ei, Größe M

75 g Naturjoghurt

1 EL Zitronensaft

3 Pumpernickeltaler

1 EL Sesamsaat

1. Die Champignons mit Küchenpapier abreiben, eventuell die braunen Füßchen abschneiden. Die Pilze halbieren oder vierteln.

2. Die Schinkennuggets (magere, rohe Schinkenwürfel) in einer großen beschichteten Pfanne (die Champignons sollen nachher darin Platz haben) ohne zusätzliches Fett knusprig braten, herausnehmen und beiseitestellen.

3. Die Butter in der Pfanne erhitzen und die Champignons 1 Minute unter Rühren anbraten. Mit dem Aceto balsamico ablöschen und zugedeckt 1 Minute bei schwacher Hitze ziehen lassen. Mit Salz und Pfeffer würzen.

4. Den Feldsalat unter fließendem Wasser gründlich waschen und in Blätter teilen. Gut abtropfen lassen.

5. Das hart gekochte Ei schälen und klein hacken, anschließend in den Joghurt rühren und mit Zitronensaft, Salz und Pfeffer abschmecken.

6. Die Pumpernickeltaler zerbröseln. Die Champignons mit ihrem Saft, dem Feldsalat und den Pumpernickelstückchen in einer Salatschüssel vermischen. Die Joghurt-Ei-Marinade unterheben. Mit den Schinkennuggets und der Sesamsaat bestreut servieren.

Thunfischcreme auf Salatgurke

42 g E, 34 g F, 6 g KH

🕐 **20 MINUTEN**

Zutaten für 1 Portion

1 Dose Thunfisch
(in eigenem Saft, ca.
140 g Abtropfgewicht)

75 g Frischkäse (20%
Fett i.d. Tr.)

2 EL Naturjoghurt

1 EL Tomatenmark

1 EL Olivenöl

1 EL Zitronensaft

Salz, Pfeffer

100 g Salatgurke

1 EL Schnittlauch in Röllchen
oder fein gehacktes Basilikum

1. Den Thunfisch abtropfen lassen und mit einer Gabel zerkleinern. Mit Frischkäse, Joghurt, Tomatenmark und Olivenöl im Mixer zu einer sämigen Creme rühren und mit Zitronensaft, Salz und Pfeffer abschmecken.

2. Etwa 10 cm von einer Salatgurke abschneiden, schälen und längs halbieren. Die Kerne mit einem Teelöffel herausschaben, die Gurke in Scheiben schneiden, auf einem Teller anrichten und die Thunfischcreme darübergeben. Mit Schnittlauch oder Basilikum bestreut servieren.

Thunfischsalat

39 g E, 34 g F, 10 g KH

🕐 **20 MINUTEN**

Zutaten für 1 Portion

50 g grüne Bohnen, Salz

1 kleine weiße Zwiebel

2 mittelgroße Tomaten

3–4 Blätter Kopfsalat

1 Dose Thunfisch
(in eigenem Saft, ca.
140 g Abtropfgewicht)

1 hart gekochtes Ei

2 EL Zitronensaft

Salz, Pfeffer

1 TL Olivenöl

5 schwarze entsteinte Oliven

1. Die Bohnen putzen, in etwa 3 cm lange Stücke schneiden und in Salzwasser etwa 10 bis 12 Minuten kochen, bis sie bissfest sind. Danach durch ein Sieb abgießen und sofort eiskalt abschrecken, damit sie ihre grüne Farbe behalten.

2. In der Zwischenzeit die Zwiebel abziehen und in dünne Ringe schneiden. Die Tomaten waschen, halbieren, die Stielansätze herausschneiden und in Spalten schneiden. Den Salat waschen, gut trocken schleudern und die Blätter auf einem Teller verteilen. Den Thunfisch mit einer Gabel grob zerkleinern. Das hart gekochte Ei schälen und quer halbieren.

3. Alle Zutaten auf den Salatblättern verteilen, die schwarzen Oliven darübergeben und zum Schluss mit der Marinade aus Zitronensaft, Salz, Pfeffer und Olivenöl beträufeln.

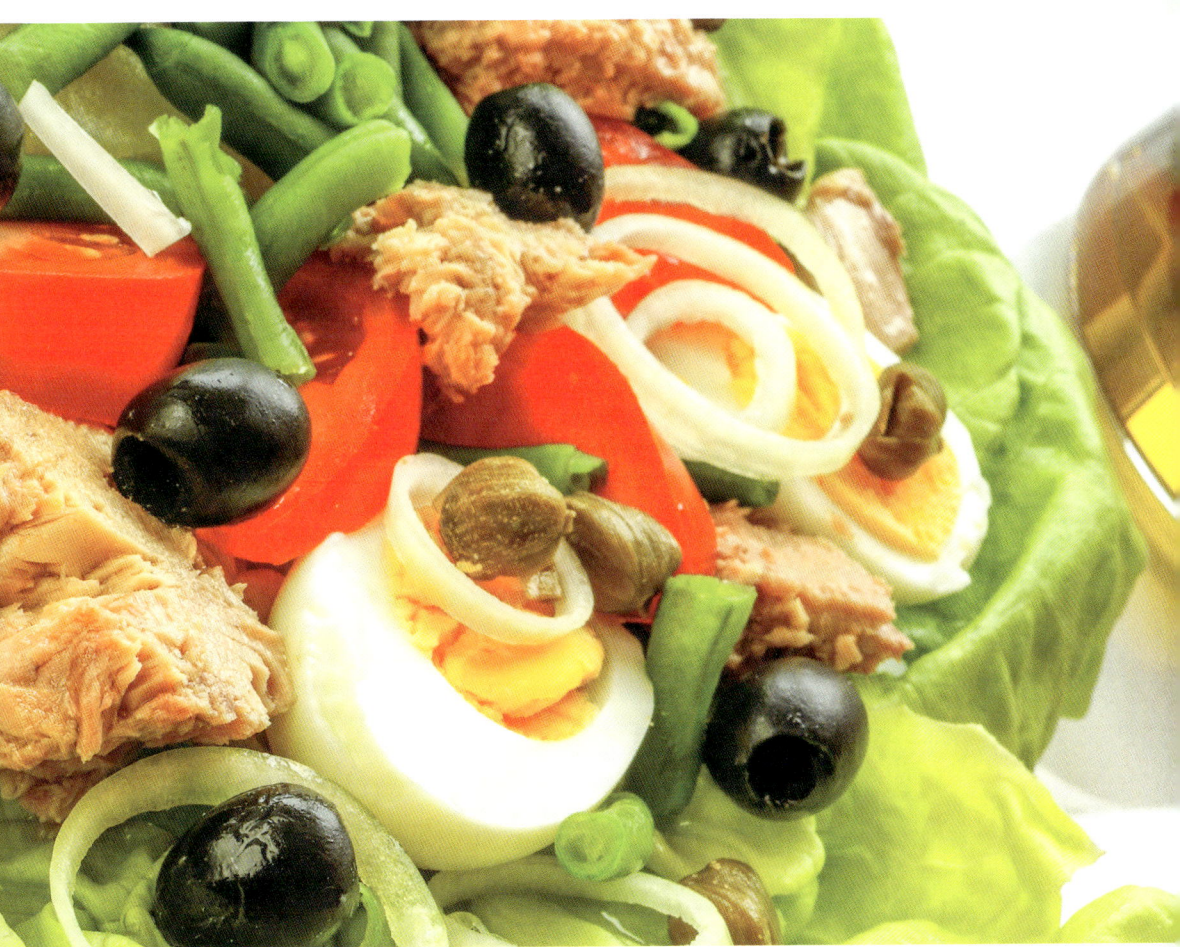

Hähnchenbrustsalat mit Zitronenmayonnaise

40 g E, 35 g F, 8 g KH

🕐 **25 MINUTEN**

Zutaten für 1 Portion

1 Hähnchenbrustfilet (ca. 150 g)

Salz, Pfeffer

1 TL Rapsöl

1–2 Stängel Staudensellerie

1 Bund Frühlingszwiebeln

½ unbehandelte Zitrone

50 g Salatmayonnaise (50 % Fett)

25 g saure Sahne

4 Blätter Eisbergsalat

1. Das Hähnchenbrustfilet mit einem scharfen Messer quer halbieren und vorsichtig flach drücken. Mit Salz und Pfeffer würzen. Das Rapsöl in einer beschichteten Pfanne erhitzen und das Filet von beiden Seiten circa 3 Minuten goldgelb braten. Herausnehmen und abkühlen lassen.

2. Die Selleriestängel, wenn nötig, dünn abschälen und in kleine Würfel schneiden. Die Frühlingszwiebeln putzen und in feine Ringe schneiden. Von der ½ unbehandelten Zitrone die Schale fein abreiben und den Saft auspressen.

3. Aus Mayonnaise, saurer Sahne, Zitronenschale und -saft mit dem Schneebesen eine Sauce anrühren. Mit Salz und Pfeffer abschmecken.

4. Das Hähnchenbrustfilet würfeln und zusammen mit den Selleriewürfeln unter die Zitronenmayonnaise heben.

5. Die Salatblätter waschen und gut trocknen, auf einem Teller ausbreiten und den Hähnchenbrustsalat in die Mitte setzen.

Kohlrabisalat mit Kaviar

29 g E, 37 g F, 10 g KH

🕐 **15 MINUTEN**

Zutaten für 1 Portion

20 g Walnusskerne

1 kleiner Kohlrabi (ca. 150 g)

250 g weiße oder braune Champignons

50 g Rucola

2 EL Apfelessig

2 EL Walnussöl

Salz, Pfeffer

2 EL Schnittlauch in Röllchen

1 kleines Gläschen Forellenkaviar (50 g)

1. Die Walnusskerne grob hacken und in einer beschichteten Pfanne ohne zusätzliches Fett rösten, bis sie aromatisch duften. Herausnehmen und beiseitestellen. Den Kohlrabi schälen, halbieren und in hauchdünne Scheiben schneiden. Am besten gelingt das mit einem Gemüsehobel.

2. Die Champignons mit Küchenpapier behutsam abreiben, eventuell die Füßchen abschneiden. Die Köpfchen in dünne Scheiben schneiden. Den Rucola waschen, putzen und gut abtropfen lassen.

3. Aus Apfelessig, Walnussöl, Salz und Pfeffer eine Marinade anrühren. Den Salat in eine Schüssel geben und mit der Marinade vermischen. Die Schnittlauchröllchen unterheben und den Forellenkaviar darauf verteilen.

Grüner Salat mit Rinderfiletstreifen

47 g E, 31 g F, 6 g KH

🕐 **30 MINUTEN**

Zutaten für 1 Portion

1 Rinderfiletsteak (etwa 200 g)

1 EL Olivenöl

Salz, schwarzer Pfeffer
aus der Mühle

½ Salatgurke

75 g Lollo bianco

2 EL weißer Balsamessig

1 EL scharfer Senf

1 EL Sesamöl

einige Blättchen rotes
Basilikum zur Dekoration

1 EL geschälte Sesamsaat

1. Das Rinderfiletsteak trocken tupfen und mit dem Handballen leicht flach drücken. Das Olivenöl in einer beschichteten Pfanne erhitzen und das Steak von beiden Seiten je nach Dicke 3 bis 4 Minuten anbraten. Herausnehmen, salzen, mit frisch gemahlenem Pfeffer bestreuen und in Alufolie gewickelt nachgaren lassen.

2. Die Salatgurke gründlich waschen (denn sie wird mit Schale verwendet), längs halbieren und mit einem Teelöffel die Kerne herausschaben. Anschließend in dünne Scheiben schneiden.

3. Den Salat waschen, gut trocken schleudern und in mundgerechte Stücke zupfen.

4. Essig, Salz, Pfeffer und Senf verrühren, dann das Sesamöl mit einem Schneebesen einschlagen, sodass eine cremige Salatsoße entsteht. Mit den Gurkenscheiben und dem Lollo bianco vermischen und auf einem Teller anrichten.

5. Das Steak aus der Alufolie nehmen, in schmale Streifen schneiden und auf dem Salat verteilen. Mit Basilikum und Sesamsaat bestreut servieren.

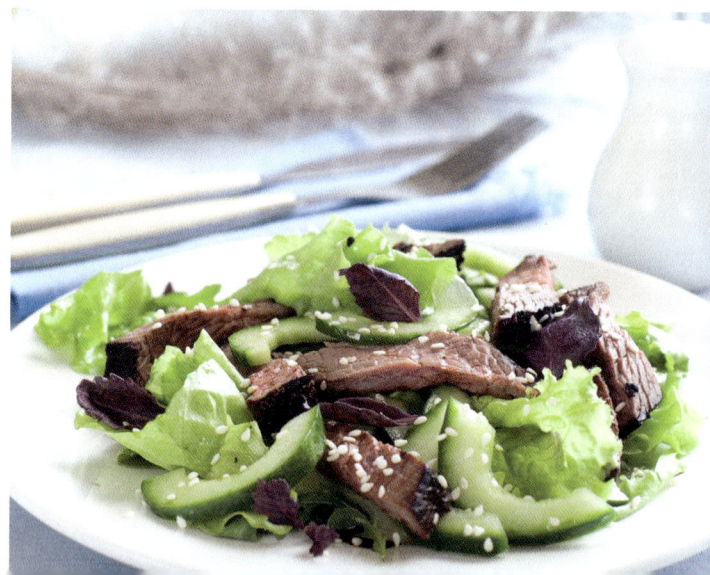

Alles, was Flügel hat

Geflügel enthält zwar viel Eiweiß, aber wenig Fett. Zumindest was Hähnchen und Pute anbelangt. Mit Ente ist es aufgrund der vielen Fettkalorien schon schwieriger, für nur eine Person zu kochen. Deshalb bieten wir hier nur ein Rezept an. Weitere Entenrezepte finden Sie aber im Kapitel »Genug für zwei« (ab Seite 253).

Da Hähnchen- und Putenfleisch relativ kalorienarm ist, konnten wir in herzhaften Beglei-tern schwelgen: Schinken, Schafskäse, Crème fraîche und Mozzarella nehmen neben dem Federvieh deshalb gern in der Pfanne Platz.

EIWEISS- UND KOHLENHYDRATGEHALT PRO 100 G

	E	KH
Putenschnitzel	24	0
Hähnchenbrust	22	0
Parmaschinken	21	0
Hähnchenkeule	18	0
Entenkeule	18	0

Putenschnitzel mit Parmaschinken und Mozzarella

51 g E, 29 g F, 9 g KH

🕐 **20 MINUTEN**

Zutaten für 1 Portion

1 Putenschnitzel (ca. 150 g)

Salz, Pfeffer

1 kleine rote Paprikaschote

1 kleiner Zucchino

1 Bund Frühlingszwiebeln

1 TL und 1 EL Olivenöl

1 Scheibe Parma- oder Serranoschinken

2 EL weißer Balsamessig

2 Scheiben Mozzarella (ca. 30 g)

3 schwarze entsteinte Oliven

etwas grobes Meersalz

1. Das Putenschnitzel vorsichtig flach drücken, sodass es überall gleich dick ist. Anschließend salzen und pfeffern.

2. Die Paprikaschote waschen, putzen und in Rauten schneiden. Den Zucchino waschen, putzen, längs halbieren und in dünne Scheiben schneiden. Die Frühlingszwiebeln waschen, abziehen und in feine Ringe schneiden.

3. 1 TL Olivenöl in einer großen beschichteten Pfanne erhitzen und das Putenschnitzel von beiden Seiten goldgelb anbraten. In Alufolie gewickelt warm stellen.

4. Den Schinken in der Pfanne knusprig werden lassen, herausnehmen und beiseitestellen.

5. 1 EL Olivenöl dazugießen und das vorbereitete Gemüse unter ständigem Rühren 3 Minuten braten, bis es Farbe angenommen hat. Mit dem Essig ablöschen.

6. Zum Servieren das Putenschnitzel auf einen Teller geben, die Mozzarellascheiben und den Schinken darauflegen. Das Gemüse daneben anrichten, mit etwas grobem Meersalz bestreuen und mit den halbierten Oliven dekoriert servieren.

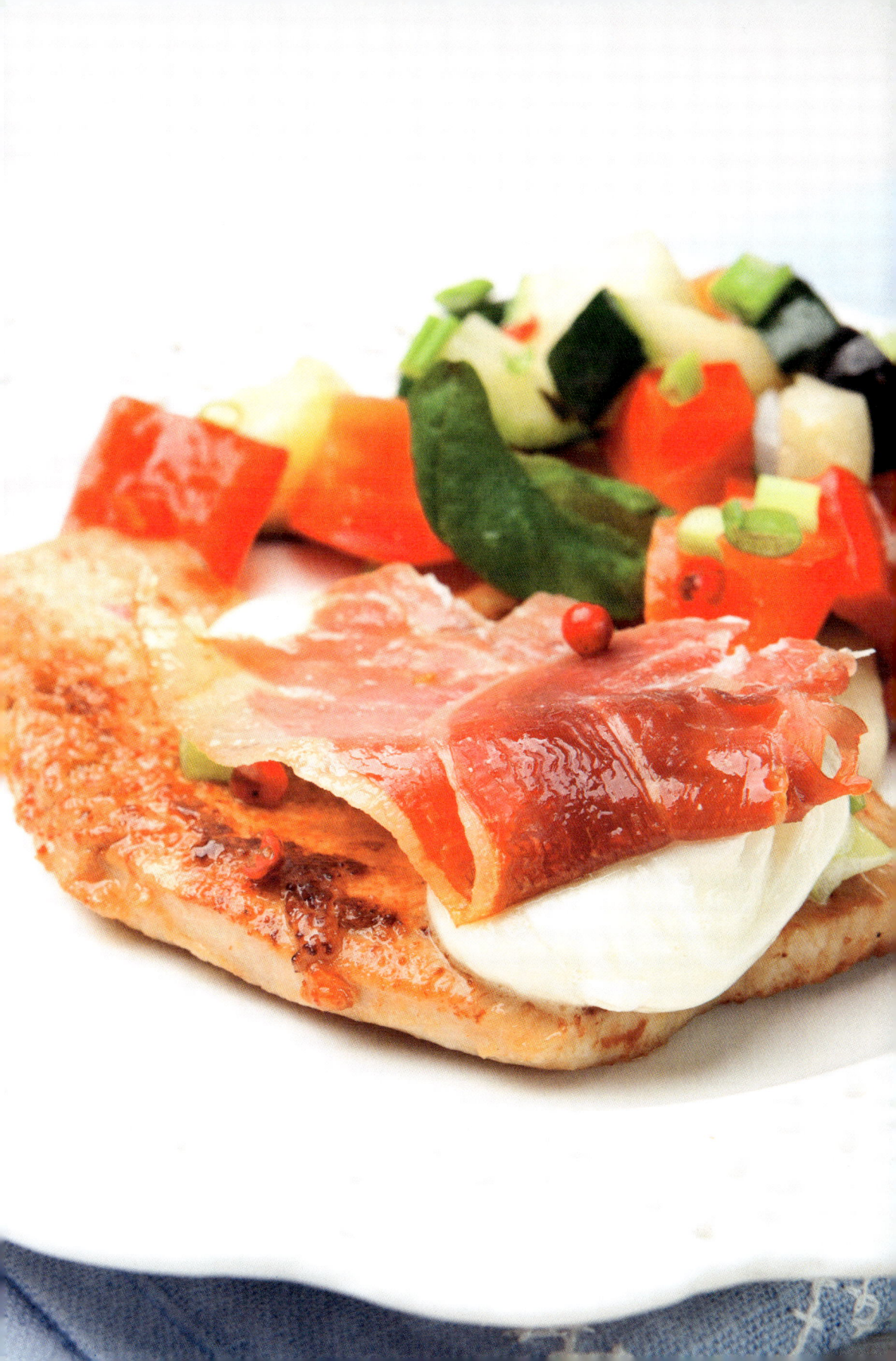

Überbackenes Putenschnitzel mit Spinat

56 g E, 25 g F, 13 g KH

🕐 **20 MINUTEN,**
zuzüglich ca. 3 Stunden
Auftauzeit für den Spinat

Zutaten für 1 Portion

1 EL Rosinen (ca. 10 g)

1 Putenschnitzel (ca. 170 g)

Salz, Pfeffer

1 EL Pinienkerne

1 EL Rapsöl

250 g aufgetauter
Blattspinat (TK)

3 Scheiben Schmelzkäse
(ca. 50 g)

1. Den Backofen auf 200 °C vorheizen. Die Rosinen in warmem Wasser einweichen. Das Putenschnitzel vorsichtig flach drücken und mit Salz und Pfeffer würzen.

2. Die Pinienkerne in einer beschichteten Pfanne ohne zusätzliches Fett unter Rühren goldgelb rösten und beiseitestellen. Das Rapsöl in die Pfanne geben und das Putenschnitzel von beiden Seiten goldgelb anbraten, herausnehmen und den Spinat im Bratfett schwenken.

3. Den Spinat mit den gut ausgedrückten Rosinen und Pinienkernen vermischen und mit Salz und Pfeffer abschmecken. In eine feuerfeste Form umfüllen, das Schnitzel darauflegen und mit den Käsescheiben bedecken. 5 bis 7 Minuten im vorgeheizten Backofen überbacken, bis der Käse geschmolzen ist und Farbe angenommen hat. In der Form servieren.

Putenschnitzel mit Mandelsauce und Schalotten

49 g E, 31 g F, 5 g KH

🕐 **20 MINUTEN**

Zutaten für 1 Portion

½ Orange (ca. 50 ml Saft)

25 g gemahlene Mandeln

1 großer EL Crème fraîche

Salz, Cayennepfeffer

1 Putenschnitzel (ca. 180 g)

Pfeffer

200 g Schalotten

1 EL Olivenöl, 3 EL Apfelessig

1. Die Orange auspressen.

2. Die gemahlenen Mandeln in einer beschichteten Pfanne ohne Fett goldgelb rösten, mit dem Orangensaft ablöschen und einkochen lassen. Vom Herd nehmen, die Crème fraîche einrühren und mit Salz und Cayennepfeffer abschmecken.

3. Das Putenschnitzel vorsichtig flach drücken, salzen und pfeffern. Die Schalotten abziehen und längs vierteln.

4. Das Olivenöl in einer beschichteten Pfanne erhitzen, das Putenschnitzel von beiden Seiten 3 Minuten goldgelb anbraten, herausnehmen und in Alufolie gewickelt warm stellen.

5. Die Schalotten in das Bratfett geben und unter Rühren 4 Minuten anbraten. Mit dem Apfelessig ablöschen.

6. Einen Teller mit der Mandelsauce bestreichen, das Putenschnitzel darauflegen und die Schalotten daneben anrichten.

Hähnchenkeule auf Champignons

44 g E, 39 g F, 2 g KH

🕐 **40 MINUTEN**

Zutaten für 1 Portion

Salz, 1 TL Pfefferkörner

1 Gewürznelke

1 Lorbeerblatt

1 Hähnchenkeule (Ober-
und Unterschenkel)

250 g braune Champignons

15 g Butter

2 EL weißer Balsamessig

Pfeffer

1 EL gehackte
Thymianblättchen

1 TL fein gehackter Rosmarin

1. Einen Topf mit drei Finger breit Wasser füllen. Dieses mit Salz, Pfefferkörnern, Gewürznelke und Lorbeerblatt aufkochen. Die Hähnchenkeule hineinlegen und zugedeckt bei mittlerer Hitze 15 Minuten garen, dann wenden und weitere 15 Minuten köcheln lassen.

2. In der Zwischenzeit die Champignons vorsichtig mit Küchenpapier abreiben, die braunen Füßchen abschneiden und die Pilze in Scheiben schneiden.

3. Die Butter in einer Pfanne stark erhitzen und die Champignons etwa 1 Minute lang kräftig anbraten. Mit dem Balsamessig ablöschen und mit Salz und Pfeffer abschmecken.

4. Die Hähnchenkeule aus der Brühe nehmen und warm stellen.

5. Die Gewürze mit einem Schaumlöffel aus der Brühe fischen, die gebratenen Champignons sowie Thymian und Rosmarin dazugeben. Die Hähnchenkeule obendrauf legen und noch 5 Minuten zugedeckt bei schwacher Hitze durchziehen lassen.

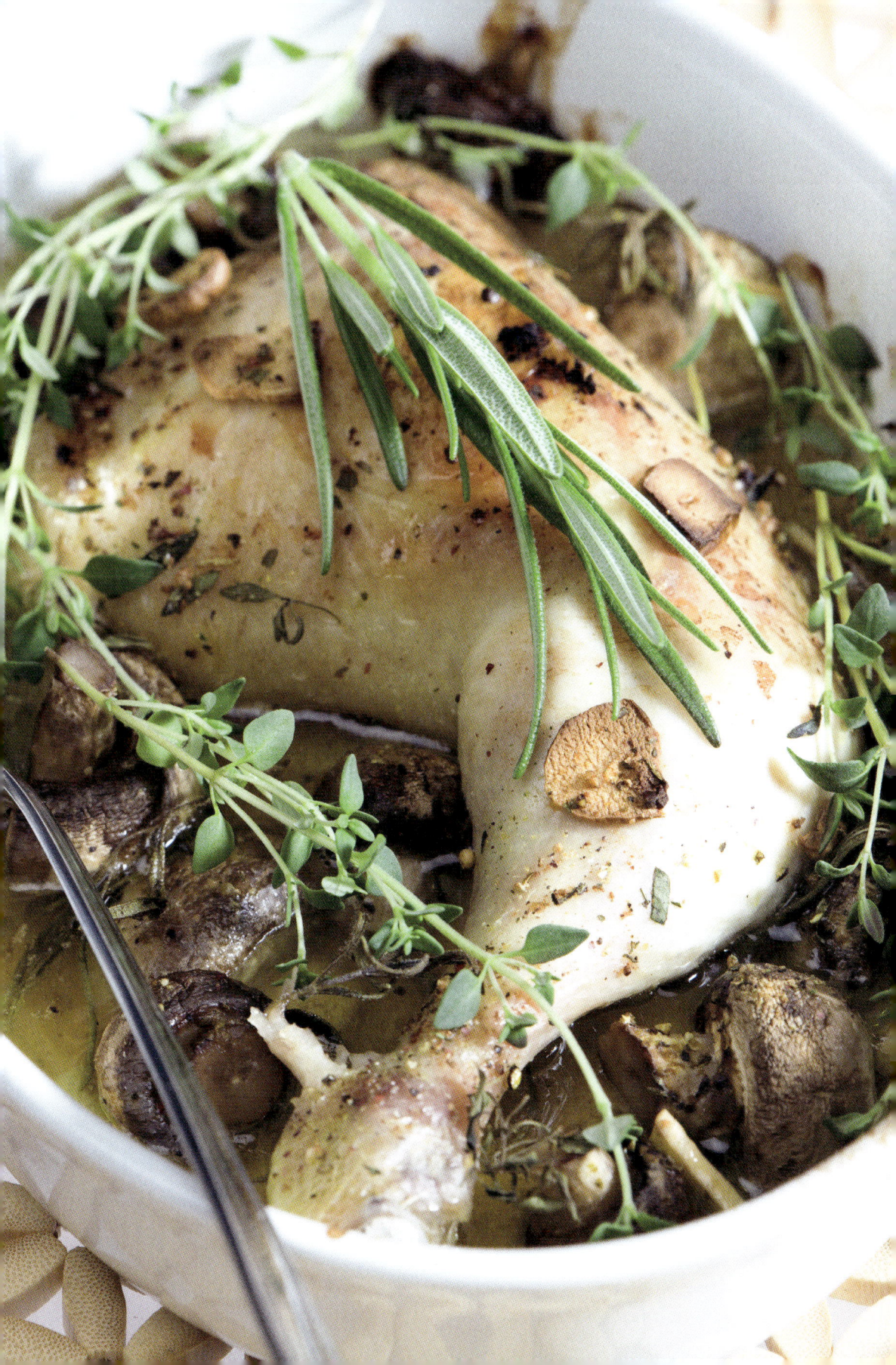

Putenschnitzel mit Sahneschmorgurken

51 g E, 29 g F, 6 g KH

🕐 **20 MINUTEN**

Zutaten für 1 Portion

1 Salatgurke

3 Stängel Dill

1 Putenschnitzel (ca. 200 g)

Salz, Pfeffer

gemahlener Koriander

1 EL Rapsöl

30 ml Sahne

1. Die Salatgurke schälen, längs halbieren und mit einem Löffel die Kerne herausschaben. Das Fruchtfleisch in etwa ½ cm breite Ringe schneiden. Die Dillblättchen von den Stängeln zupfen und fein hacken.

2. Das Putenschnitzel halbieren und vorsichtig flach drücken. Mit Salz, Pfeffer und gemahlenem Koriander kräftig würzen. Das Rapsöl in einer beschichteten Pfanne erhitzen und die Putenschnitzel von jeder Seite goldgelb braten, herausnehmen und in Alufolie gewickelt warm stellen.

3. Die Gurkenstücke in das Bratfett geben und unter ständigem Rühren glasig werden lassen. Zwei Drittel des Dills unterheben und mit Sahne aufgießen. 3 bis 4 Minuten bei schwacher Hitze einkochen lassen und mit Salz und Pfeffer abschmecken. Die Gurken auf einem Teller anrichten, die Schnitzel darauflegen und mit dem restlichen Dill bestreut servieren.

Putenbrust mit Kohlrabipüree

52 g E, 26 g F, 15 g KH

🕐 **25 MINUTEN**

Zutaten für 1 Portion

1 Kohlrabi (ca. 350 g)

100 ml Geflügelfond (aus dem Glas oder instant)

1 Putenbrustfilet (ca. 180 g)

Salz, Pfeffer

1 EL Rapsöl

1 EL Butter

2 EL Crème fraîche

frisch geriebene Muskatnuss

1 EL fein gehackte Petersilie

1. Den Kohlrabi schälen und in Streifen schneiden. Die Kohlrabiblätter waschen und grob hacken. Im Geflügelfond ca. 15 Minuten dünsten, bis das Gemüse weich ist. Öfter umrühren und eventuell etwas Wasser oder Geflügelfond nachgießen. In der Zwischenzeit das Putenbrustfilet leicht flach drücken, salzen und pfeffern.

2. Das Rapsöl in einer beschichteten Pfanne erhitzen und das Fleisch von beiden Seiten goldgelb anbraten. In Alufolie gewickelt warm stellen.

3. Das Kohlrabigemüse mit dem Pürierstab fein pürieren. Die Butter und die Crème fraîche einrühren und mit Salz, Pfeffer und Muskatnuss abschmecken.

4. Das Püree auf einen Teller streichen, das Putenschnitzel darauflegen und mit Petersilie bestreut servieren.

Putenschnitzel auf buntem Paprikagemüse

55 g E, 23 g F, 13 g KH

🕐 **25 MINUTEN**

Zutaten für 1 Portion

je 1 kleine rote, grüne
und gelbe Paprikaschote
(zusammen ca. 400 g)

1 Putenschnitzel (ca. 200 g)

Salz, schwarzer Pfeffer
aus der Mühle

1 flacher EL geschälte
Sesamsaat (10 g)

1 TL und 1 EL Sesamöl

10 Blätter frisches Basilikum

1. Die Paprikaschoten waschen, putzen und in Streifen schneiden. Das Putenschnitzel vorsichtig flach drücken und mit Salz und Pfeffer würzen.

2. Die Sesamsaat in einer beschichteten Pfanne ohne Fett kurz anrösten und beiseitestellen.

3. 1 TL Sesamöl in die heiße Pfanne geben und das Putenschnitzel von beiden Seiten goldgelb braten, herausnehmen und in Alufolie gewickelt warm stellen.

4. Den EL Sesamöl mit dem Paprikagemüse in die Pfanne geben. Unter ständigem Rühren bissfest anbraten und mit Salz abschmecken. Das Paprikagemüse auf einem Teller anrichten, das Putenschnitzel darauflegen und mit Sesamsaat und Basilikum bestreut servieren.

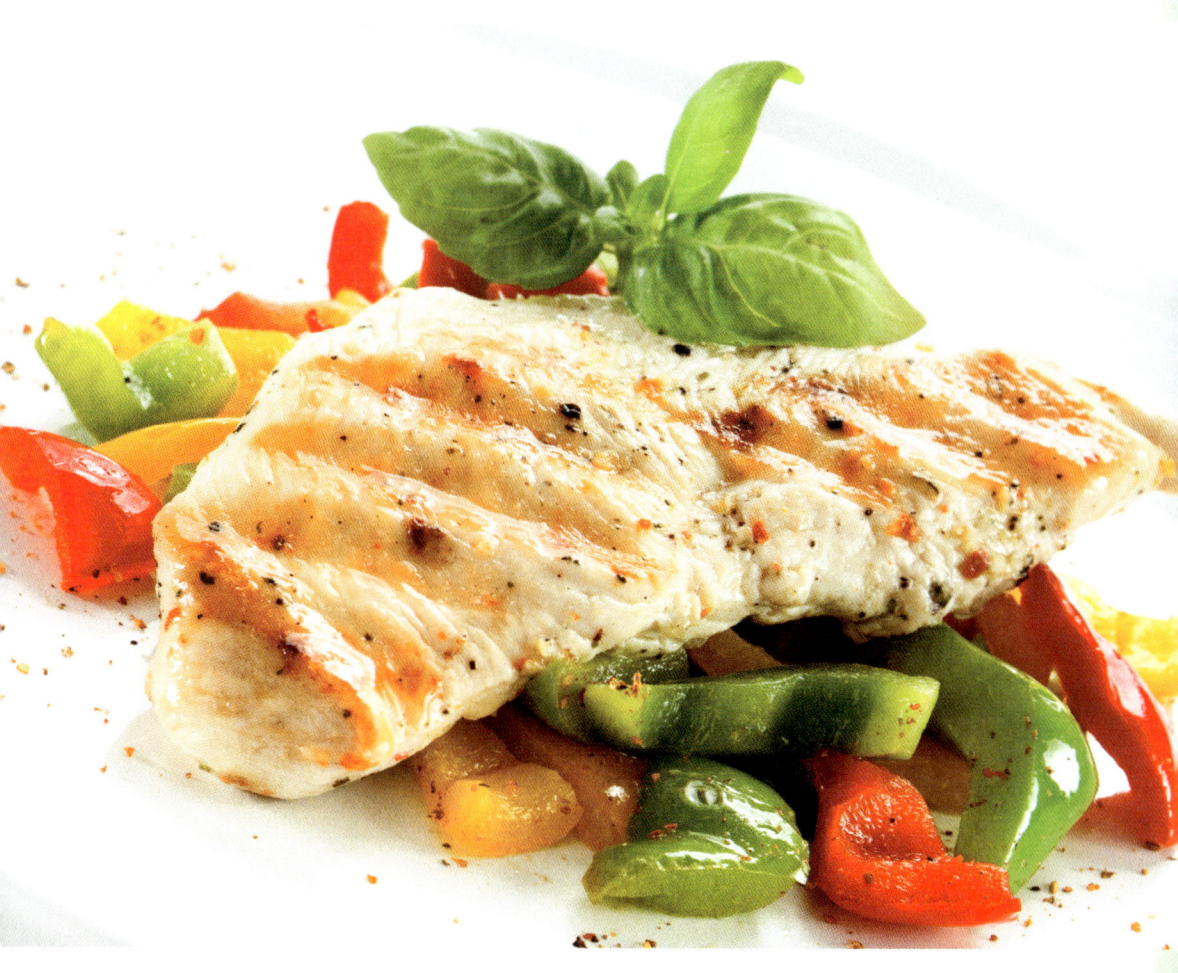

Entenkeule aus dem Ofen mit Paprikagemüse

37 g E, 33 g F, 14 g KH

🕐 **60 MINUTEN**

Zutaten für 1 Portion

1 weibliche Entenkeule
(ca. 250 g)

1 kleine rote Zwiebel

1 rote Paprikaschote

1 Knoblauchzehe

1 TL Honig

1 EL Zitronensaft

Salz, Pfeffer aus der Mühle

1 EL klein gehackter Rosmarin

1. Die Entenkeule mit der Haut nach oben in eine feuerfeste Form legen und etwas Wasser angießen. Den Backofen auf 180 °C vorheizen und die Entenkeule 20 Minuten braten.

2. In der Zwischenzeit die Zwiebel abziehen und längs in Spalten schneiden. Die Paprikaschote waschen, putzen und in schmale Streifen schneiden.

3. Den Knoblauch abziehen und durch eine Knoblauchpresse drücken. Mit Honig, Zitronensaft, Salz und Pfeffer vermischen und die Entenkeule mit der Hälfte dieser Marinade nach 20 Minuten Bratzeit bepinseln.

4. Das Gemüse rundherum verteilen, salzen, mit frisch gemahlenem Pfeffer würzen und mit Rosmarin bestreuen. Nach Bedarf noch ein wenig Wasser angießen und weitere 20 Minuten schmoren lassen.

5. Die Entenkeule mit der restlichen Marinade bepinseln und weiterbraten, bis sie schön knusprig und das Gemüse weich ist.

Wasabi-Hähnchenkeulen

33 g E, 34 g F, 9 g KH

🕐 **40 MINUTEN**

Zutaten für 1 Portion

½ unbehandelte Limette

1–2 TL Wasabi-Paste
(aus der Tube)

2 EL Sojasoße

1 TL Zucker, Salz,
2 EL Olivenöl

3 Hähnchenunterschenkel

1 mittelgroße rote Zwiebel

1 Fenchelknolle (ca. 200 g)

1 TL Fenchelsamen

Pfeffer

1. Die Limette waschen und 1 TL Schale fein abreiben, den Saft auspressen. Schale, Saft, Wasabi-Paste, Sojasoße, Zucker, Salz und 1 EL Olivenöl in einer Schüssel zu einer glatten Sauce verrühren. Die Hähnchenkeulen darin wenden, sodass sie rundherum mit der Sauce bedeckt sind.

2. Den Backofen auf 180 °C vorheizen.

3. Die Zwiebel abziehen und in feine Ringe schneiden. Den Fenchel waschen, eventuell dünn abschälen, halbieren und längs in 1 cm dicke Scheiben schneiden. Das Fenchelgrün fein hacken.

4. Fenchelscheiben, Zwiebel, Fenchelsamen und Fenchelgrün vermischen und in eine ofenfeste Form geben. Mit dem restlichen Olivenöl beträufeln.

5. Die Hähnchenkeulen auf das Gemüse legen und die restliche Sauce aus der Schüssel darüberlöffeln. Im vorgeheizten Backofen etwa 30 Minuten braten, bis die Keulen schön gebräunt sind. Dabei ab und zu wenden.

Hähnchenbrust mit Sahne-Senf-Champignons

55 g E, 28 g F, 6 g KH

🕐 **25 MINUTEN**

Zutaten für 1 Portion

1 Hähnchenbrust (ca. 180 g)

1 TL Rapsöl, Salz, Pfeffer

200 g weiße oder braune Champignons

1 großer EL Senf

80 ml saure Sahne

etwas Zitronensaft

15 g Butter

1 EL gehackte Petersilie

1. Die Hähnchenbrust rundherum salzen und pfeffern. Das Rapsöl in einer kleinen Pfanne mit Deckel erhitzen und das Fleisch von allen Seiten scharf anbraten. Mit etwa 100 ml Wasser ablöschen und bei reduzierter Hitze 15 Minuten dünsten. Wenn der Saft zu stark einkocht, etwas nachgießen.

2. In der Zwischenzeit die Champignons mit Küchen- papier vorsichtig abreiben, eventuell die braunen Füßchen abschneiden. In dünne Scheiben schneiden.

3. Den Senf mit der sauren Sahne verrühren und mit Salz, Pfeffer und Zitronensaft abschmecken.

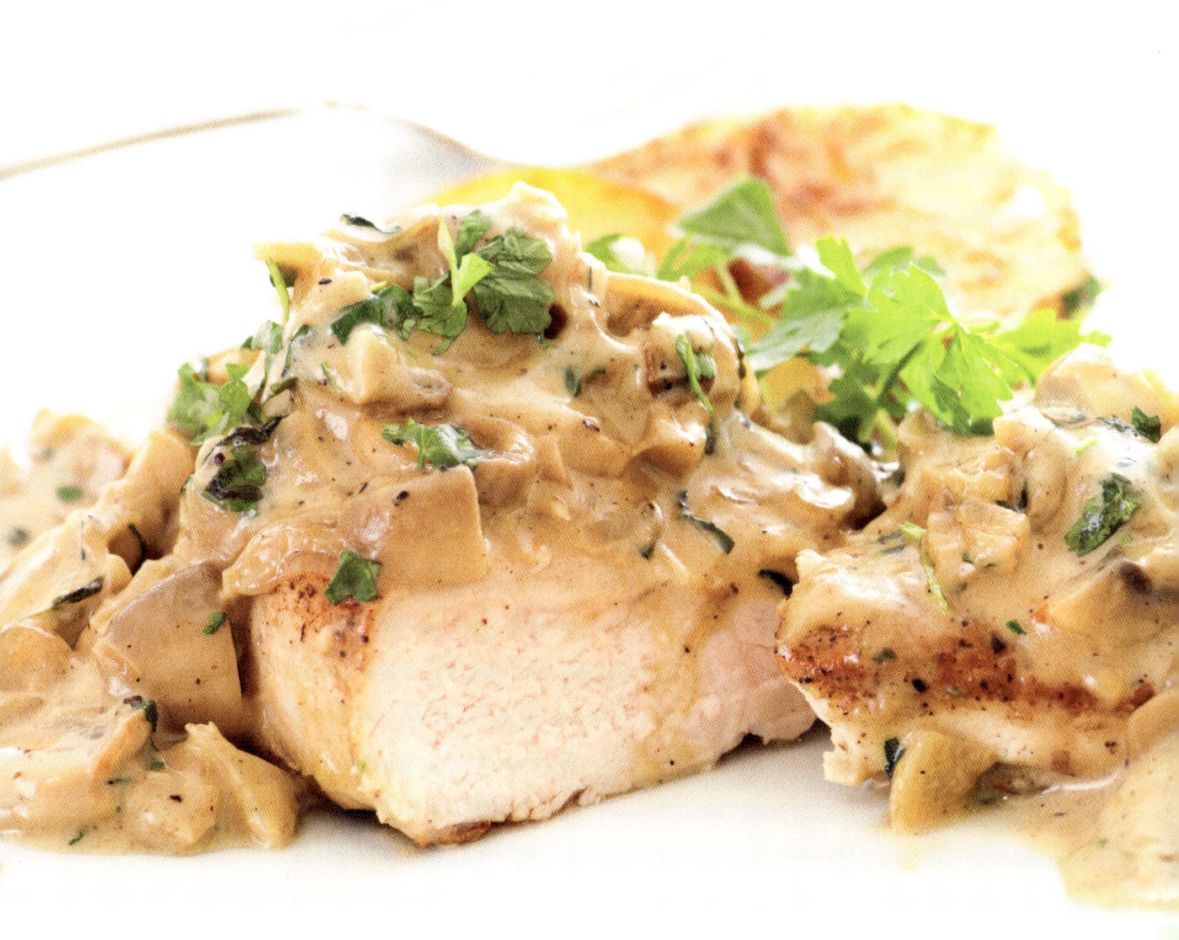

Putenröllchen mit Lauch

50 g E, 30 g F, 7 g KH

🕐 **35 MINUTEN**

Zutaten für 1 Portion

1 Putenschnitzel (ca. 150 g)

Salz, Pfeffer

1 EL körniger Senf

1 Stange Lauch

50 g Feta

1 EL Rapsöl

1 großer EL Crème fraîche (ca. 20 g)

1. Das Putenschnitzel vorsichtig flach drücken, sodass ein ca. 20 x 12 cm großes Stück entsteht. Mit Salz und Pfeffer würzen und mit Senf bestreichen.

2. Den Lauch putzen und gründlich waschen. Vom weißen Ende 10 cm abschneiden, halbieren und eine Hälfte in feine Streifen schneiden. Den restlichen Lauch in Scheiben schneiden. Den Feta in Streifen schneiden. Das Putenschnitzel mit den Lauch- und Fetastreifen belegen und fest aufrollen. Mit Zahnstochern fixieren.

3. Das Rapsöl in einem beschichteten Topf erhitzen und die Putenrolle von allen Seiten scharf anbraten. Mit 100 ml Wasser aufgießen und zugedeckt bei schwacher Hitze 25 Minuten schmoren lassen. Ein paar Mal den Flüssigkeitsstand überprüfen und eventuell etwas Wasser nachgießen. Die Rolle herausnehmen und in Alufolie gewickelt warm stellen.

4. Die Lauchscheiben in den Bratensatz geben, eventuell etwas Wasser dazugießen und 4 bis 5 Minuten garen, bis sie weich sind. Mit Salz und Pfeffer abschmecken. Die Crème fraîche unterrühren und mit Salz und Pfeffer abschmecken. Das Gemüse auf einem Teller anrichten und das Putenröllchen darauflegen.

Hähnchenbrust mit Pfifferlingen

63 g EW, 26 g F, 2 g KH

🕐 **20 MINUTEN**

Zutaten für 1 Portion

400 g frische Pfifferlinge

1 Hähnchenbrustfilet
(ca. 200 g)

Salz, Pfeffer

1 EL Olivenöl

15 g Butter

25 g gewürfelter Schinken

3 EL fein gehackte Petersilie

1. Die Pfifferlinge mit einer weichen Bürste vorsichtig putzen. Größere Pilze halbieren oder vierteln. Das Hähnchenbrustfilet quer durchschneiden und die beiden Schnitzel vorsichtig flach drücken, anschließend salzen und pfeffern. Das Olivenöl in einer Pfanne erhitzen und die Hähnchenschnitzel von beiden Seiten goldgelb braten. In Alufolie gewickelt warm stellen.

2. Die Butter in einer großen Pfanne erhitzen, die Schinkenwürfel und 2 EL gehackte Petersilie dazugeben und kurz andünsten. Die Pfifferlinge in die Pfanne geben und bei starker Hitze unter Rühren anbraten, bis sie Wasser ziehen. Mit Salz und Pfeffer abschmecken.

3. Hähnchenschnitzel und Pfifferlinge anrichten und mit der restlichen Petersilie bestreut servieren.

Info:

Pfifferlingsaison ist von Juni bis November. Aber auch außerhalb der Saison gibt es sie getrocknet (ca. 1 Stunde einweichen lassen) oder im Glas. Frische Pilze sind natürlich aromatischer. Sie sollten die gleiche Größe haben und trocken sein. Kaufen Sie Pfifferlinge am besten in Spankörben oder Papiertüten. In Plastiktüten schwitzen sie und verderben schnell.

Hähnchenbrust im Speckmantel

50 g E, 29 g F, 10 g KH

🕐 **30 MINUTEN**

Zutaten für 1 Portion

75 g grüne Bohnen, Salz
100 g Cocktailtomaten
5 schwarze entsteinte Oliven
1 Knoblauchzehe
2 getrocknete Tomaten
1 TL fein gehackter Rosmarin
Pfeffer
1 Hähnchenbrustfilet
(ca. 180 g)
2 Scheiben Frühstücksspeck
1 EL Olivenöl
50 ml Geflügelfond
aus dem Glas oder
Geflügelbrühe (instant)

1. Die Bohnen putzen und in Salzwasser 15 Minuten bissfest garen.

2. Die Tomaten waschen und vierteln. Die Oliven in Ringe schneiden. Den Backofen auf 180° vorheizen.

3. Die Knoblauchzehe abziehen und fein hacken. Die getrockneten Tomaten klein würfeln, mit Knoblauch, Rosmarin, Salz und Pfeffer vermischen und das Hähnchenbrustfilet darin wälzen.

4. Die Speckscheiben nebeneinander auslegen und das Fleisch schräg darin einwickeln, sodass die Oberfläche bedeckt ist und die Gewürze nicht herausfallen können. Mit zwei Zahnstochern fixieren. Das Olivenöl in einer ofenfesten Pfanne erhitzen, die Hähnchenbrust von beiden Seiten scharf anbraten, herausnehmen und beiseitestellen. Bohnen, Tomaten und Oliven in die Pfanne geben und etwa 2 Minuten andünsten.

5. Mit dem Fond oder der Brühe ablöschen und mit Salz und Pfeffer abschmecken. Die Hähnchenbrust wieder in die Pfanne geben und im vorgeheizten Backofen 20 Minuten fertiggaren.

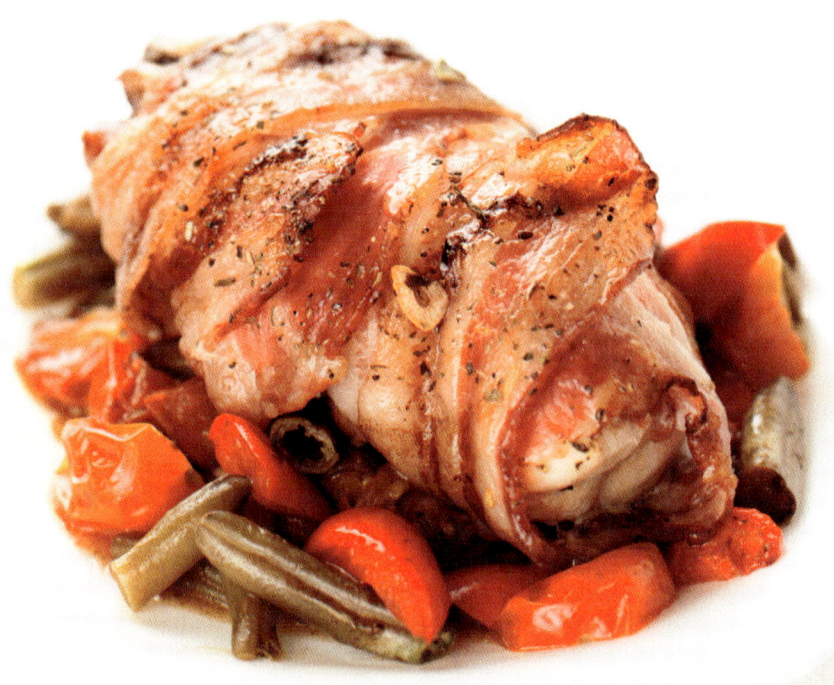

Gefüllte Hähnchenbrust

56 g E, 25 g F, 12 g KH

🕐 **15 MINUTEN**, zuzüglich ca. 3 Stunde
Auftauzeit und 50–60 Minuten Garzeit

Zutaten für 1 Portion

50 g tiefgekühlter Blattspinat

1 Hähnchenbrustfilet
(ca. 180 g)

Salz, Pfeffer

30 g Feta

1 Fleischtomate (ca. 200 g)

1 kleiner Zucchino (ca. 250 g)

5 schwarze entsteinte Oliven

1 Zweig Rosmarin

1 EL Olivenöl

1. Den Backofen auf 180 °C vorheizen.

2. In den dickeren Teil des Hähnchenbrustfilets mit einem scharfen Messer eine tiefe Tasche schneiden. Innen und außen mit Salz und Pfeffer würzen.

3. Den Feta würfeln, den Spinat gut ausdrücken. Beides in die Hähnchenbrust füllen und die Öffnung mit Zahnstochern fixieren.

4. Die Fleischtomate und den Zucchino waschen, Stielansätze entfernen und beides in Scheiben schneiden. Eine feuerfeste Form dünn mit Olivenöl einpinseln. Die Hähnchenbrust mit der Naht nach unten hineinlegen und das Gemüse, die Oliven und den Rosmarinzweig rundherum verteilen. Mit dem restlichen Olivenöl beträufeln.

5. Im vorgeheizten Backofen für 50 bis 60 Minuten braten, bis die Hähnchenbrust schön goldgelb ist.

Hähnchennuggets mit Curry-Minze-Gurken

48 g E, 30 g F, 11 g KH

🕐 **25 MINUTEN**

Zutaten für 1 Portion

1 Hähnchenbrust (ca. 180 g)

1 Bund Frühlingszwiebeln

1 Salatgurke (250 g vorbereitet gewogen)

3 Stängel frische Minze

1 EL Rapsöl

1 EL Currypulver

1 kleine Dose Kokosmilch (160 ml)

Salz, Pfeffer

30 g Crème fraîche

1. Die Hähnchenbrust in mundgerechte Stücke schneiden. Die Frühlingszwiebeln abziehen und in Ringe schneiden. Dabei viel vom dunkelgrünen Teil verwenden. Die Salatgurke schälen, längs halbieren und mit einem Teelöffel die Kerne herausschaben. In Scheiben schneiden. Die Minze waschen, gut trocken schütteln und die Blätter von den Stielen zupfen. In sehr feine Streifen schneiden. Einige Blätter zur Dekoration beiseitelegen.

2. Das Rapsöl in einer tiefen Pfanne erhitzen und die Nuggets zusammen mit den Frühlingszwiebeln kurz scharf anbraten. Mit dem Currypulver bestäuben und kurz mitrösten. Die Gurken dazugeben und unter Rühren 1 Minute braten.

3. Die Kokosmilch angießen und bei schwacher Hitze für 6 bis 7 Minuten köcheln lassen, bis eine sämige Sauce entstanden ist. Kurz vor Ende der Kochzeit die Minze dazugeben. Vorsichtig mit Salz abschmecken (das Curry bringt schon viel Würze mit) und die Crème fraîche unterziehen. Mit den übrigen Minzeblättchen dekoriert servieren.

Marinierte Hähnchenkeulen mit Salat

39 g E, 34 g F, 10 g KH

🕐 **45 MINUTEN,**
zuzüglich 1 Stunde Marinierzeit

Zutaten für 1 Portion

2 Knoblauchzehen

2 EL Tomatenmark

½ TL getrocknete und zerstoßene Chilischoten (oder Cayennepfeffer)

2 EL Zitronensaft

1 EL Honig

2 EL Olivenöl

3 Hähnchenkeulen (nur Unterschenkel)

1 Bund Frühlingszwiebeln

50 g Eisbergsalat

100 g Salatgurke

1 Tomate

2 EL Apfelessig

Salz, Pfeffer

1. Die Knoblauchzehen abziehen und durch eine Knoblauchpresse pressen. Mit Tomatenmark, Chili, Zitronensaft, Honig und 1 EL Olivenöl verrühren. Die Hähnchenkeulen dünn mit der Marinade bestreichen und zugedeckt 1 Stunde ziehen lassen.

2. Den Backofen auf 180 °C vorheizen. Die Hähnchenkeulen in einer feuerfesten Form oder auf einem mit Alufolie ausgelegten Backblech 30 Minuten im Ofen braten, bis sie schön kross sind. Dabei 2- bis 3-mal wenden. In der Zwischenzeit für den Salat die Frühlingszwiebeln waschen, abziehen und in dünne Ringe schneiden. Die Salatblätter waschen und gut trocken schütteln. Etwa 10 cm von einer Salatgurke waschen, vierteln und in Scheiben schneiden, die Tomate waschen und achteln.

3. Aus Apfelessig, Salz, Pfeffer und dem restlichen Olivenöl eine Marinade bereiten und die Salatzutaten einzeln darin wenden. Auf einem Teller anrichten und die Hähnchenkeulen dazulegen. Die restliche Marinade als Sauce getrennt dazu reichen.

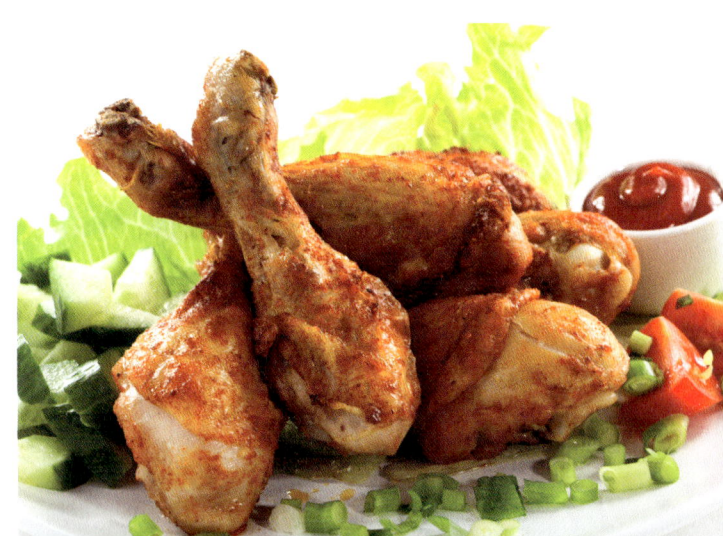

Von Wiese und Wald

Im Rahmen der 2-Tage-Diät sind große Fleischportionen erlaubt, denn sie gewährleisten die nötige Versorgung mit Proteinen. Tierisches Eiweiß gilt als besonders wertvoll, weil es vom Körper am besten aufgenommen und weiterverarbeitet werden kann. Sie müssen nicht befürchten, dass sich bei nur einer Mahlzeit pro Tag der Fleischverzehr gleich negativ auf Ihre Gesundheit auswirkt – ganz im Gegenteil. Bei den Rezepten haben wir darauf geachtet, dass Sie mit dem erwünschten Eiweiß nicht noch zusätzlich unnötig viel Fett zu sich nehmen. Deshalb finden bei den Zutaten stets die fettarmen Teile von Schwein, Rind und Co. Verwendung.

Auch Kaninchen und Lamm sind mittlerweile in vielen Supermärkten erhältlich. Sie sind eine wertvolle Bereicherung für den Speiseplan, denn sie enthalten viel Eiweiß und sind so fettarm wie Geflügel.

Wild könnte ebenfalls ruhig öfter auf den Tisch. Es ist zwar immer noch relativ teuer, aber bei zwei Diättagen pro Woche sparen Sie nicht nur Kalorien, sondern auch die Kosten für vier Mahlzeiten ein.

EIWEISS-, FETT- UND KOHLENHYDRATGEHALT PRO 100 G

	E	F	KH
Schweinefilet	22	2	0
Schweineschnitzel	22	2	0
Rinderfilet	22	4	0
Rumpsteak	22	5	0
Rehfilet	22	4	0
Kalbsschnitzel	21	2	0
Kaninchen	21	2	0
Hirschmedaillon	21	3	0
Lammfilet	20	3	0
Kalbsleber	19	4	4

Schweinemedaillons mit Pilzen und Oliven

52 g E, 32 g F, 3 g KH

🕐 **20 MINUTEN**

Zutaten für 1 Portion

3–4 Schweinefiletmedaillons
(ca. 200 g)

Salz, Pfeffer

150 g Champignons

4 schwarze entsteinte Oliven

1 EL Olivenöl

15 g Butter

1 EL gehacktes Basilikum

1. Die Schweinefiletmedaillons, wenn nötig, vorsichtig flach drücken, sodass sie gleich dick sind. Dann salzen und pfeffern.

2. Die Champignons mit Küchenpapier abreiben, die braunen Füßchen eventuell entfernen. Größere Pilze vierteln, kleinere halbieren. Die Oliven in Scheiben schneiden.

3. Das Olivenöl in einer beschichteten Pfanne erhitzen und die Medaillons von beiden Seiten je nach Dicke 2 bis 3 Minuten goldbraun anbraten. Anschließend herausnehmen und auf einem vorgewärmten Teller anrichten.

4. Die Butter in das Bratfett geben, stark erhitzen und die Champignons unter Rühren 1 Minute anbraten. Zum Fleisch geben und mit den Olivenscheiben und dem gehackten Basilikum bestreut servieren.

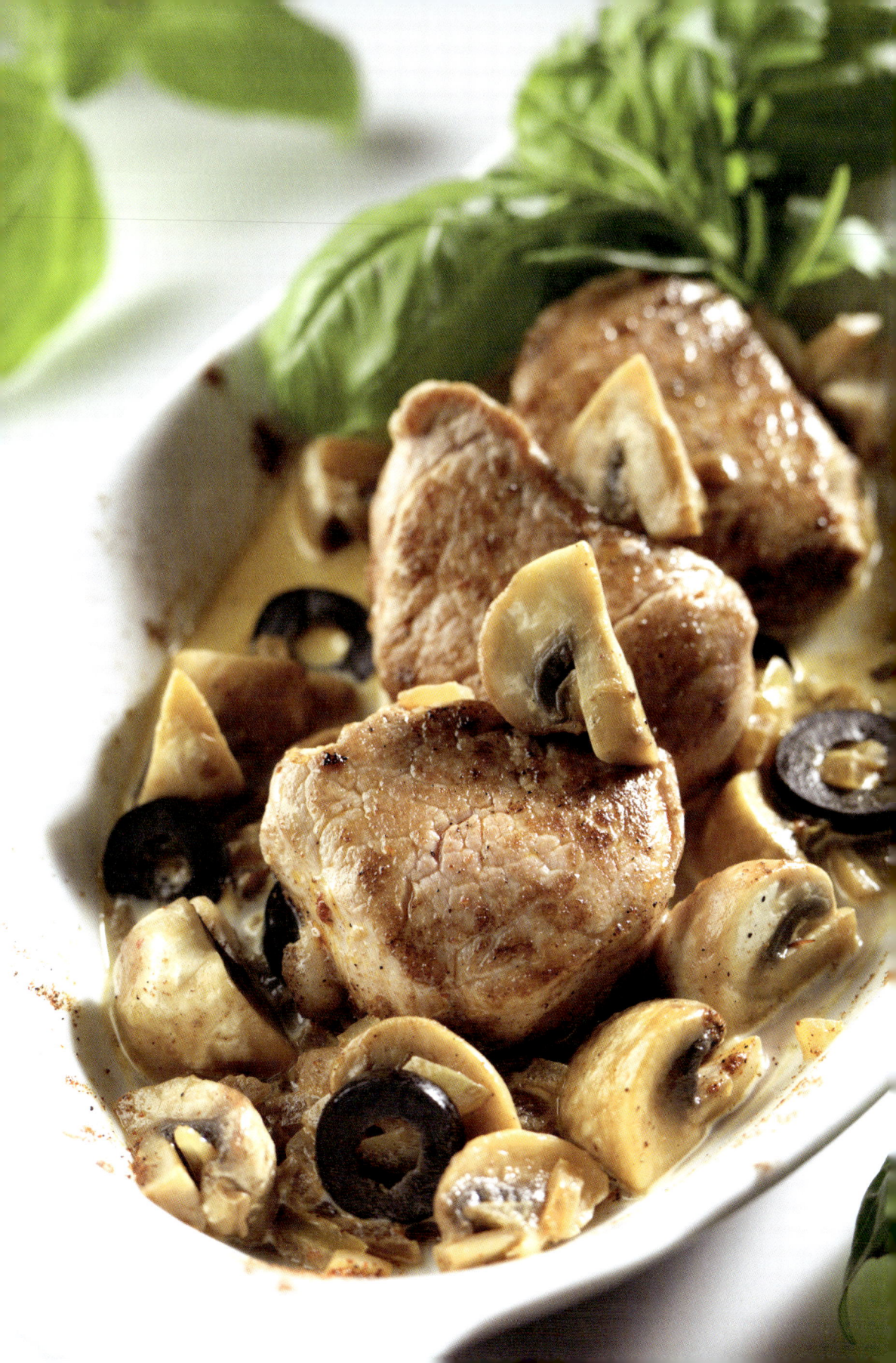

Schweinefilets mit Sellerie und Nüssen

51 g E, 29 g F, 9 g KH

⏲ **25 MINUTEN**

Zutaten für 1 Portion

3–4 Stängel Staudensellerie (ca. 250 g)

100 ml Gemüsebrühe (instant)

25 g Walnusskerne

3–4 Scheiben Schweinefilet (ca. 200 g)

Salz, Pfeffer

1 EL Olivenöl

1–2 TL Zitronensaft

1. Die Stängel des Staudenselleries gründlich waschen, putzen und, wenn nötig, dünn abschälen. Etwas vom zarten Grün fein hacken und beiseitelegen. Die Selleriestangen zugedeckt in der Gemüsebrühe etwa 8 bis 10 Minuten dämpfen, bis sie weich sind.

2. Die Walnusskerne grob hacken. Die Schweinefilets vorsichtig flach drücken, sodass sie gleich dick sind. Dann salzen und pfeffern.

3. Die Walnusskerne in einer beschichteten Pfanne ohne zusätzliches Fett rösten, bis sie aromatisch duften.

4. Das Olivenöl in der Pfanne erhitzen und die Schweinefilets von jeder Seite 2 bis 3 Minuten goldbraun anbraten. Mit ein wenig Wasser ablöschen und den Bratensaft einkochen lassen.

5. Das Selleriegemüse mit Salz, Pfeffer und Zitronensaft abschmecken und das Selleriegrün unterrühren. Auf einem Teller anrichten, die Filets darauflegen und mit den gerösteten Walnusskernen bestreut servieren.

Schweineschnitzel mit Pesto

44 g E, 34 g F, 4 g KH

🕐 **15 MINUTEN**

Zutaten für 1 Portion

1 mittelgroße Tomate

2 Scheiben Frühstücksspeck

1 Schweineschnitzel (ca. 180 g)

Salz, Pfeffer

1 EL Olivenöl

2 EL Pesto (aus dem Glas)

1. Die Tomate waschen, halbieren und die Stielansätze herausschneiden. Das Fruchtfleisch würfeln. Die Frühstücksspeckscheiben mit einem scharfen Messer klein würfeln.

2. Das Schweineschnitzel vorsichtig flach drücken, anschließend salzen und pfeffern.

3. Das Olivenöl in einer beschichteten Pfanne erhitzen und das Schnitzel von beiden Seiten etwa 3 Minuten anbraten, bis es schön hellbraun ist. Herausnehmen und auf einem Teller warm halten.

4. Die Speckwürfel in die Pfanne geben und so lange rühren, bis sie knusprig sind. Die Tomaten dazugeben und unter ständigem Rühren zu einem leichten Mus einkochen lassen. Das Pesto locker unterheben. Dann die Sauce über das Schnitzel gießen.

Variante:

Sie können statt des Schweineschnitzels auch ein etwa 180 g schweres Putenschnitzel oder ein 160 g schweres Rindersteak nehmen. Sie entsprechen ebenfalls den geforderten 500 Kalorien.

Hackfleischbällchen in Tomatensauce

46 g E, 28 g F, 16 g KH

⏱ **25 MINUTEN**

Zutaten für 1 Portion

1 kleine Zwiebel

1 Knoblauchzehe

20 g getrocknete Tomaten

150 g Rinderhack vom Filet

1 TL Paprikapulver edelsüß oder rosenscharf, je nach Geschmack

Salz, Pfeffer

1 EL gemahlene Mandeln

1 Ei, Größe M

1 EL Olivenöl

250 ml passierte Tomaten

1–2 EL Balsamessig

1 EL fein gehackter Dill

1. Die Zwiebel abziehen und sehr fein hacken. Die Knoblauchzehe abziehen und durch eine Knoblauchpresse drücken.

2. Die getrockneten Tomaten in sehr kleine Würfelchen schneiden. Alle Zutaten mit Rinderhack, Paprikapulver, Salz, Pfeffer, gemahlenen Mandeln und Ei zu einem geschmeidigen Teig verkneten. Mit feuchten Händen 10 walnussgroße Bällchen formen.

3. Das Olivenöl in einer tiefen beschichteten Pfanne erhitzen und die Bällchen rundherum bei schwacher Hitze in 5 bis 6 Minuten goldbraun anbraten. Herausnehmen und beiseitestellen.

4. Die passierten Tomaten in das Bratfett gießen und aufkochen lassen. Mit Salz, Pfeffer und Balsamessig abschmecken. Die Bällchen in die Tomatensauce geben und für 2 Minuten bei schwacher Hitze ziehen lassen. Mit Dill bestreut servieren.

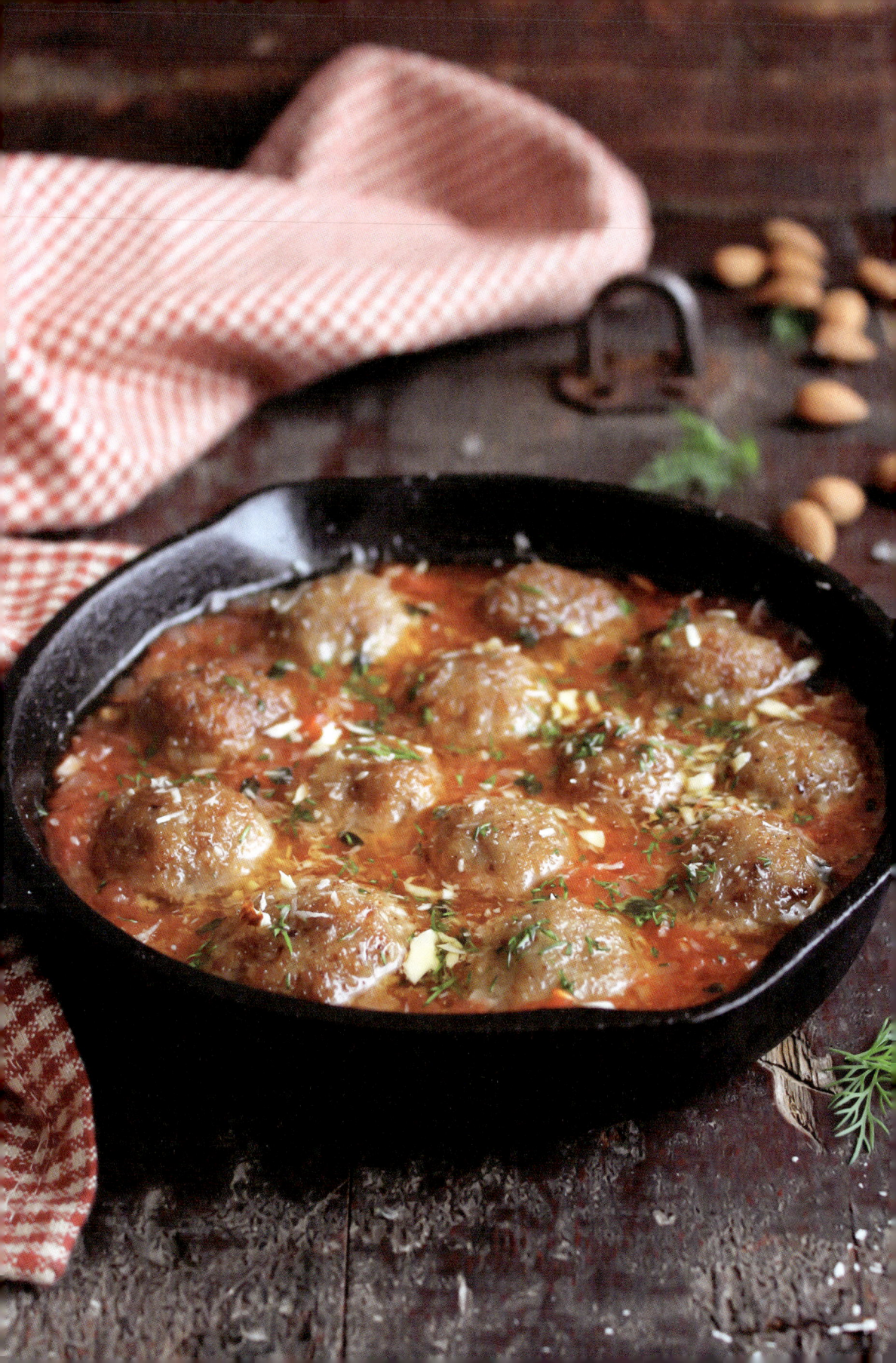

Schweineschnitzel mit Roquefort

47 g E, 32 g F, 5 g KH

🕐 **20 MINUTEN,** zuzüglich c
3 Stunden Auftauzeit für den Spi

Zutaten für 1 Portion

1 kleine Zwiebel

1 Knoblauchzehe

2 TL Rapsöl

200 g Blattspinat (TK)

40 g Roquefort

20 g Crème fraîche

1 Schweineschnitzel
(ca. 150 g)

Salz, Pfeffer

1. Zwiebel und Knoblauchzehe abziehen und klein würfeln. 1 TL Rapsöl in einem kleinen Topf erhitzen und Zwiebel und Knoblauch darin anschwitzen. Den Spinat dazugeben und erhitzen. Warm halten.

2. Den Käse mit einer Gabel zerdrücken und mit der Crème fraîche glatt rühren.

3. Das Schnitzel salzen und pfeffern. Den restlichen TL Rapsöl in einer beschichteten Pfanne erhitzen und das Schnitzel von beiden Seiten 3 Minuten anbraten.

4. Herausnehmen und den Bratensatz mit ein wenig Wasser ablöschen. Die Pfanne vom Herd nehmen und die Roquefort-Creme einrühren.

5. Das Schnitzel auf einem Teller anrichten, mit der Sauce bedecken und den Spinat dazureichen.

Hackfleisch-Gemüse-Ragout

49 g E, 25 g F, 19 g KH

🕐 **25 MINUTEN**

Zutaten für 1 Portion

1 kleine Zwiebel

1 Knoblauchzehe

1 rote Paprikaschote
(ca. 150 g)

1 kleiner Kohlrabi (ca. 150 g)

3 Tomaten (ca. 250 g)

1 EL Olivenöl

150 g Rinderhackfleisch
vom Filet

Salz, Pfeffer

je 1 TL getrockneter
Majoran und Oregano

50 g Mozzarella

1. Zwiebel und Knoblauchzehe abziehen und fein hacken. Die Paprikaschote waschen, putzen und in Rauten schneiden. Den Kohlrabi schälen und in feine Stifte schneiden. Die Tomaten heiß überbrühen, abziehen, halbieren, die Stielansätze herausschneiden und entkernen. Das Fruchtfleisch würfeln.

2. Das Olivenöl in einer Pfanne gut erhitzen. Das Hackfleisch hineingeben, mit dem Kochlöffel zerteilen und unter Wenden anbraten, bis der Saft verdampft und das Fleisch krümelig ist und es beginnt, braun zu werden.

3. Zwiebel und Knoblauch dazugeben und kurz mitbraten. Das Gemüse unterheben und mit Salz, Pfeffer, Majoran und Oregano kräftig würzen. Zugedeckt 6 bis 7 Minuten dünsten.

4. Den Mozzarella in Würfel schneiden, unterheben und kurz im Ragout erwärmen.

Hirschmedaillons mit Pilzen

49 g E, 33 g F, 5 g KH

🕐 **55 MINUTEN**

Zutaten für 1 Portion

2 Hirschmedaillons
(insgesamt ca. 180 g)

Salz, Pfeffer, 1 TL Rapsöl

150 g Brokkoli (frisch
oder tiefgekühlt)

200 g frische Pilze (z.B.
Pfifferlinge, Steinpilze
oder Kräuterseitlinge)

20 g Butter

10 g Mandelblättchen

1. Den Backofen auf 80° vorheizen. Die Medaillons mit Salz und Pfeffer würzen. Das Rapsöl in einer beschichteten Pfanne erhitzen und die Medaillons von jeder Seite 2 Minuten anbraten. In Alufolie wickeln und 45 Minuten im Backofen auf der mittleren Schiene fertiggaren. Die Pfanne mit dem Bratensatz beiseitestellen.

2. In der Zwischenzeit den Brokkoli in Salzwasser bissfest garen. Durch ein Sieb abgießen und warm stellen. Die Pilze putzen und mit Küchenpapier vorsichtig abreiben. In mundgerechte Stücke schneiden.

3. Den Bratensatz mit etwas Wasser loskochen und die Hälfte der Butter in kleinen Flocken nach und nach mit einem Schneebesen einrühren, sodass eine glänzende Sauce entsteht.

4. Kurz vor Ende der Garzeit des Fleisches die andere Hälfte der Butter in einer beschichteten Pfanne erhitzen und die Pilze bei starker Hitze 2 bis 3 Minuten anbraten. Mit Salz und Pfeffer würzen.

5. Die Sauce als Spiegel auf einen Teller gießen, Gemüse, Pilze und Hirschmedaillons darauf anrichten und mit den Mandelblättchen bestreut servieren.

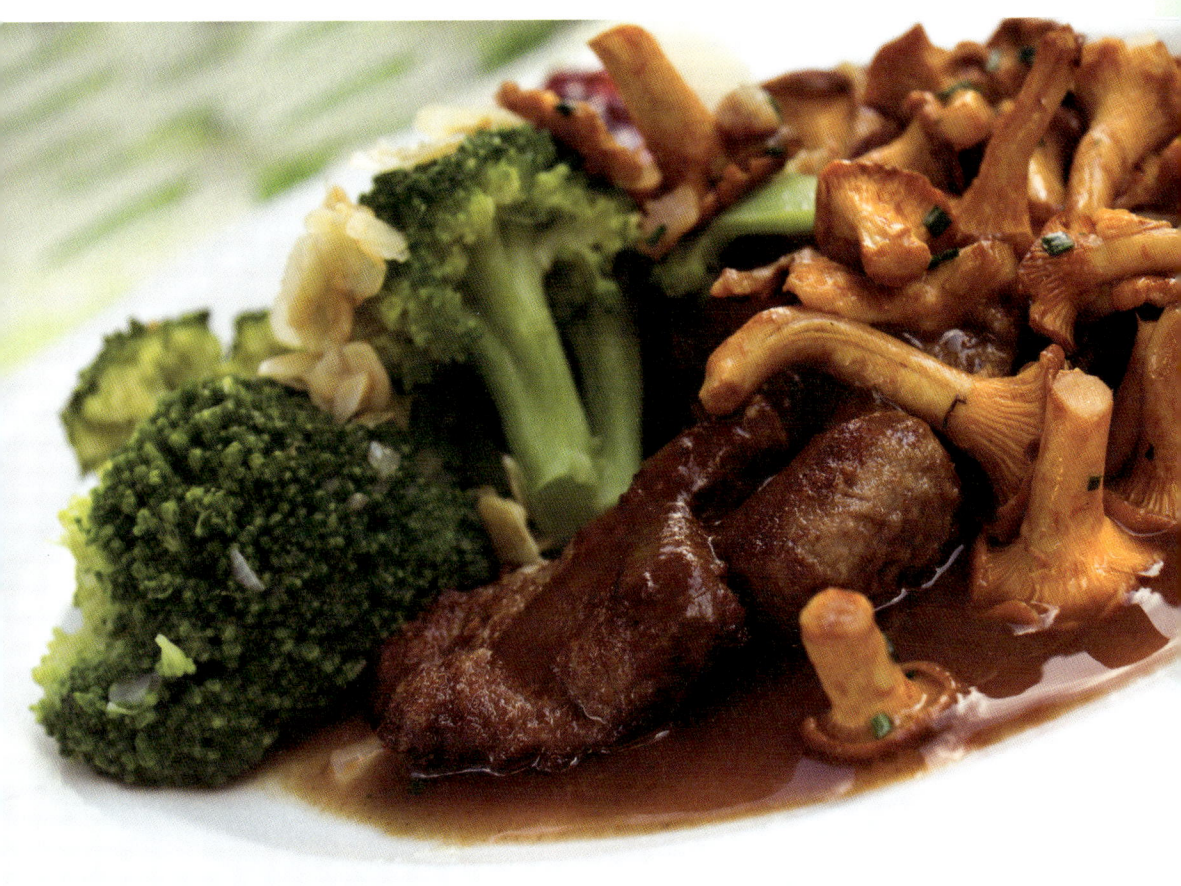

Schweinefilets mit Tomaten-Kapern-Sauce

53 g E, 15 g F, 9 g KH

🕐 **20 MINUTEN**

Zutaten für 1 Portion

3–4 Scheiben Schweinefilet (ca. 200 g)

Salz, Pfeffer

1 Bund Frühlingszwiebeln

1 EL Rapsöl

25 g Schinkennuggets

1 EL Tomatenmark

½ Dose stückige Tomaten (200 g)

40 g Kapernäpfel

1 EL gehackte Petersilie

1. Die Filets, wenn nötig, vorsichtig flach drücken, sodass sie gleich dick sind. Anschließend salzen und pfeffern. Die Frühlingszwiebeln abziehen und in feine Scheiben schneiden.

2. Das Rapsöl in einer beschichteten Pfanne erhitzen und die Filets, je nach Stärke, 2 bis 3 Minuten goldbraun anbraten. Dann herausnehmen und in Alufolie gewickelt warm stellen.

3. Die Frühlingszwiebeln und Schinkennuggets (magere, rohe Schinkenwürfel) unter Rühren im Bratfett anbraten.

4. Das Tomatenmark dazugeben und kurz mitanbraten, damit es sein Aroma entwickeln kann. Die Tomaten aus der Dose einrühren und sämig einkochen lassen. Mit Salz und Pfeffer abschmecken. Die Stiele der Kapernäpfel entfernen, die Früchte halbieren oder vierteln und in der Sauce kurz warm werden lassen.

5. Die Filets auspacken, auf einem Teller anrichten, mit der Sauce übergießen und mit Petersilie bestreut servieren.

....

Tipp:

Die andere Hälfte der Tomaten aus der Dose können Sie für die Aubergine mit Paprika aus dem Ofen auf Seite 271 verwenden.

....

Rumpsteak mit gedünsteten Schalotten

42 g E, 32 g F, 12 g KH

🕐 **30 MINUTEN**

Zutaten für 1 Portion

125 g Schalotten
1 Rumpsteak (ca. 170 g)
Salz, Pfeffer
1 EL Rapsöl
1 EL Butter
1 TL Zucker
100 ml Rinderfond
(aus dem Glas)
1 EL scharfer Dijonsenf
1 EL Crème fraîche
1 EL gehackte Petersilie

1. Die Schalotten abziehen und je nach Größe längs vierteln oder achteln. Das Steak salzen und pfeffern.

2. Das Öl in einer beschichteten Pfanne stark erhitzen und das Steak auf jeder Seite 2 Minuten scharf anbraten. Die Hitze reduzieren und je nach Dicke weitere 2 bis 4 Minuten fertigbraten. Herausnehmen und in Alufolie gewickelt warm stellen.

3. Die Butter in das Bratfett geben und die Schalotten glasig dünsten. Den Zucker darüberstreuen und karamellisieren lassen. Den Fond angießen und bei mittlerer Hitze einkochen lassen, bis eine sämige Sauce entstanden ist. Senf und Crème fraîche einrühren und mit Salz und Pfeffer abschmecken.

4. Das Rumpsteak in die Sauce legen und zugedeckt bei schwacher Hitze 5 Minuten ziehen lassen. Mit Petersilie bestreut servieren.

Pfeffersteak mit Tomaten-Minze-Salat

41 g E, 34 g F, 8 g KH

🕐 **20 MINUTEN**

Zutaten für 1 Portion

200 g Cocktail-Rispentomaten

2 Zweige frische Minze

1 EL Apfelessig

Salz, schwarzer Pfeffer aus der Mühle

1 EL Olivenöl

1 TL grüner Pfeffer

1 TL Rosa Beeren

25 g Salatmayonnaise (50 % Fett)

2 Filetsteaks (ca. 180 g)

1 TL Rapsöl

etwas grobes Meersalz

1. Die Rispentomaten waschen und in Spalten schneiden. Die Minzeblättchen von den Stielen zupfen und in Streifen schneiden. Aus Apfelessig, Salz, Pfeffer und Olivenöl eine Marinade anrühren und die Tomaten und die Minze darin zugedeckt ziehen lassen.

2. In der Zwischenzeit den grünen Pfeffer und die Rosa Beeren in einem Mörser grob zerkleinern. Die Hälfte davon mit der Mayonnaise vermischen.

3. Die Filetsteaks vorsichtig mit dem Handballen flach drücken, sodass sie gleich dick sind. Eine kleine beschichtete Pfanne mit dem Rapsöl auspinseln, erhitzen und die Steaks von beiden Seiten 2 bis 5 Minuten (je nach Vorliebe »rare«, »medium« oder »well done«) anbraten. Dabei öfter wenden.

4. Die Steaks auf einen Teller geben und die Mayonnaise daneben anrichten. Mit dem restlichen Gewürz und etwas grobem Meersalz bestreuen. Den Salat getrennt dazureichen.

5. Hinweis: Rosa Beeren werden gerne mit rotem Pfeffer verwechselt. Die Beeren sehen ähnlich aus, sind aber weicher und haben einen milden, leicht süßlichen Geschmack. Sie sind besonders dekorativ auf Salat, können aber auch Fisch- und Fleischgerichten eine feine Würze geben.

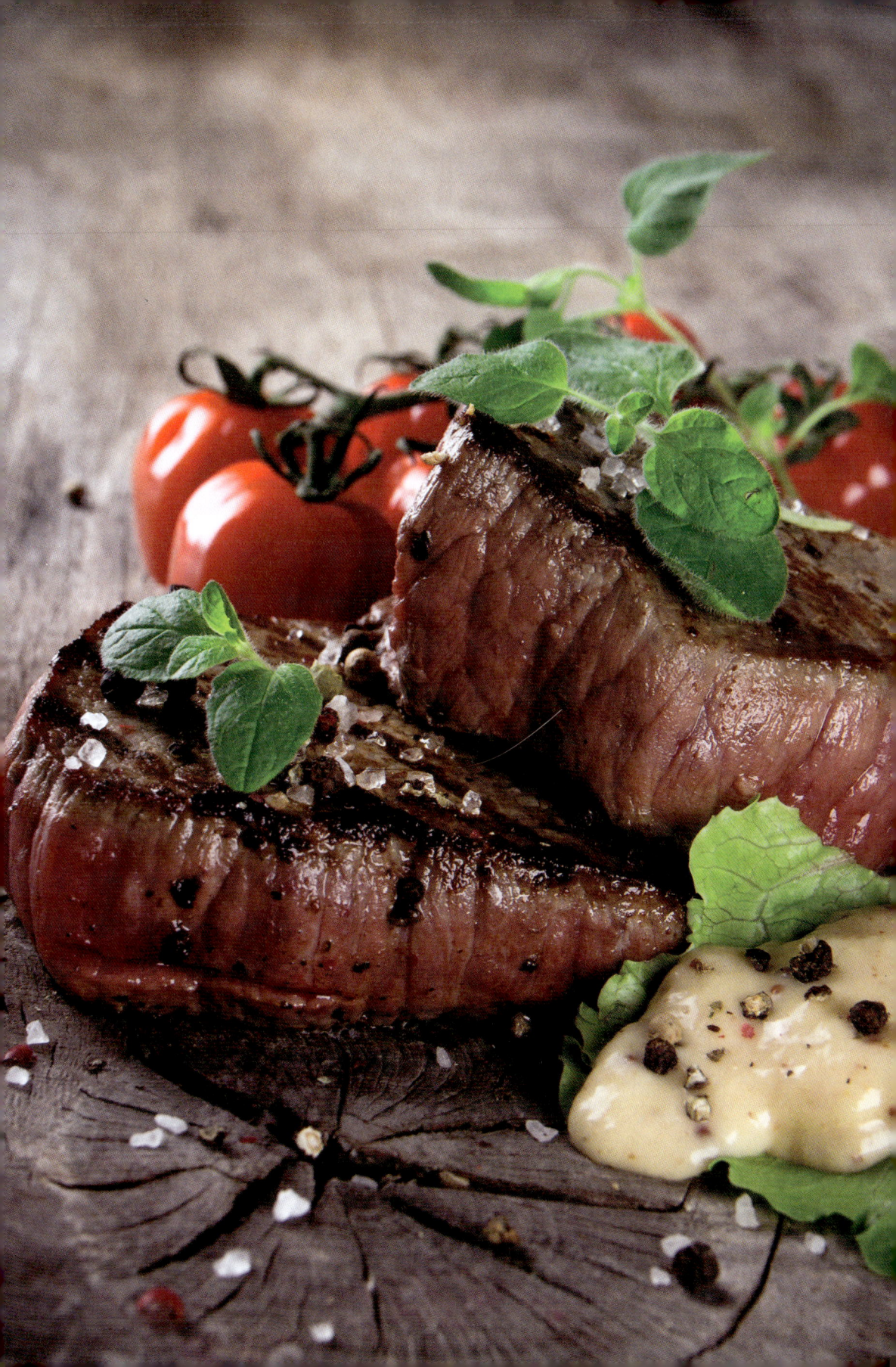

Kalbsschnitzel im Mandelmantel

50 g E, 27 g F, 11 g KH

🕐 55 MINUTEN

Zutaten für 1 Portion

1 kleine Salatgurke

1 Knoblauchzehe, Salz

100 ml Joghurt

1 EL Zitronensaft

1 Kalbsschnitzel (ca. 200 g)

Pfeffer

20 g gemahlene Mandeln

1 EL Rapsöl

1. Die Gurke schälen, längs halbieren und die Kerne mit einem Teelöffel herausschaben. Mit dem Gemüsehobel in dünne Scheibchen schneiden. Die Knoblauchzehe abziehen, durch die Knoblauchpresse direkt zu den Gurken geben. Salzen und zugedeckt ½ Stunde ziehen lassen, damit das Wasser austreten kann. Dann die Gurken mit den Händen ausdrücken und mit Joghurt vermischen. Mit Salz, Pfeffer und Zitronensaft abschmecken.

2. Das Schnitzel vorsichtig auf 1 cm Dicke flach drücken, salzen und pfeffern. Die gemahlenen Mandeln auf einem Teller verteilen und das Schnitzel mit beiden Seiten fest hineindrücken, sodass die Mandeln haften bleiben.

3. Das Rapsöl in einer beschichteten Pfanne erhitzen und das Schnitzel bei schwacher Hitze von beiden Seiten 2 bis 3 Minuten braten, bis es goldgelb und knusprig ist. Kurz auf Küchenpapier abtropfen lassen und mit dem Gurkensalat servieren.

Rinderfiletstreifen auf Shiitakepilzen mit Senfsahne

57 g E, 27 g F, 6 g KH

🕐 25 MINUTEN

Zutaten für 1 Portion

250 g Shiitakepilze
1 Rinderfilet (ca. 200 g)
Salz, Pfeffer
50 ml Sahne
2 EL scharfer Senf
1 EL süßer Senf
2 EL Schnittlauch in Röllchen

1. Den Backofen auf 200 °C vorheizen. Die Shiitakepilze mit Küchenpapier vorsichtig abreiben und die harten Stiele herausknipsen. Größere Pilze auseinanderbrechen (nicht schneiden!). Die Pilze in einer feuerfesten Form verteilen.

2. Das Rinderfilet in etwa 1 cm dicke Streifen schneiden, salzen, pfeffern und auf die Pilze legen. Die Sahne mit dem scharfen und süßen Senf verrühren und über das Fleisch gießen.

3. Im vorgeheizten Backofen 20 Minuten braten und zum Servieren mit Schnittlauch bestreuen.

Rindergeschnetzeltes mit Gemüse

53 g E, 25 g F, 13 g KH

⏱ **25 MINUTEN**

Zutaten für 1 Portion

1 Rinderfiletsteak (ca. 200 g)
1 Schalotte
1 rote Paprikaschote
100 g Champignons
1 kleine Lauchstange
2 EL Olivenöl
Salz, Pfeffer
10 Blätter frisches Basilikum

1. Das Steak in 1 cm breite Streifen schneiden. Die Schalotte abziehen und fein würfeln. Die Paprikaschote waschen, putzen und in Streifen schneiden. Die Champignons mit Küchenpapier vorsichtig abreiben, die Füßchen eventuell abschneiden. Die Champignons je nach Größe vierteln oder achteln. Die Lauchstange putzen, längs aufschlitzen und gründlich waschen. In Streifen schneiden.

2. Das Olivenöl in einem Wok oder in einer großen Pfanne erhitzen und zuerst die Schalottenwürfel mit den Fleischstreifen scharf anbraten, bis das Fleisch Farbe angenommen hat. Dann herausnehmen und beiseitestellen.

3. Paprika und Lauch in das Bratfett geben und 3 Minuten unter Rühren anbraten. Dann erst die Champignons dazugeben und eine weitere Minute unter Rühren braten. Das Fleisch wieder dazugeben, alles gut vermischen und noch kurz bei reduzierter Hitze ziehen lassen.

4. Die Basilikumblätter in Streifen schneiden und darüberstreuen.

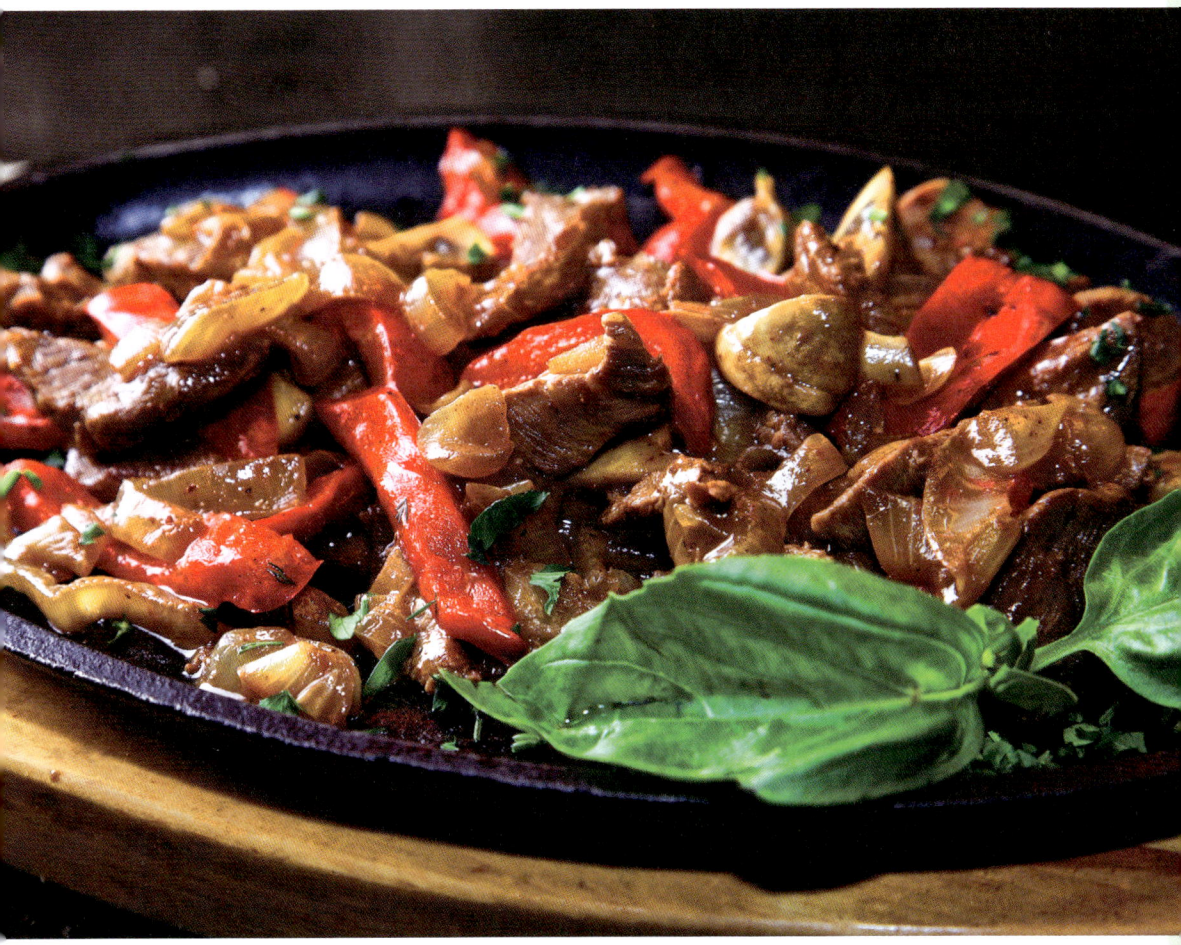

Streifen vom Kalbsschnitzel auf Salat

46 g E, 29 g F, 14 g KH

🕐 **20 MINUTEN**

Zutaten für 1 Portion

100 g Lollo rosso

100 g Tomate

75 g rote Zwiebel

1 EL Senf

2 EL Aceto balsamico

Salz, Pfeffer

1 EL Olivenöl

1 Kalbsschnitzel (ca. 200 g)

15 g Butter

1 TL Zucker

einige Blätter frisches Basilikum

1. Bereiten Sie zuerst den Salat vor: Die Salatblätter waschen, gut trocken schleudern und in mundgerechte Stücke zupfen. Die Tomate waschen, halbieren, die Stielansätze entfernen und in Spalten schneiden. Die Zwiebel abziehen und in feine Ringe schneiden.

2. In einer Schüssel den Senf mit Essig, Salz und Pfeffer verrühren und das Olivenöl mit einem Schneebesen einschlagen. Den Salat unterheben.

3. Das Kalbsschnitzel in etwa 1 cm breite Streifen schneiden, salzen und pfeffern. Die Butter in einer beschichteten Pfanne erhitzen und die Fleischstreifen nebeneinander hineinlegen. Unter gelegentlichem Rühren 4 Minuten kräftig anbraten. Mit Zucker bestreuen und 1 Minute weiterbraten, damit sie einen glänzenden Überzug erhalten.

4. Den Salat auf einem Teller anrichten und das Fleisch darauflegen. Den Bratensaft rundherum verteilen und mit den Basilikumblättern dekoriert servieren.

Variante

Wenn Sie mal keine Lust auf Salat haben, können Sie auch Chinakohl verwenden. Der ist ein wunderbarer Begleiter zu den Kalbsschnitzelstreifen. Und so geht es:

1 walnussgroßes Stück Ingwer

200 g Chinakohl
(etwa ½ Staude)

100 g Champignons

1 EL Rapsöl

1 TL Sesamsamen

1. Den Ingwer schälen und in kleine Würfel schneiden.

2. Den Chinakohl putzen und in Streifen schneiden.

3. Die Champignons mit Küchenpapier abreiben, die braunen Füßchen eventuell abschneiden und die Köpfchen in dünne Scheiben schneiden.

4. Das Rapsöl in einem Wok oder einer beschichteten Pfanne erhitzen, die Ingwerstückchen und die Sesamsamen anschwitzen. Die Champignons dazugeben und unter Rühren anbraten, bis sie Farbe bekommen haben. Den Chinakohl einrühren und mit etwa 100 ml Wasser aufgießen. Offen kochen lassen und gelegentlich umrühren, bis nahezu die gesamte Flüssigkeit verdunstet ist. Zugedeckt warm halten, dann das Kalbsschnitzel wie vorher beschrieben zubereiten.

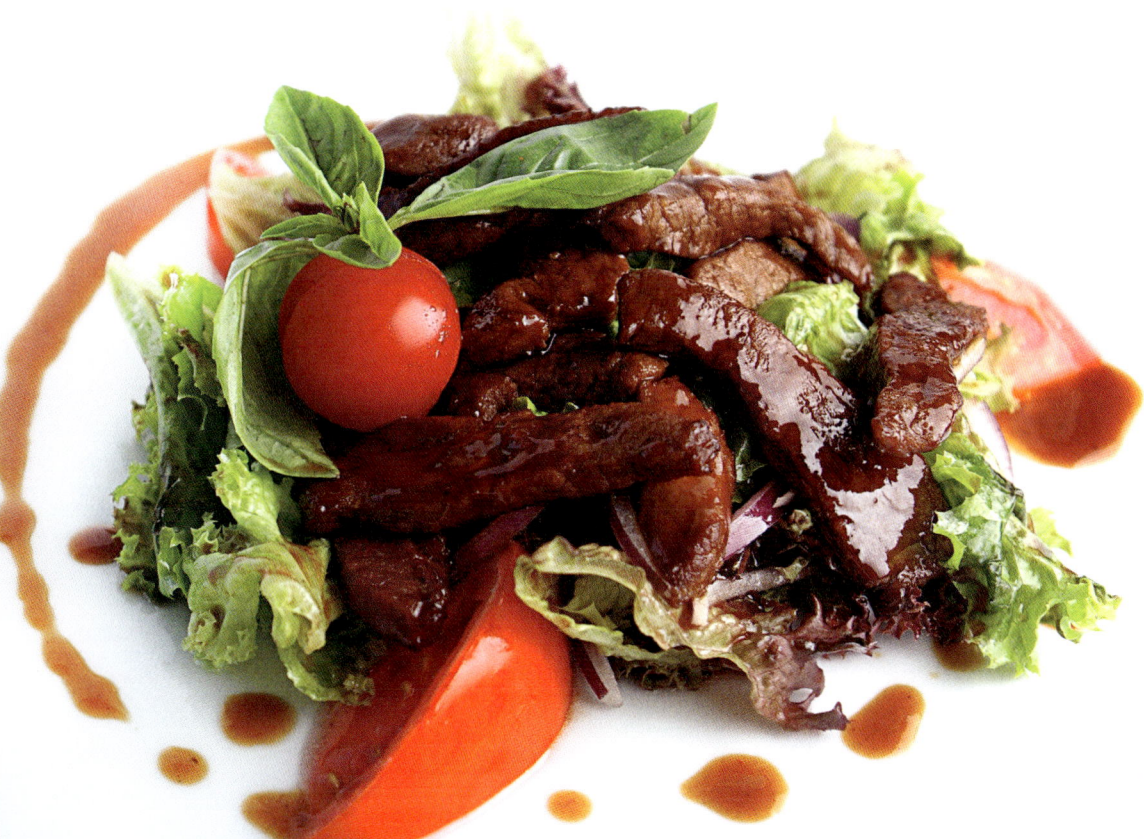

Lammfilet im Päckchen

53 g E, 28 g F, 9 g KH

🕐 **25 MINUTEN**, zuzüglich
30 Minuten Garzeit

Zutaten für 1 Portion

2 getrocknete Tomaten

50 g Schafskäse

½ TL getrocknete
Kräuter der Provence

1 Schalotte

1 Knoblauchzehe

1 kleiner Zucchino

1 Lammfilet (Lammlachs;
ca. 200 g)

1 EL Olivenöl, Salz, Pfeffer

1. Den Backofen auf 220 °C vorheizen. Die Tomaten in kleine Würfel schneiden. Den Schafskäse mit einer Gabel zerdrücken und mit Tomaten und Kräutern verkneten.

2. Die Schalotte und die Knoblauchzehe abziehen und in dünne Scheiben schneiden. Den Zucchino waschen, putzen und würfeln.

3. Das Fleisch in Würfel schneiden und in einer Schüssel mit Olivenöl, Schalotte, Knoblauch und Zucchiniwürfeln vermischen, mit Salz und Pfeffer würzen. Ein Stück Alufolie doppelt falten und an den Seiten hochschlagen. Die Fleisch-Gemüse-Mischung daraufgeben und den gewürzten Schafskäse darüberkrümeln.

4. 2 EL Wasser dazugeben (wichtig für die Dampfentwicklung). Die Alufolie so zusammenfalten, dass ein kompaktes Päckchen entsteht. Im vorgeheizten Backofen 30 Minuten garen und das Lammfilet im Päckchen servieren.

Lammfilet mit Thymianpesto

39 g E, 34 g F, 10 g KH

🕐 **20 MINUTEN**

Zutaten für 1 Portion

Für das Pesto:

1 EL fein gehackte Petersilie

½ EL fein gehackte Thymianblättchen

1 EL fein geraspelter Parmesan

1 TL Olivenöl, etwas weißer Balsamessig

Salz, Pfeffer

Für das Lammfilet:

1 Fleischtomate

1 kleine rote Zwiebel

2 EL Olivenöl, etwas grobes Meersalz

schwarzer Pfeffer aus der Mühle

1 Knoblauchzehe

1 Lammfilet (ca. 180 g)

1. Für das Pesto alle Zutaten miteinander verrühren und mit Salz und Pfeffer abschmecken.

2. Für das Lammfilet die Tomate waschen, halbieren, die Stielansätze entfernen und in Scheiben schneiden.

3. Auf einem Teller ausbreiten. Die Zwiebel abziehen, in Ringe schneiden und auf den Tomaten verteilen. Mit 1 EL Olivenöl beträufeln, mit Meersalz und frisch gemahlenem Pfeffer würzen.

4. Die Knoblauchzehe abziehen und in Scheiben schneiden. Das restliche Olivenöl in einer beschichteten Pfanne erhitzen und das Lammfilet mit den Knoblauchscheiben bei mittlerer Hitze auf jeder Seite 3 Minuten braten.

5. Herausnehmen, salzen, pfeffern und mit etwas Pesto bestreichen. Zugedeckt ein paar Minuten ruhen lassen, dann schräg in Scheiben schneiden und auf den Tomaten und Zwiebeln anrichten. Mit dem restlichen Pesto beträufelt servieren.

Kalbsleber mit Granatapfelkernen

41 g E, 25 g F, 24 g KH

🕐 **25 MINUTEN**

Zutaten für 1 Portion

1 Scheibe Kalbsleber
(ca. 200 g)

2 Knoblauchzehen

1 mittelgroße Tomate

1 kleine weiße Zwiebel

25 g Granatapfelkerne

20 g Butter

Salz, bunter Pfeffer
aus der Mühle

1 EL gehackte Petersilie

1 EL Balsamicocreme

1. Die Kalbsleber von den Sehnen befreien. Die Knoblauchzehen abziehen und in feine Scheibchen schneiden. Die Tomate waschen, halbieren, die Stielansätze entfernen und in Achtel schneiden. Die Zwiebel abziehen und in dünne Ringe schneiden.

2. Einen Granatapfel halbieren und 25 g Kerne mit einem Teelöffel auslösen. Dabei den austretenden Saft auffangen. Die restlichen Granatapfelkerne können Sie beispielsweise für einen Salat oder ausgepresst für einen leckeren Saft verwenden.

3. Die Butter in einer beschichteten Pfanne mäßig erhitzen und die Kalbsleber von beiden Seiten 3 Minuten anbraten. Die Leber vor dem Braten nicht salzen, weil sie sonst hart wird! Herausnehmen und in Alufolie gewickelt warm halten.

4. Die Hitze erhöhen und Knoblauch und Zwiebel in der Butter goldbraun anbraten. Tomaten und Granatapfelkerne mit dem Saft dazugeben und unter Rühren 1 Minute schmoren.

5. Die Leber mit Salz und Pfeffer würzen und mit dem ausgetretenen Bratensaft auf einem Teller anrichten. Das Gemüse daraufgeben, mit Petersilie bestreuen und mit Balsamicocreme beträufelt servieren.

Tipp:

Wenn Sie Granatapfel nicht mögen oder keinen bekommen, nehmen Sie stattdessen die gleiche Menge Kapern oder in Ringe geschnittene Kapernäpfel. Die schmecken auch sehr gut dazu.

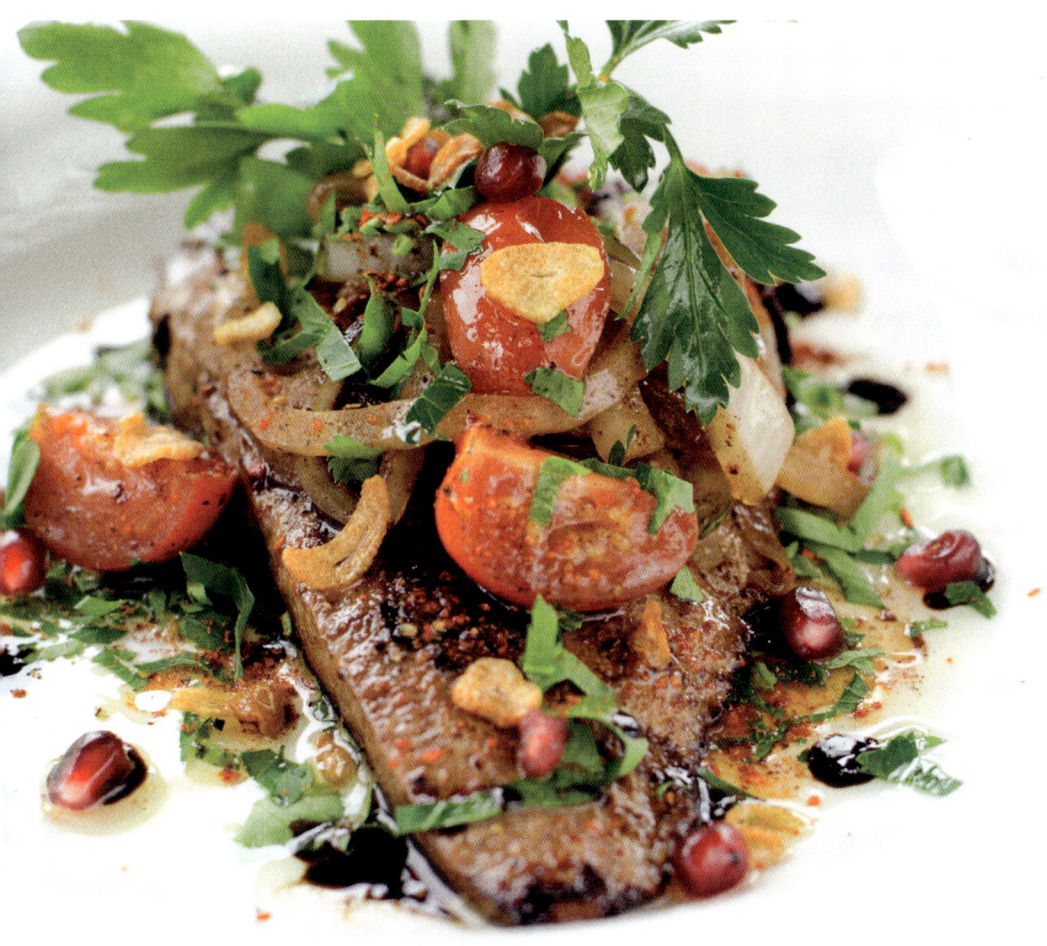

Lammfilet mit geschmortem Gemüse

50 g E, 26 g F, 17 g KH

🕐 **30 MINUTEN**

Zutaten für 1 Portion

150 g grüne Bohnen
Salz
1 große Tomate
1 Zucchini (ca. 200 g)
1 Lammfilet (ca. 200 g)
Pfeffer
2 EL Olivenöl
1 EL gehackte Petersilie

1. Die grünen Bohnen putzen, waschen, in etwa 3 cm lange Stücke schneiden und in Salzwasser 10 Minuten bissfest kochen. Durch ein Sieb abgießen und abtropfen lassen.

2. Den Backofen auf 120 °C vorheizen. In der Zwischenzeit die Tomate waschen, halbieren, die Stielansätze entfernen und in Spalten schneiden. Den Zucchino waschen, putzen und in dicke Scheiben schneiden.

3. Das Lammfilet rundherum salzen und pfeffern. 1 EL Olivenöl in einer beschichteten Pfanne erhitzen und das Lammfilet von allen Seiten kräftig anbraten.

4. Herausnehmen, in Alufolie wickeln und im vorgeheizten Backofen ruhen lassen.

5. Das restliche Olivenöl in die Pfanne geben und die Zucchinischeiben unter Rühren anbraten, bis sie Farbe angenommen haben. Tomaten und Bohnen dazugeben und 3 bis 4 Minuten schmoren lassen.

6. Das Gemüse auf einem Teller anrichten. Das Lammfilet aus der Alufolie wickeln, aufschneiden, auf dem Gemüse anrichten und mit Petersilie bestreut servieren.

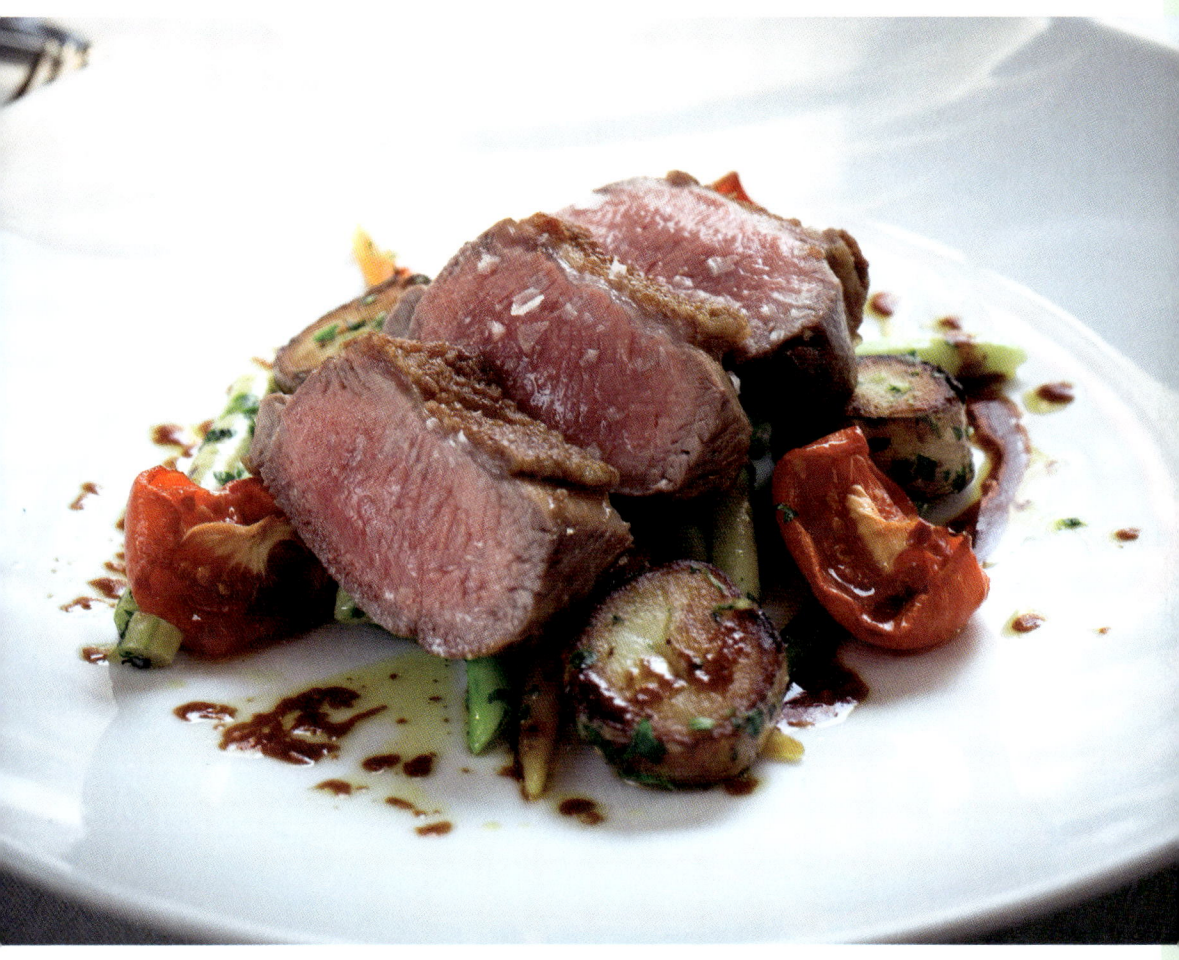

Kaninchenkeule auf Roter Bete

43 g E, 35 g F, 4 g KH

🕐 **10 MINUTEN, zuzüglich**
60 Minuten Schmorzeit

Zutaten für 1 Portion

1 kleine Kaninchenkeule
(ca. 250 g),

ersatzweise
2 Kaninchenvorderläufe

Salz, Pfeffer

20 g Butter

1 kleine gekochte Rote
Bete (ca. 75 g)

1 EL weißer Balsamessig

½ TL gehackter Kümmel

5 eingelegte grüne Oliven

1. Die Kaninchenkeule rundherum salzen und pfeffern. Die Butter in einem beschichteten Topf mit Deckel zergehen lassen und das Fleisch von allen Seiten bei schwacher Hitze goldgelb braten. 100 ml Wasser angießen und zugedeckt 60 Minuten schmoren lassen. Dabei öfter den Flüssigkeitsstand kontrollieren und eventuell etwas Wasser nachgießen.

2. Kurz vor Ende der Schmorzeit die Rote Bete in Scheiben schneiden, Wasser in einem Topf zum Kochen bringen, einen Dampfeinsatz hineinstellen und die Rote Bete darauflegen. Etwa 5 Minuten über Dampf erwärmen und anschließend auf einem Teller anrichten. Mit Balsamessig beträufeln und mit dem gehackten Kümmel bestreuen. Die Kaninchenkeule aus dem Topf nehmen und kurz warm stellen. Den Bratensatz mit etwas Wasser aufkochen, mit Salz und Pfeffer abschmecken und zu einer sirupartigen Konsistenz einkochen lassen. Zum Anrichten das Kaninchen auf die Rote Bete legen, die Sauce darüberträufeln und mit den grünen Oliven dekorieren.

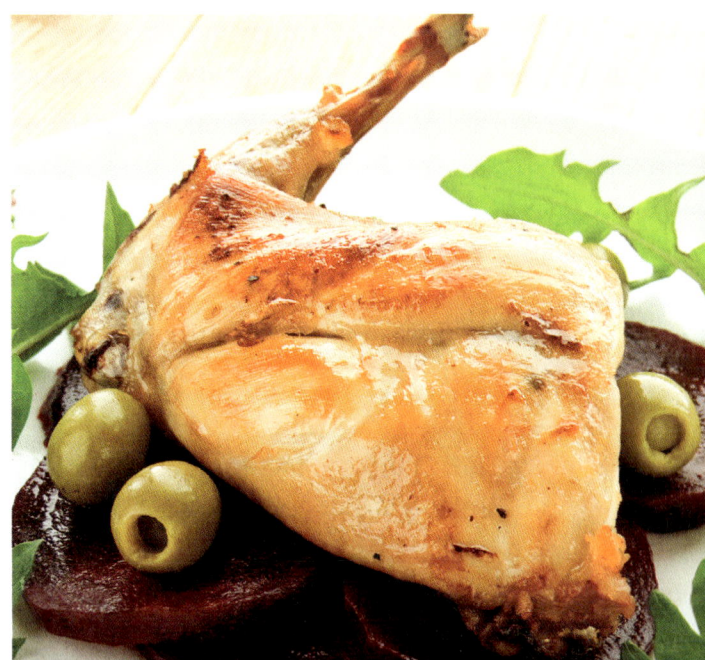

Kaninchen mit Pfifferlingen

48 g E, 33 g F, 3 g KH

🕐 **25 MINUTEN**

Zutaten für 1 Portion

1 Kaninchenfilet (ca. 200 g)

Salz, Pfeffer

1 TL Rapsöl

250 g frische Pfifferlinge

1 Schalotte

15 g Butter

1 EL fein gehackte
Thymianblättchen

2 EL weißer Balsamessig

etwas grobes Meersalz

1. Das Kaninchenfilet rundherum salzen und pfeffern. Eine größere beschichtete Pfanne (die Pilze sollen nachher darin Platz haben) mit dem Rapsöl auspinseln und das Filet auf jeder Seite 3 Minuten goldgelb braten. Herausnehmen und in Alufolie gewickelt warm stellen.

2. Die Pfifferlinge putzen (siehe Tipp Seite 129), größere Pilze halbieren. Die Schalotte abziehen und klein würfeln.

3. Die Butter in die Pfanne geben und erhitzen. Die Pfifferlinge 1 bis 2 Minuten unter ständigem Rühren anbraten. Die Thymianblättchen unterrühren und mit dem Balsamessig ablöschen.

4. Zum Anrichten die Pfifferlinge auf einen Teller geben. Das Kaninchenfilet schräg in Scheiben schneiden und auf den Pilzen anrichten. Mit grobem Meersalz bestreut servieren.

Rehfilet mit Rosenkohl

54 g E, 28 g F, 7 g KH

🕐 **35 MINUTEN**

Zutaten für 1 Portion

1 Rehfilet (ca. 200 g)
Salz, Pfeffer
1 EL Rapsöl
200 g Rosenkohl
15 g Butter
bunter Pfeffer aus der Mühle
etwas grobes Meersalz

1. Den Backofen auf 120 °C vorheizen.

2. Das Rehfilet von den Sehnen befreien und rundherum salzen und pfeffern. Das Rapsöl in einer ofenfesten Pfanne erhitzen und das Rehfilet von allen Seiten bei mittlerer Hitze anbraten. Dann in Alufolie wickeln und für 20 Minuten in den vorgeheizten Backofen stellen.

3. In der Zwischenzeit den Rosenkohl putzen. Größere Röschen halbieren. In reichlich Salzwasser in 12 bis 15 Minuten bissfest kochen.

4. Für die Sauce den Bratensatz mit etwas Wasser aufkochen und die eiskalte Butter nach und nach in Flöckchen mit dem Schneebesen unterschlagen.

5. Das Rehfilet mit frisch gemahlenem bunten Pfeffer überstreuen, aufschneiden und mit der Sauce übergießen.

6. Den Rosenkohl daneben anrichten und mit etwas grobem Meersalz würzen.

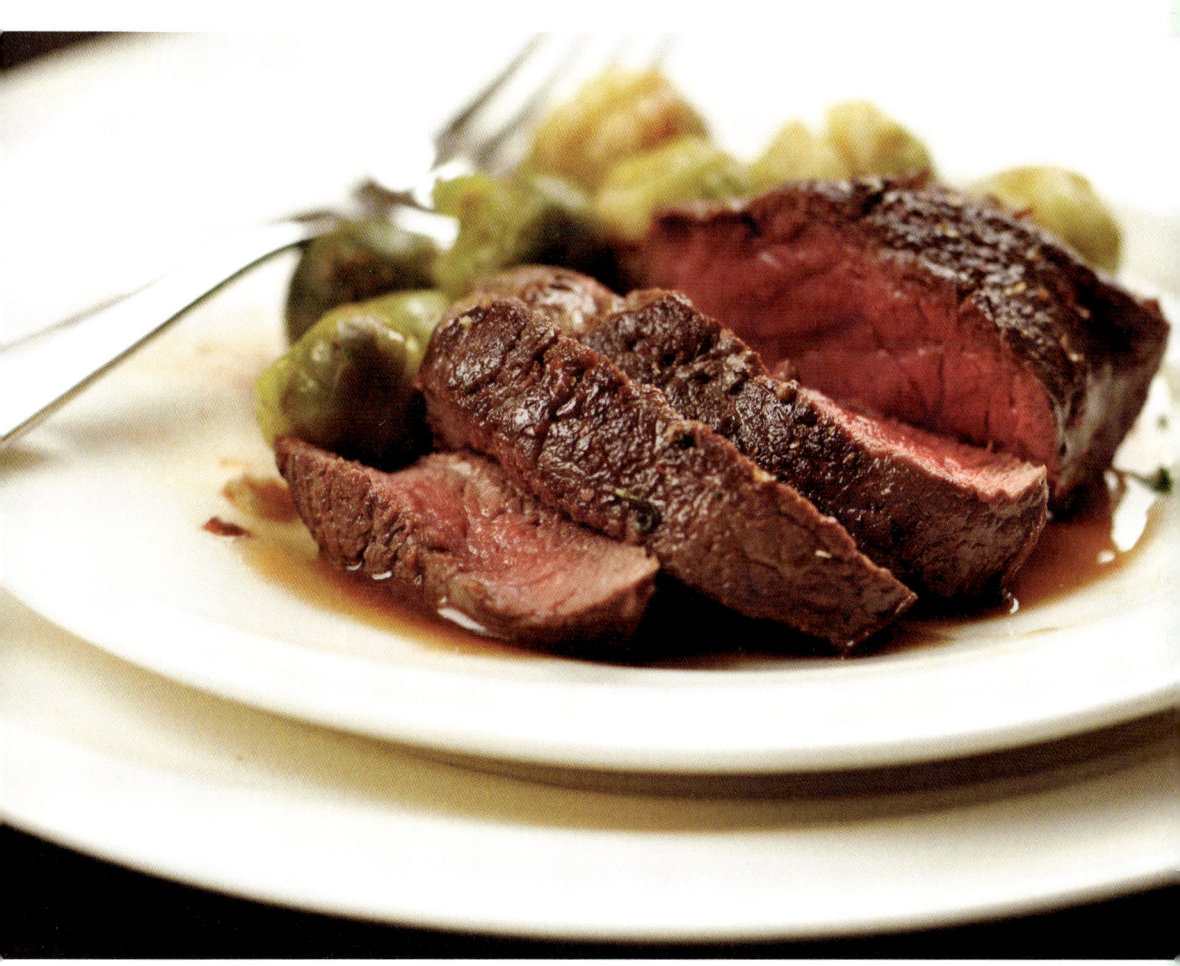

Rehmedaillons mit Chinakohl

52 g E, 30 g F, 7 g KH

🕐 **25 MINUTEN**

Zutaten für 1 Portion

2 Rehmedaillons
(zusammen ca. 200 g)

Salz, Pfeffer

10 g Butter

2 Schalotten

½ kleiner Chinakohl
(ca. 250 g geputzt gewogen)

15 g gehackte Walnusskerne

1 TL Rapsöl

100 ml Gemüsebrühe (instant)

1. Den Backofen auf 100 °C vorheizen. Die Rehmedaillons salzen und pfeffern. Die Butter in einer beschichteten Pfanne zergehen lassen und die Medaillons bei schwacher Hitze von beiden Seiten goldgelb braten. Herausnehmen und in Alufolie gewickelt im Backofen für 15 Minuten ruhen lassen.

2. In der Zwischenzeit die Schalotten abziehen und klein würfeln. Die äußeren Blätter des Chinakohls entfernen, halbieren und den Strunk herausschneiden. Grob hacken. Die Walnusskerne in einer großen beschichteten Pfanne (der Chinakohl soll nachher darin Platz haben) ohne Fett rösten. Herausnehmen und beiseitestellen. Das Rapsöl in die Pfanne geben und die Schalotten andünsten. Chinakohl und Brühe dazugeben und offen für etwa 10 Minuten dünsten, bis die Flüssigkeit nahezu verdampft und der Chinakohl schön weich ist.

3. Den Chinakohl auf einem vorgewärmten Teller anrichten, die Rehmedaillons auspacken, danebenlegen und mit den Walnüssen bestreut servieren.

Hirschsteak mit Kräuterkruste und Rucolasalat

42 g E, 35 g F, 5 g KH

⏱ **30 MINUTEN**

Zutaten für 1 Portion

15 g fein geraspelter Parmesan

1 EL frisch gehackte Kräuter (z. B. Estragon, Majoran und Petersilie)

1 EL Olivenöl

Salz, Pfeffer

20 g gehackte Walnusskerne

1 Hirschsteak (ca. 150 g)

1 TL Olivenöl

100 g Rucola

1 EL Balsamicocreme

etwas grobes Meersalz

schwarzer Pfeffer aus der Mühle

1. Für die Kräuterkruste Parmesan, Kräuter und 1 EL Olivenöl verrühren und mit Salz und Pfeffer abschmecken.

2. Das Hirschsteak mit dem Handballen vorsichtig flach drücken, dann salzen und pfeffern. Den Grill des Backofens vorheizen.

3. Die Walnusskerne in einer feuerfesten, beschichteten Pfanne ohne Fett goldgelb rösten, herausnehmen und beiseitestellen. 1 TL Olivenöl in die Pfanne geben und das Hirschsteak von beiden Seiten 2 Minuten anbraten. Dann mit der Käse-Kräuter-Masse bestreichen und unter dem Grill (oder bei starker Oberhitze) 6 bis 7 Minuten gratinieren, bis die Kruste goldgelb ist.

4. In der Zwischenzeit den Rucola waschen, gut trocken schleudern, die harten Stiele entfernen und mit den Walnüssen vermischen. Auf einen Teller geben, mit Balsamicocreme beträufeln, mit Meersalz und frisch gemahlenem Pfeffer bestreuen. Das Hirschsteak daneben anrichten.

Schweinefilets mit glasierten Radieschen

50 g E, 29 g F, 12 g KH

🕐 **25 MINUTEN**

Zutaten für 1 Portion

3–4 Scheiben Schweinefilet (ca. 200 g)

250 g Radieschen mit Blättern

1 EL Kürbiskerne

1 EL Rapsöl

1 EL Butter

1 kleiner TL Zucker

75 ml Gemüsebrühe (instant)

Salz, Pfeffer

1 TL Zitronensaft

1. Die Schweinefiletmedaillons vorsichtig mit dem Handballen flach drücken, sodass sie gleich dick sind. Anschließend salzen und pfeffern. Die Radieschen waschen und putzen. Etwa die Hälfte der Blätter aufheben. Die Radieschen je nach Größe halbieren oder vierteln.

2. Die Kürbiskerne in einer beschichteten Pfanne ohne Fett rösten. Dann das Rapsöl in die Pfanne geben und die Schweinefiletmedaillons von beiden Seiten in 2 bis 3 Minuten goldbraun anbraten. Herausnehmen und in Alufolie gewickelt warm stellen. Dabei können sie noch nachziehen und bleiben innen schön rosa.

3. Die Butter in einem Topf zergehen lassen, den Zucker einrühren und flüssig werden lassen. Die Radieschen dazugeben und 3 bis 4 Minuten bei starker Hitze rühren, bis sie Farbe angenommen haben. Die Radieschenblätter untermischen und zusammenfallen lassen. Die Gemüsebrühe angießen und zugedeckt 3 Minuten dünsten. Anschließend die Flüssigkeit einkochen lassen, bis sie cremig ist. Mit Salz, Pfeffer und Zitronensaft abschmecken.

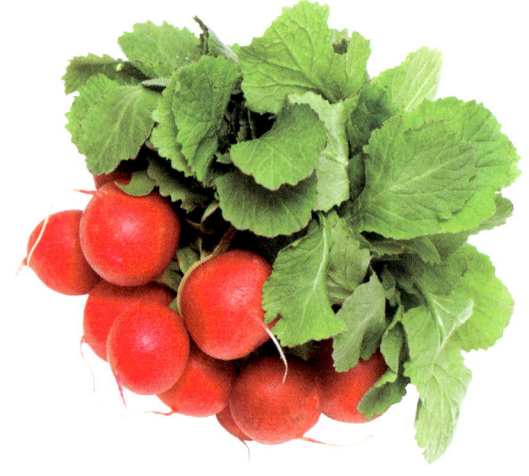

Aus dem Wasser

Fisch enthält alle essenziellen Aminosäuren – die Bausteine der Proteine – in einer für den Körper besonders leicht verfügbaren Form. Denn Fisch hat einen sehr geringen Bindegewebsanteil, deshalb ist sein Eiweiß besonders leicht verdaulich. Ohne viel Aufwand gelangt es schnell ins Blut und damit dorthin, wo es gebraucht wird. Es belastet nicht den Körper, macht nicht müde, sondern hält unseren Geist wach und fit.

Außerdem enthält Fisch die gesunden ungesättigten Omega-3-Fettsäuren, Balsam für die Gefäßwände. Fette Fische, wie Thunfisch oder Lachs, bringen allerdings auch viele Kalorien mit sich, weshalb wir hiervon jeweils nur ein Rezept entworfen haben – zu gering wäre ansonsten die Menge, die Sie an Ihren Diättagen essen dürften.

EIWEISS- UND FETTGEHALT PRO 100 G

	E	F
Thunfisch	22	15,5
Heilbutt	20	2
Lachs	20	14
Garnelen	19	1,5
Kabeljau	18	0,5
Schellfisch	18	0,5
Seelachs	18	1
Dorade	17	5,5
Steinbeißer	16	2

Dorade mit grünem Spargel in der Papillote

55 g E, 6 g F, 12 g KH

🕐 **40 MINUTEN**

Zutaten für 1 Portion

1 kleine rote Paprikaschote

100 g Kirschtomaten

100 g grüner Spargel

2–3 Knoblauchzehen

1 Dorade (ca. 300 g)

Salz, schwarzer Pfeffer aus der Mühle

1 EL Olivenöl

2 Scheiben Zitrone

1. Den Backofen auf 180 °C vorheizen. Die Paprikaschote waschen, putzen und in Streifen schneiden. Die Kirschtomaten waschen und halbieren. Den Spargel, wenn nötig, im unteren Drittel schälen. Die Knoblauchzehen mit der stumpfen Seite nach unten auf die Arbeitsfläche drücken, sodass sie aufplatzen.

2. Die Dorade innen und außen würzen und rundherum mit der Hälfte des Olivenöls bestreichen.

3. Auf ein mit dem restlichen Olivenöl bestrichenes Pergamentpapier legen, das Gemüse rundherum verteilen und mit den Zitronenscheiben belegen.

4. Das Papier zu einem gut verschlossenen Päckchen falten und im Backofen bei 180 °C für 20 Minuten backen, bis sich das Papier aufbläht. Die Dorade im Päckchen servieren.

5. Für Gäste können Sie bis zu vier solcher Päckchen packen. Achten Sie aber darauf, dass die Päckchen auf dem Backblech genügend Abstand voneinander haben, damit sie sich aufblähen können.

Tipp:

»En papillote« ist die französische Bezeichnung für den Garprozess in einer Hülle aus Pergamentpapier. Das ist besonders gut geeignet für Fisch, der dadurch nicht austrocknen kann und sein volles Aroma behält. Am besten verwenden Sie handelsübliches Backpapier.

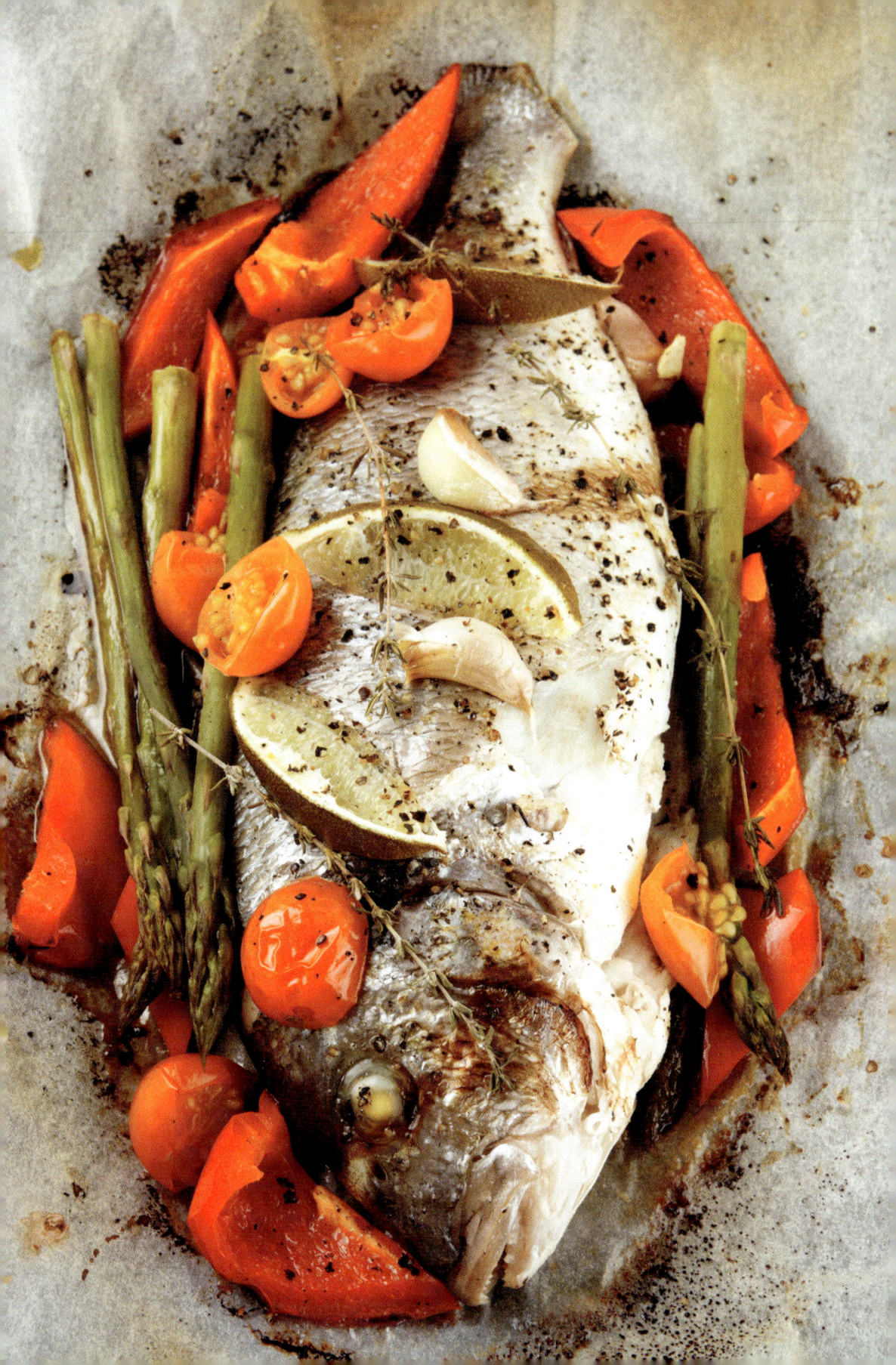

Thunfischsteak mit Gurkentatar

38 g E, 36 g F, 8 g KH

🕐 **20 MINUTEN**

Zutaten für 1 Portion

15 g Sesamsaat

1 Salatgurke (ca. 250 g Fruchtfleisch)

1 EL Zitronensaft

3 EL fettarmer Joghurt

1 EL gehackter Dill, Salz, Pfeffer

1 Thunfischsteak (ca. 150 g)

1 TL Olivenöl

1. Die Sesamsaat in einer kleinen, beschichteten Pfanne unter Rühren anrösten und beiseitestellen.

2. Die Salatgurke schälen, längs halbieren und die Kerne mit einem Teelöffel herausschaben. Das Fruchtfleisch würfeln.

3. Aus Zitronensaft, Joghurt, Dill, Salz und Pfeffer eine Marinade bereiten und die Gurkenwürfel unterheben.

4. Das Thunfischsteak trocken tupfen, mit Salz und Pfeffer würzen. Das Olivenöl in einer beschichteten Pfanne mäßig erhitzen und das Steak von beiden Seiten 2 bis 3 Minuten braten.

5. Thunfisch und Gurkentatar auf einem Teller anrichten und mit Sesam bestreut servieren.

Variante:

Sie können das Thunfischsteak durch eine kleine Lachsschnitte (ca. 150 g) ersetzen. Beide Fische sind sehr fettreich, weshalb es auch lediglich Gurkensalat mit fettarmem Joghurt dazu gibt.

Steinbeißerfilet mit Paprikaragout

30 g E, 36 g F, 12 g KH

🕐 **25 MINUTEN**

Zutaten für 1 Portion

je 1 gelbe und rote
Paprikaschote
2 EL Olivenöl
1 flacher TL Paprikapulver
100 ml Gemüsebrühe (instant)
50 ml Sahne
Salz, Pfeffer
150 g Steinbeißerfilet
1 EL gehackte Petersilie

1. Die Paprikaschoten waschen, putzen und in feine Streifen schneiden.

2. 1 EL Olivenöl in einer tiefen beschichteten Pfanne erhitzen und die Paprikastreifen unter Rühren anbraten, bis sie etwas Farbe angenommen haben.

3. Mit dem Paprikapulver bestäuben und mit der Gemüsebrühe aufgießen. Zugedeckt 10 Minuten dünsten lassen, dann die Sahne dazugießen, mit Salz und Pfeffer abschmecken und auf kleinster Flamme ein paar Minuten ziehen lassen, bis der Fisch fertig ist.

4. Das restliche Olivenöl mäßig erhitzen und das Filet von beiden Seiten je nach Dicke 2 bis 3 Minuten anbraten.

5. Auf dem Paprikaragout anrichten und mit Petersilie servieren.

Seelachs mit Avocadosalat

40 g E, 36 g F, 3 g KH

🕐 **20 MINUTEN**

Zutaten für 1 Portion

½ Avocado (ca. 125 g)

etwas Limettensaft

1 Tomate (ca. 100 g)

2 EL weißer Balsamessig

Salz, Pfeffer

1 Seelachsfilet (ca. 200 g)

1 TL Olivenöl

1 TL grüne Pfefferkörner

1. Die Avocado mit einem Esslöffel aus der Schale lösen, würfeln und gleich mit etwas Limettensaft beträufeln. Die Tomate heiß überbrühen, häuten, halbieren, Stielansätze und Kerne entfernen und das Fruchtfleisch würfeln.

2. Den Essig mit Salz und Pfeffer verrühren und mit den Avocado- und Tomatenwürfeln vermischen.

3. Das Seelachsfilet trocken tupfen, mit Salz und Pfeffer würzen. Das Olivenöl in einer beschichteten Pfanne erhitzen und das Seelachsfilet von beiden Seiten bei schwacher Hitze anbraten.

4. Den Salat auf einem Teller anrichten, das Fischfilet darauflegen und mit den Pfefferkörnern bestreut servieren.

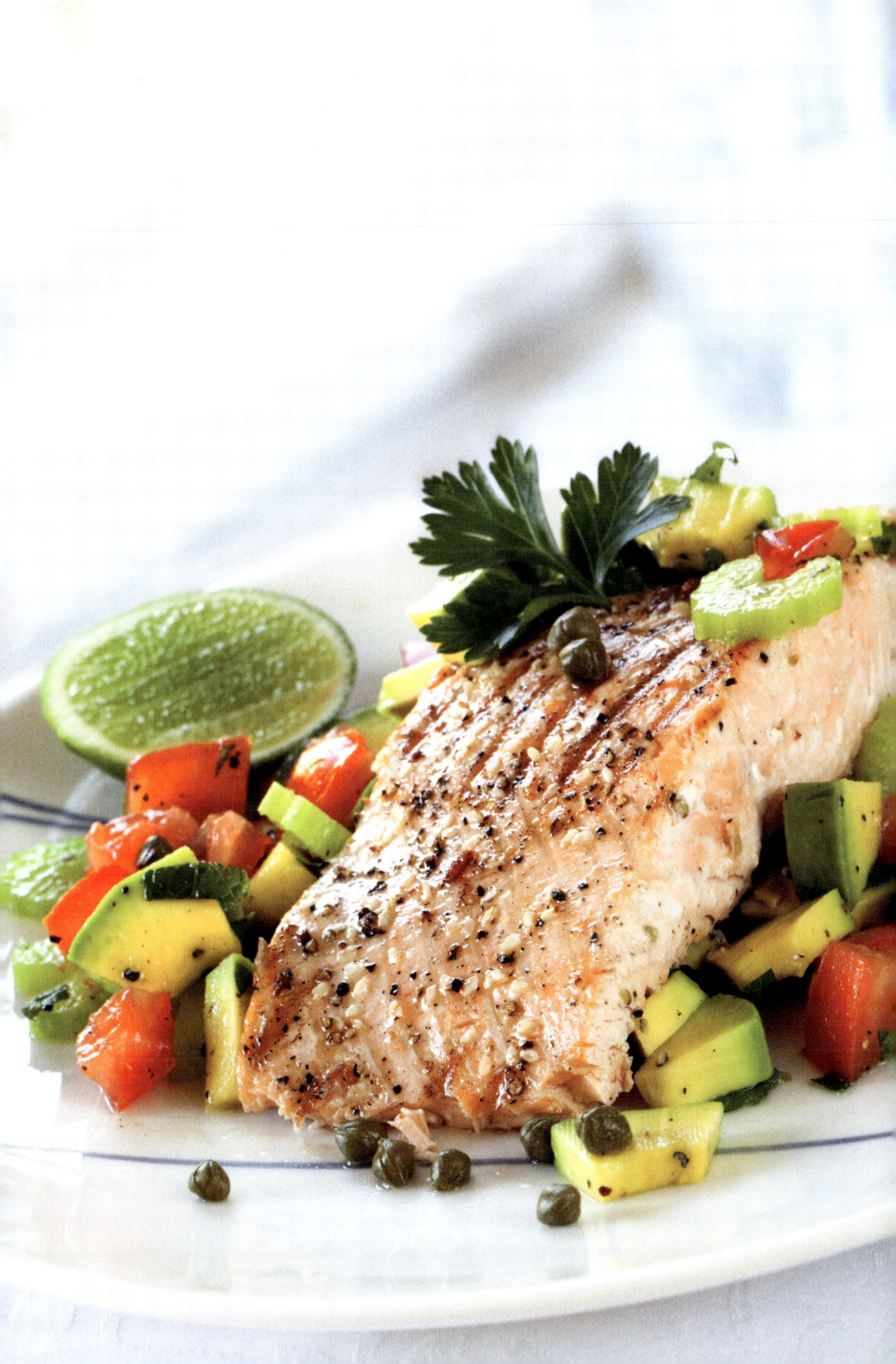

Heilbuttfilet mit Lauchgemüse

51 g E, 26 g F, 16 g KH

⏱ **25 MINUTEN**

Zutaten für 1 Portion

1 Stück Ingwer (ca. 1 cm)

1 EL Zitronensaft

Salz, Pfeffer

1 Heilbuttfilet ohne
Haut (ca. 200 g)

1 Stange Lauch (350 g,
geputzt gewogen)

2 Schalotten

15 g Butter

100 ml Gemüsebrühe
(instant) oder Gemüsefond
(aus dem Glas)

1 EL Crème fraîche

schwarzer Pfeffer
aus der Mühle

1. Den Ingwer schälen und fein raspeln. Mit Zitronensaft, Salz und Pfeffer vermischen und das Heilbuttfilet damit bestreichen. Den Lauch putzen, gründlich waschen und in 1 cm breite Ringe schneiden. Die Schalotten abziehen und in feine Ringe schneiden.

2. Die Butter in einer beschichteten Pfanne erhitzen und Lauch und Schalotten unter Rühren kurz anbraten. Mit der Gemüsebrühe oder dem Gemüsefond aufgießen. Die Pfanne mit einem Spritzsieb (oder Dämpfeinsatz) bedecken und das Fischfilet darauflegen. Von jeder Seite 3 Minuten dämpfen. Warm stellen.

3. Das Lauchgemüse noch so lange köcheln lassen, bis nahezu die ganze Flüssigkeit verdampft ist. Mit Salz und Pfeffer abschmecken und die Crème fraîche unterheben. Auf einem vorgewärmten Teller anrichten, den Heilbutt darauflegen und mit frisch gemahlenem Pfeffer bestreut servieren.

Kabeljau mit Estragon-Senf-Gurken

39 g E, 34 g F, 10 g KH

⊕ **20 MINUTEN**

Zutaten für 1 Portion

1 Salatgurke

1 Schalotte

1 Kabeljaufilet (ca. 200 g)

Salz, Pfeffer

20 g Butter

100 ml Gemüsebrühe
(instant) oder Gemüsefond
(aus dem Glas)

1 EL scharfer Senf

50 ml Sahne

1 EL fein gehackte
Estragonblätter

1. Die Gurke schälen, längs halbieren und die Kerne mit einem Teelöffel herausschaben.

2. Das Fruchtfleisch in Scheiben schneiden. Die Schalotte abziehen und fein hacken. Das Kabeljaufilet trocken tupfen, salzen und pfeffern und in 3 cm breite Streifen schneiden.

3. Die Butter in einer beschichteten Pfanne erhitzen und die Schalotten glasig dünsten. Die Gurken dazugeben, die Gemüsebrühe oder den Gemüsefond angießen und bei schwacher Hitze 5 Minuten schmoren. Die Gurken sollten noch bissfest sein.

4. Senf und Sahne unterrühren, mit Salz und Pfeffer abschmecken, Estragon und Fischstreifen unter die Gurken mischen und 5 Minuten gar ziehen lassen.

Schellfisch auf Tomatenragout

40 g E, 33 g F, 12 g KH

🕐 **20 MINUTEN**

Zutaten für 1 Portion

300 g Tomaten

1 Knoblauchzehe

2 entsteinte schwarze Oliven

3 EL Olivenöl

1 großer EL gehackte Petersilie

1 EL Tomatenmark

1 Scheibe Schellfisch (ca. 200 g)

Salz, Pfeffer

1. Die Tomaten waschen, halbieren und die Stielansätze und Kerne entfernen. Das Fruchtfleisch würfeln. Die Knoblauchzehe abziehen und sehr fein würfeln. Die Oliven klein würfeln.

2. 1 EL Olivenöl in einem Topf erhitzen und Knoblauch und Petersilie kurz anbraten. Das Tomatenmark unterrühren und rösten, damit es sein Aroma entfalten kann. Tomaten und Oliven dazugeben und bei schwacher Hitze ziehen lassen, bis die Flüssigkeit der Tomaten nahezu verdampft ist. Mit Salz und Pfeffer abschmecken.

3. In der Zwischenzeit das Fischfilet trocken tupfen, salzen und pfeffern. 1 EL Olivenöl in einer Grillpfanne erhitzen und den Fisch bei schwacher Hitze von beiden Seiten 3 Minuten anbraten. Auf einen vorgewärmten Teller geben, das Tomatenragout daneben anrichten und mit dem restlichen Olivenöl beträufelt servieren.

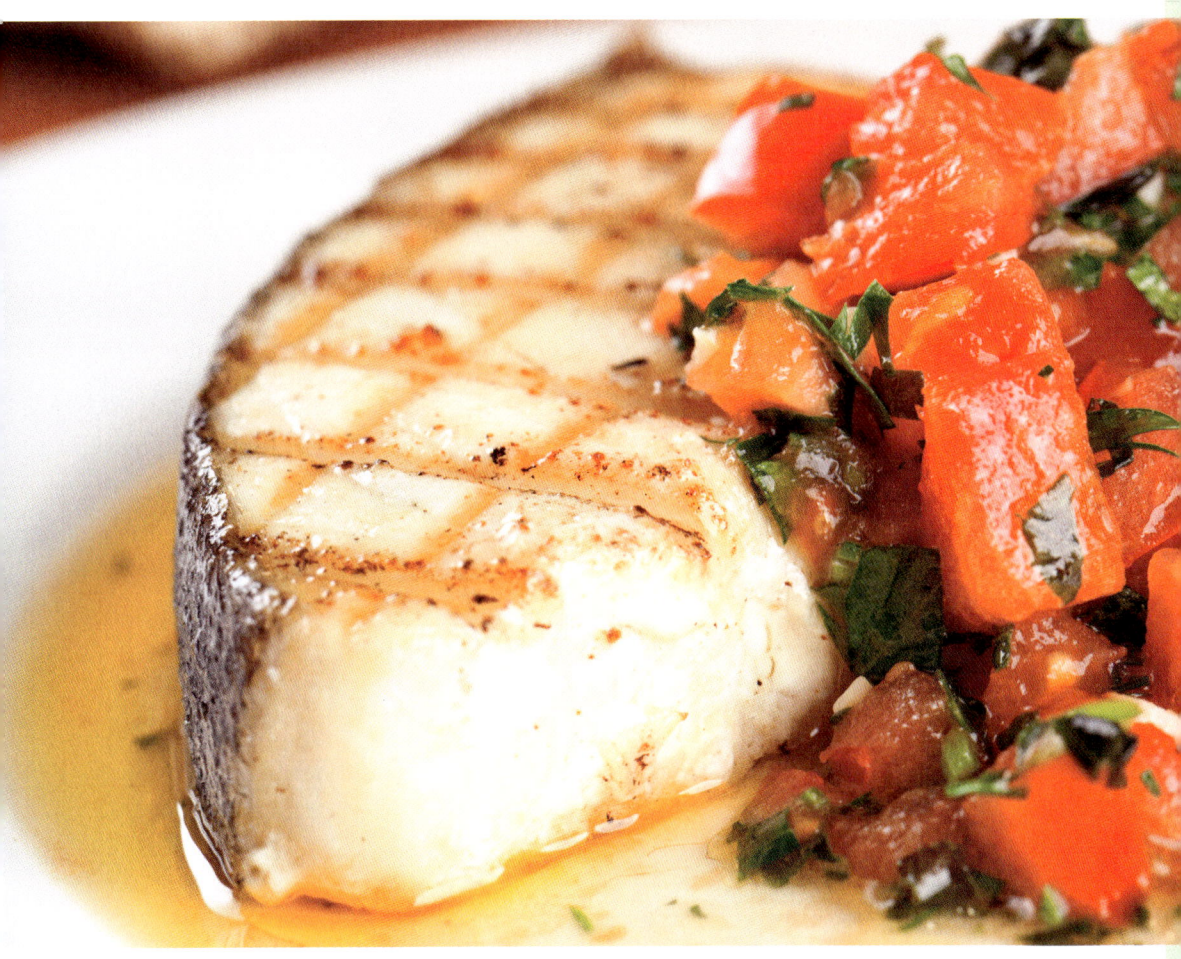

Garnelen mit Zucchini-Pappardelle

43 g E, 31 g F, 12 g KH

⏱ **20 MINUTEN**

Zutaten für 1 Portion

1 Zucchino (ca. 250 g)

3 Knoblauchzehen

1 Schalotte

1 unbehandelte Zitrone

3 EL Olivenöl, Salz

200 g frische geschälte Garnelen

schwarzer Pfeffer aus der Mühle

1. Den Zucchino heiß waschen und putzen. Mit einem Gemüsehobel oder mit dem Sparschäler längs dünne Scheiben abschälen, die dann wie Bandnudeln aussehen. Die Knoblauchzehen abziehen und fein würfeln. Die Schalotte abziehen und in feine Ringe schneiden. Die Zitrone heiß waschen und mit dem Zestenreißer dünne Streifen abhobeln. Alternativ etwas von der Schale dünn abschälen und mit einem scharfen Messer in Streifen schneiden.

2. Zwei Scheiben von der Zitrone zur Dekoration abschneiden, die restliche Zitrone auspressen.

3. 2 EL Olivenöl in einer großen beschichteten Pfanne erhitzen und Knoblauch und Schalotte anschwitzen. Die Zucchini-Pappardelle dazugeben und unter vorsichtigem Rühren braten, bis sie glasig geworden sind. Mit dem Zitronensaft ablöschen und mit Salz abschmecken. Warm stellen.

4. In einer kleinen Pfanne das restliche Olivenöl erhitzen und die Garnelen von beiden Seiten 1 bis 2 Minuten braten, bis sie schön rosa sind.

5. Zucchini und Garnelen auf einem Teller anrichten und mit frisch gemahlenem schwarzen Pfeffer bestreut servieren.

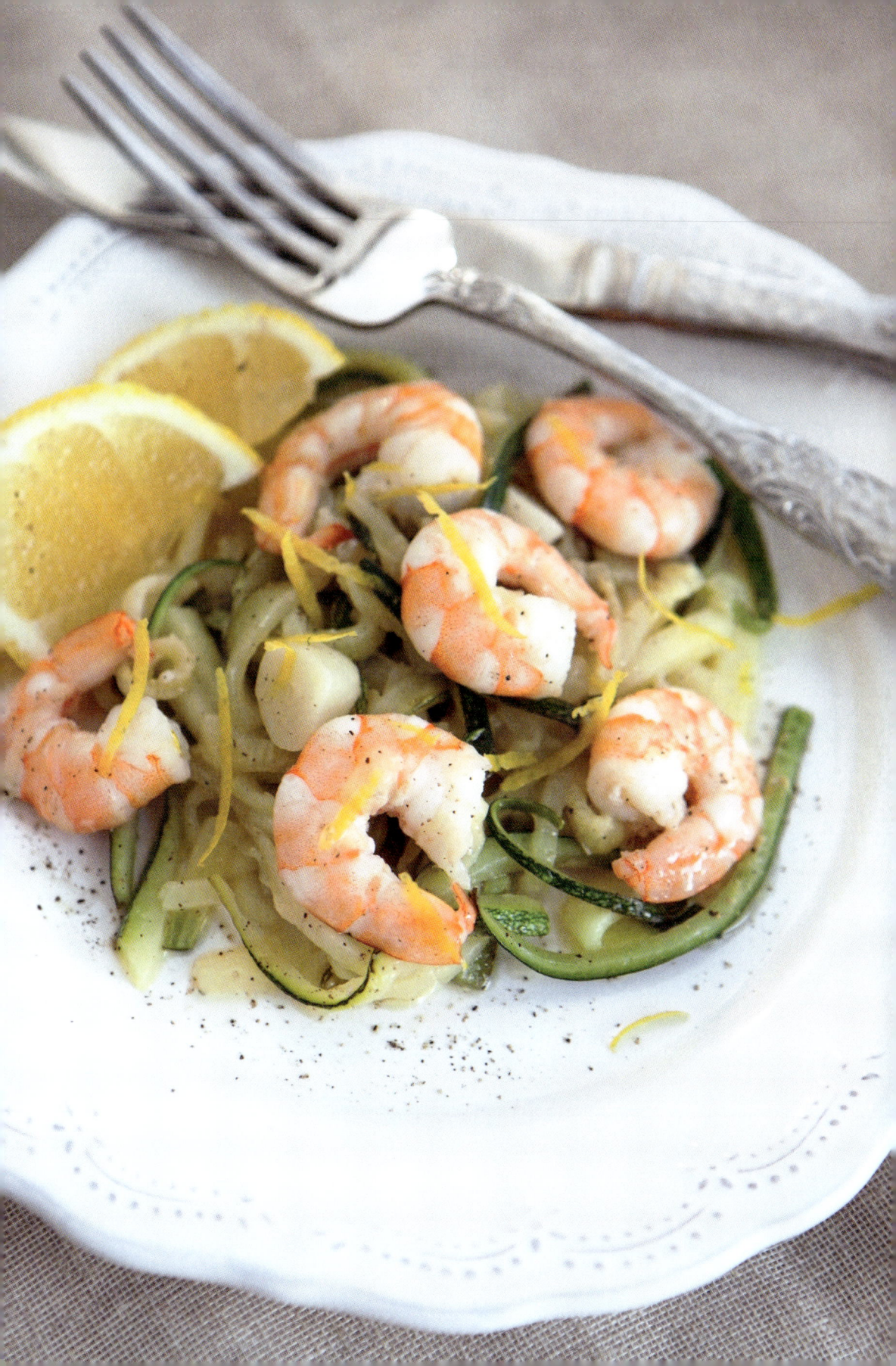

Garnelen in der Folie

43 g E, 30 g F, 13 g KH

🕐 **35 MINUTEN**

Zutaten für 1 Portion

1 kleine Möhre (ca. 100 g)

Salz

1 Fleischtomate (ca. 200 g)

1 Knoblauchzehe

1 getrocknete Tomate

8–10 schwarze entsteinte Oliven (ca. 30 g)

Salz, schwarzer Pfeffer aus der Mühle

200 g frische geschälte Garnelen (oder 250 g TK-Garnelen ungeschält)

2 EL Olivenöl

1 EL Zitronensaft

etwas abgeriebene Schale einer unbehandelten Zitrone

1. Den Backofen auf 200 °C vorheizen.

2. Die Möhre schälen und in kleine Würfel schneiden. In kochendem Salzwasser 3 Minuten blanchieren.

3. Die Fleischtomate mit heißem Wasser überbrühen, häuten, die Stielansätze herausschneiden, die Kerne entfernen und das Fruchtfleisch würfeln. Die Knoblauchzehe abziehen und in Scheiben schneiden. Die getrocknete Tomate in feine Streifen, die Oliven in Scheiben schneiden.

4. Das Gemüse auf einem Stück reißfester Alufolie verteilen, salzen und mit frisch gemahlenem Pfeffer bestreuen. Die Garnelen darauflegen, mit Olivenöl und Zitronensaft beträufeln und mit der Zitronenschale bestreuen.

5. Die Alufolie gut verschließen und die Garnelen im vorgeheizten Backofen für 20 Minuten garen. Die Garnelen sollten jetzt rosig sein. Wenn nicht, noch einige Minuten offen weitergaren lassen. In der Folie servieren.

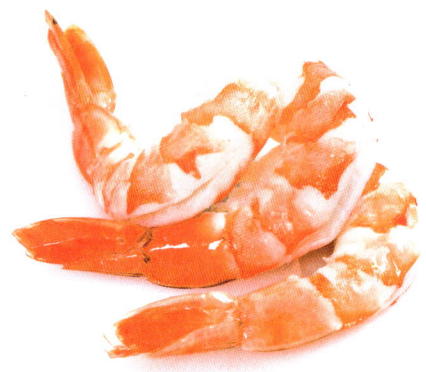

Genug für zwei

Im Grunde genommen können Sie die Zutaten unserer bisherigen Rezepte, die für eine Person gedacht sind, mehrfach multiplizieren und damit Ihre Lieben oder Gäste bekochen. In diesem Kapitel haben wir für Sie Rezepte zusammengestellt, deren Grundzutaten für eine Person allein einfach zu viel wären: zum Beispiel Entenbrust, Putenbraten, Lammschulter oder ein großes Fischfilet.

Dass auch diese Rezepte viel Eiweiß und wenig Kohlenhydrate enthalten, versteht sich von selbst. Da sich die Grundzutaten aus den anderen Rezeptkapiteln von nun an wiederholen, verzichten wir deshalb auch auf die Übersichtstabellen. Für die Nährwerte blättern Sie dann einfach zum entsprechenden Kapitel nach vorn.

Die Nährwertangaben der folgenden Rezepte entsprechen einer Portion, die Zutaten sind für zwei Portionen.

Hähnchenbrust mediterran

Pro Portion: 54 g E, 23 g F, 18 g KH

🕐 **60 MINUTEN**

Zutaten für 2 Portionen

500 g Tomaten

1 rote Paprikaschote

10 Knoblauchzehen (ca. 50 g)

1 Hähnchenbrust im
Ganzen oder 2 Filets
(insgesamt ca. 400 g)

Salz, Pfeffer

20 g Tomatenmark

3 große EL Olivenöl

2 EL italienische Kräuter
(Tiefkühlprodukt)

2 Zweige Rosmarin

1. Den Backofen auf 200 °C vorheizen. Die Tomaten waschen, halbieren, die Stielansätze herausschneiden und in Spalten schneiden.

2. Die Paprikaschote waschen, putzen und quer in Streifen schneiden. Die Knoblauchzehen mit der stumpfen Seite nach unten auf die Arbeitsfläche drücken, sodass sie aufplatzen.

3. Die Filets salzen und pfeffern. Quer mit einem scharfen Messer eine Tasche einschneiden und das Tomatenmark hineingeben. Eine feuerfeste Form mit 1 EL Olivenöl auspinseln, die Hähnchenbrustfilets hineinlegen, Tomaten, Paprika, Knoblauch und Kräuter rundherum verteilen, die Rosmarinzweige darauflegen und mit dem restlichen Olivenöl beträufeln.

4. Im vorgeheizten Backofen 45 Minuten braten, bis das Fleisch schön goldgelb und das Gemüse weich ist.

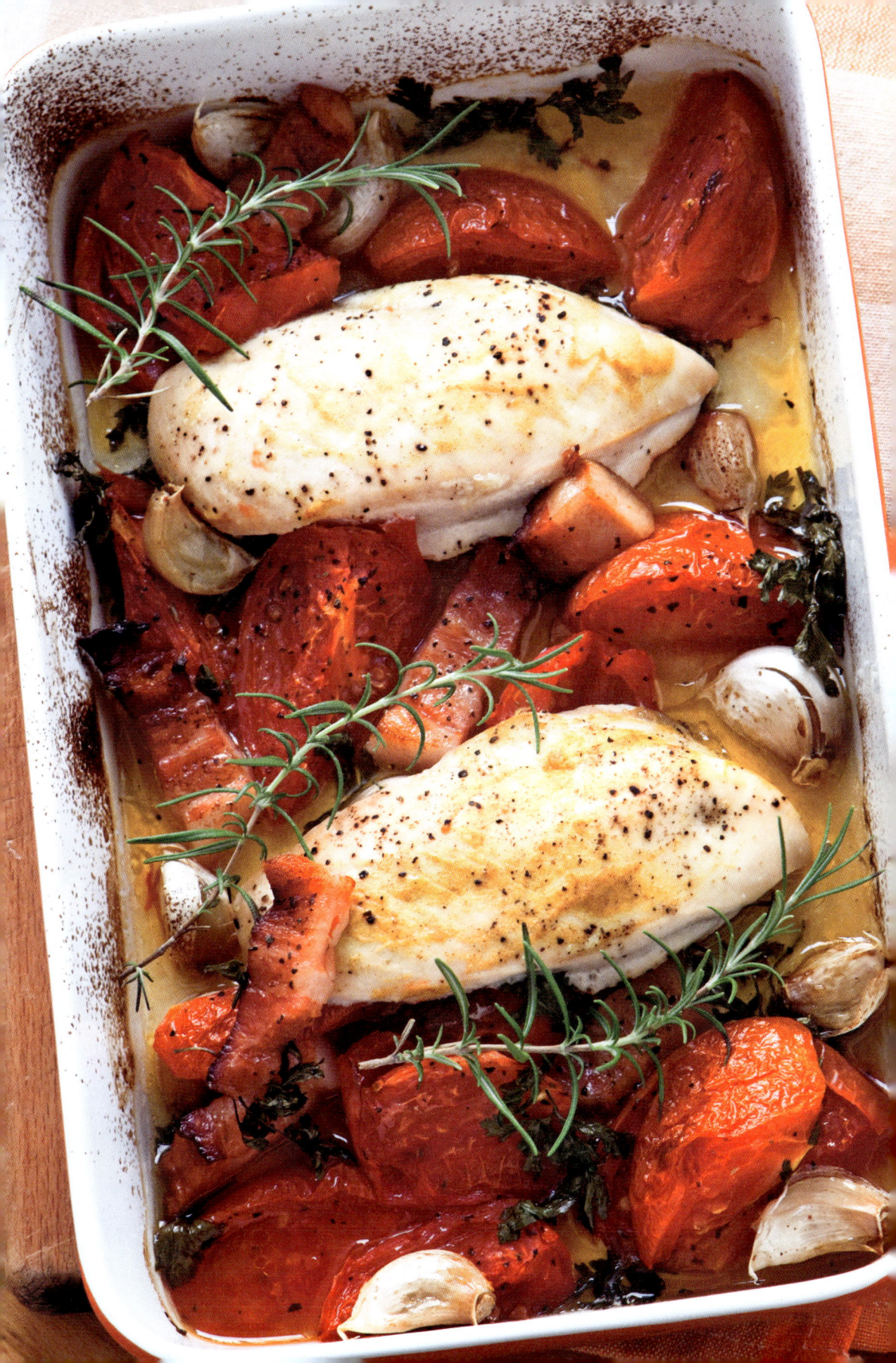

Thunfischsalat mit Ofentomaten

Pro Portion: 33 g E, 39 g F, 6 g KH

🕐 20 MINUTEN

Zutaten für 2 Portionen

2 große Fleischtomaten (je ca. 100 g)

1 rote Zwiebel

2 EL Thymianblättchen oder Kräuter nach Belieben

2 EL Olivenöl

Salz, Pfeffer

2 Dosen Thunfisch (in eigenem Saft, je ca. 140 g Abtropfgewicht)

einige Blätter Salat (z. B. Eisberg, Lollo rosso oder Eichblattsalat)

2–3 TL Balsamicocreme

1. Den Grill des Backofens einschalten oder den Backofen auf 250 °C vorheizen.

2. Die Tomaten quer halbieren und mit der Schnittseite nach oben in eine ofenfeste Form geben. Die Zwiebel abziehen, grob würfeln und dazwischen verteilen.

3. Die Kräuter mit Olivenöl, Salz und Pfeffer verrühren und auf die Tomaten träufeln. Auf der mittleren Schiene des Ofens 10 Minuten grillen oder backen, bis die Tomaten Farbe angenommen haben. In der Zwischenzeit den Thunfisch abtropfen lassen und mit einer Gabel grob zerkleinern.

4. Die Salatblätter waschen, trocken schleudern und auf einem Teller auslegen, die Tomaten mit der Flüssigkeit und den Zwiebeln aus dem Ofen nehmen und mit dem Thunfisch darauf verteilen.

5. Mit einigen Spritzern Balsamicocreme beträufeln und servieren.

Gefüllter Putenbraten

Pro Portion: 57 g E, 28 g F, 7 g KH

🕐 **45 MINUTEN**

Zutaten für 2 Portionen

400 g Putenbrust am Stück

Salz, Pfeffer, 2 EL Pesto
(aus dem Glas)

4 getrocknete Tomaten

15 g geraspelter Parmesan

2 EL Olivenöl, Salz, Pfeffer

250 g Kirschtomaten

10 frische Basilikumblätter

2 EL Crème fraîche

1. In die Mitte der Putenbrust mit einem scharfen Messer waagerecht eine Tasche schneiden. Innen und außen mit Salz und Pfeffer würzen. Die Tasche mit dem Pesto ausstreichen. Die getrockneten Tomaten in Streifen schneiden und zusammen mit dem geraspelten Parmesan in die Öffnung geben. Die Tasche mit Zahnstochern verschließen.

2. Das Olivenöl in einer beschichteten tiefen Pfanne mit Deckel erhitzen und die Putenbrust von allen Seiten goldgelb anbraten. Etwa 75 ml Wasser angießen, aufkochen lassen und zugedeckt bei schwacher Hitze 30 Minuten garen. Öfter den Flüssigkeitsstand kontrollieren und eventuell etwas Wasser nachgießen.

3. Die Kirschtomaten waschen und halbieren. Die Hälfte der Basilikumblätter in Streifen schneiden.

4. Die Putenbrust aus der Pfanne nehmen und warm stellen.

5. Die Tomaten in den Bratensatz geben und 3 Minuten dünsten, sie sollen jedoch nicht verkochen. Crème fraîche und geschnittenes Basilikum unterrühren, nicht mehr kochen lassen, und die Sauce mit Salz und Pfeffer abschmecken.

6. Die Zahnstocher aus der Putenbrust entfernen und das Fleisch in 4 Scheiben schneiden. Auf zwei Tellern anrichten, mit der Tomatensauce begießen und mit dem übrigen Basilikum servieren.

Entenbrust mit grünem Spargel

Pro Portion: 38 g E, 36 g F, 6 g KH

🕐 **45 MINUTEN**

Zutaten für 2 Portionen

1 weibliche Entenbrust (ca. 350 g)

1 EL Zitronensaft

Salz, Pfeffer

1 EL Olivenöl

500 g grüner Spargel

1 Prise Zucker

1 EL fein geraspelter Parmesan

1. Den Backofen auf 120 °C vorheizen. Die Haut der Entenbrust mit einem scharfen Messer schräg einschneiden.

2. Den Zitronensaft mit Salz und Pfeffer vermischen und die Entenbrust rundherum damit einreiben.

3. Das Olivenöl in einer ofenfesten Pfanne erhitzen und die Entenbrust zuerst mit der Hautseite bei schwacher Hitze so lange anbraten, bis die Haut nur noch etwa 2 bis 3 mm dick und schön knusprig ist. Dabei das ausgetretene Fett immer wieder abgießen. Dann die Unterseite anbraten. Im vorgeheizten Backofen 20 Minuten garen und anschließend 15 Minuten bei abgeschaltetem Ofen nachziehen lassen. So bleibt sie innen schön rosa.

4. In der Zwischenzeit den Spargel im unteren Ende dünn abschälen und in Salzwasser mit einer Prise Zucker ca. 10 Minuten bissfest kochen. Gut abtropfen lassen.

5. Die Entenbrust in Scheiben schneiden und den Spargel daneben anrichten. Mit Parmesan bestreut servieren.

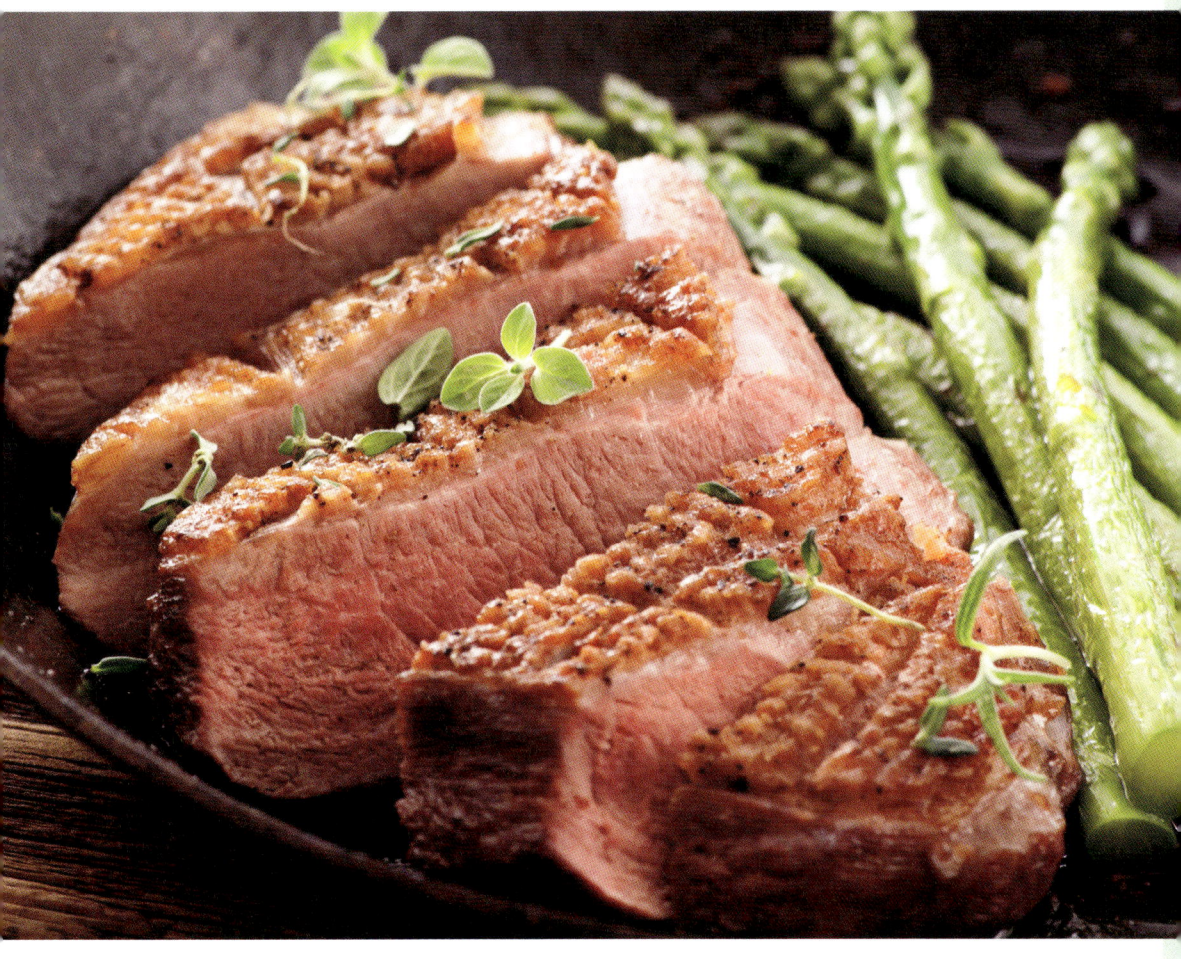

Schweinemedaillons mit Walnusskruste auf Selleriegemüse

Pro Portion: 57 g E, 26 g F, 9 g KH

🕐 **30 MINUTEN**

Zutaten für 2 Portionen

25 g Walnusskerne

1 gehäufter EL fein gehackte Petersilie

35 g frisch geriebener Parmesan

1 Eiweiß

2 EL Olivenöl

400 g Staudensellerie (geputzt gewogen)

15 g getrocknete Tomaten

400 g Schweinefilet

Salz, Pfeffer

1 EL Tomatenmark

150 ml Gemüsebrühe (instant)

1. Den Backofen auf 220 °C vorheizen. Die Hälfte der Walnusskerne im Blitzhacker fein hacken. Die restlichen Walnusskerne grob hacken und beiseitestellen.

2. Petersilie, Parmesan, das Eiweiß, 1 EL Olivenöl und die fein gehackten Walnusskerne zu einer glatten Masse verrühren. Die äußeren Stängel des Staudenselleries, wenn nötig, dünn abschälen und in Ringe schneiden. Die getrockneten Tomaten in Streifen schneiden.

3. Das Schweinefilet von den Sehnen befreien und in 6 Scheiben schneiden, salzen und pfeffern. Das restliche Olivenöl in einer beschichteten Pfanne erhitzen und die Schweinemedaillons von jeder Seite etwa 1 Minute goldgelb anbraten. In eine feuerfeste Form (oder auf ein mit Alufolie ausgelegtes Backblech) setzen und mit der Walnuss-Parmesan-Paste bestreichen. 10 bis 12 Minuten im Backofen überbacken, bis die Kruste Farbe zeigt.

4. In der Zwischenzeit den Sellerie in das Bratfett geben und unter Rühren etwas Farbe annehmen lassen. Das Tomatenmark einrühren und kurz rösten. Mit der Gemüsebrühe aufgießen, die getrockneten Tomaten dazugeben und offen kochen lassen, bis die Flüssigkeit verdampft und das Gemüse bissfest ist. Mit Salz und Pfeffer abschmecken.

5. Zum Servieren das Gemüse auf eine vorgewärmte Platte geben, die überbackenen Medaillons daraufsetzen und alles mit den grob gehackten Walnusskernen bestreuen.

Spinat-Hackfleisch-Tarte

Pro Portion: 51 g E, 29 g F, 7 g KH

🕐 **50 MINUTEN,** zuzüglich ca.
3 Stunden Auftauzeit für den Spinat

Zutaten für 2 Portionen

1 Pck. TK-Blattspinat
(ca. 400 g)

1 mittelgroße Zwiebel

2 Knoblauchzehen

15 g Butter

250 g Tatar (»Schabefleisch«)

2 Eier, Größe M

1 EL Zitronensaft

1 TL Paprikapulver edelsüß/
rosenscharf, Salz, Pfeffer

1 EL getrocknete
Kräuter der Provence

etwas Fett für die Form

100 ml saure Sahne

60 g fein geraspelter
Parmesan

1. Den Spinat auftauen lassen. Den Backofen auf 180 °C vorheizen.

2. Zwiebel und Knoblauch abziehen und fein hacken. In der Butter glasig dünsten.

3. Das Fleisch mit Spinat, 1 Ei, Zitronensaft und den Gewürzen vermischen. In eine leicht gefettete Auflaufform (ca. 26 cm Durchmesser) geben und glatt streichen. Im vorgeheizten Backofen 20 Minuten backen.

4. Die saure Sahne mit dem zweiten Ei verquirlen und den Parmesan unterrühren. Mit Salz und Pfeffer würzen und die Masse auf dem Hackfleisch verteilen. Weitere 15 Minuten backen, bis die Kruste goldbraun und knusprig ist.

Kaninchenrücken mit Brokkoli und Rosenkohl

Pro Portion: 50 g E, 31 g F, 7 g KH

🕐 **40 MINUTEN**

Zutaten für 2 Portionen

1 Kaninchenrücken (ca. 400 g)

Salz, Pfeffer

1 EL Olivenöl

150 g Brokkoliröschen

150 g Rosenkohl

25 g Butter

1. Den Backofen auf 180 °C vorheizen. Wenn nötig, vom Kaninchenrücken die unter den Bauchlappen liegenden Nierchen entfernen. Rundherum kräftig salzen und pfeffern und die Bauchlappen wieder schön zusammenlegen.

2. Das Olivenöl in einem Bräter erhitzen und den Kaninchenrücken mit der schönen Seite zuerst rundherum goldgelb anbraten. Etwa 100 ml Wasser angießen und im vorgeheizten Backofen 30 Minuten braten. Eventuell etwas Flüssigkeit nachgießen.

3. In der Zwischenzeit den Brokkoli in kleine Röschen teilen (Stiele und übrige Röschen anderweitig verwenden, z. B. für eine Suppe oder für das Rehfilet mit Rosenkohl auf Seite 234). Den Rosenkohl waschen und putzen. Reichlich Salzwasser zum Kochen bringen und den Rosenkohl je nach Größe in 10 bis 15 Minuten bei mittlerer Hitze weich kochen. Nach 5 Minuten die Brokkoliröschen dazugeben.

4. Den Kaninchenrücken aus dem Bräter nehmen und mit einem sehr scharfen Messer in Scheiben schneiden. Alternativ können Sie den Kaninchenrücken auch der Länge nach am Rückgrat in zwei Hälften teilen. Das ist zudem einfacher.

5. Den Bratensatz mit etwas Wasser loskochen, wieder einkochen lassen und die Hälfte der Butter mit dem Schneebesen einrühren.

6. Das Gemüse auf vorgewärmten Tellern anrichten, die restliche Butter in Flöckchen darauf verteilen. Das Fleisch daneben anrichten und mit der Buttersauce übergießen.

Tipp:

Wir haben hier das Gemüse in Salzwasser gekocht. Sie können aber auch die schonendere Garart mit Dampf wählen. Füllen Sie dazu einen Topf zwei Fingerbreit mit Salzwasser, setzen Sie den Dampfeinsatz ein, und legen Sie das Gemüse darauf. Rosenkohl braucht etwa 15 bis 20 Minuten, die Brokkoliröschen ca. 10 Minuten.

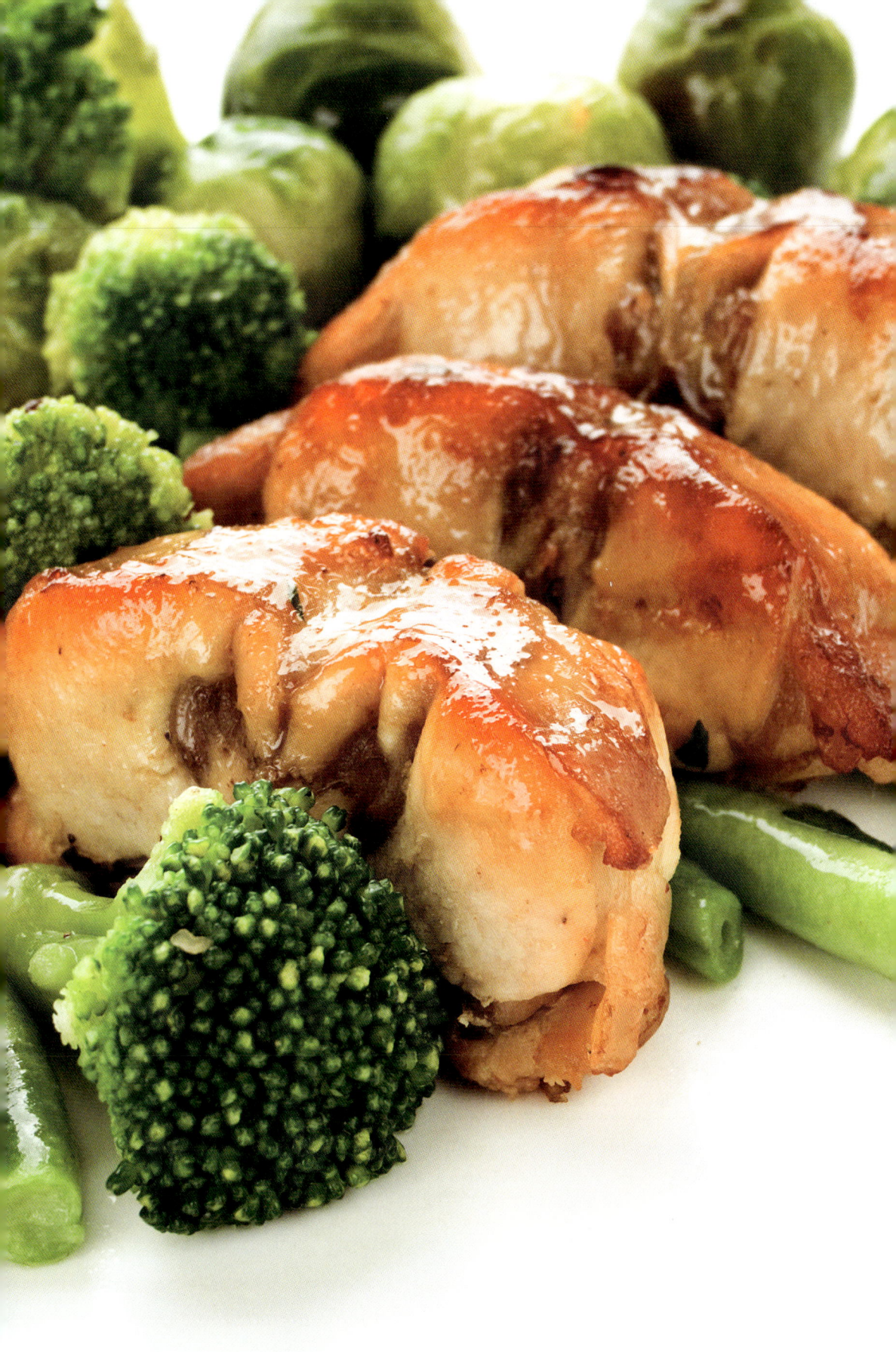

Entenbrust mit Kohlrabi

Pro Portion: 39 g E, 33 g F, 14 g KH

🕐 **45 MINUTEN**

Zutaten für 2 Portionen

1 weibliche Entenbrust
(ca. 350 g)
1 EL Zitronensaft
Salz, Pfeffer
1 TL Rapsöl
2 Kohlrabi (ca. 600 g)
1 kleine Zwiebel
1 walnussgroßes Stück Ingwer
200 ml Geflügelfond,
am besten Entenfond
(aus dem Glas)
1 TL Rapsöl
1 EL Apfelessig
1 EL scharfer Senf

1. Den Backofen auf 120 °C vorheizen.

2. Die Haut der Entenbrust mit einem scharfen Messer schräg einschneiden. Den Zitronensaft mit Salz und Pfeffer vermischen und die Entenbrust rundherum damit einreiben.

3. Das Rapsöl in einer ofenfesten Pfanne erhitzen und die Entenbrust zuerst mit der Hautseite bei schwacher Hitze so lange anbraten, bis die Haut nur noch etwa 2 bis 3 mm dick und schön knusprig ist. Dabei das ausgetretene Fett immer wieder abgießen. Dann die Unterseite anbraten.

4. Die Entenbrust im vorgeheizten Backofen 20 Minuten garen und anschließend 15 Minuten bei abgeschaltetem Ofen nachziehen lassen. So bleibt sie innen schön rosa.

5. In der Zwischenzeit die Kohlrabi schälen und in feine Stifte schneiden. Zwiebel und Ingwer schälen und in kleine Würfel schneiden. Den Geflügelfond erhitzen und den Kohlrabi mit den Zwiebel- und Ingwerwürfeln 10 Minuten dünsten. Mit Salz, Pfeffer, Apfelessig und Senf pikant abschmecken.

6. Die Entenbrust in Scheiben schneiden und auf dem Kohlrabigemüse anrichten.

Lammschulter mit Frühlingszwiebeln

Pro Portion: 46 g E, 30 g F, 11 g KH

🕐 **20 MINUTEN,** zuzüglich
2 Stunden Kochzeit

Zutaten für 2 Portionen

1 kleine Möhre (ca. 100 g)

1 kleine Lauchstange,
geputzt (ca. 100 g)

1 Knoblauchzehe

1 kleine weiße Zwiebel

1 kleine Lammschulter
(ca. 400 g), Salz

2 Lorbeerblätter

3 zerdrückte
Wacholderbeeren

1 TL scharfer Senf

1 EL Zitronensaft

2 EL Olivenöl, Pfeffer

3 Bund Frühlingszwiebeln

30 g Butter

1 TL Zucker

1. Die Möhre schälen, putzen und in Stifte schneiden. Die Lauchstange putzen, längs halbieren und gründlich waschen.

2. Knoblauchzehe und Zwiebel abziehen. Knoblauch halbieren, Zwiebel vierteln. Die Lammschulter in einen passenden Topf geben und mit Salzwasser bedecken.

3. Zusammen mit den Lorbeerblättern und den Wacholderbeeren aufkochen und zugedeckt bei schwacher Hitze für 1 Stunde köcheln lassen. Möhrenstifte und Lauchstange dazugeben und eine weitere Stunde garen, bis das Fleisch schön weich ist und es sich leicht vom Knochen lösen lässt.

4. Kurz vor Ende der Garzeit für die Marinade den Senf mit dem Zitronensaft verquirlen und das Olivenöl mit einem Schneebesen nach und nach unterschlagen. Mit Salz und Pfeffer abschmecken.

5. Die Frühlingszwiebeln waschen, putzen und in etwa 3 cm lange Stücke schneiden. Dickere Zwiebeln längs halbieren. Die Butter in einer beschichteten Pfanne erhitzen und die Frühlingszwiebeln 3 bis 4 Minuten anbraten, bis sie etwas Farbe angenommen haben. Den Zucker darüberstreuen und unter Rühren leicht karamellisieren lassen.

6. Das Fleisch aus dem Sud nehmen, vom Knochen lösen, in Scheiben schneiden und auf zwei Tellern anrichten. Die Frühlingszwiebeln und das Gemüse aus dem Sud nehmen, danebensetzen und mit der Marinade beträufeln.

Rotbarschfilet auf Avocado mit Shiitakepilzen

Pro Portion: 53 g E, 31 g F, 2 g KH

🕐 **20 MINUTEN**

Zutaten für 2 Portionen

1 Rotbarschfilet (ca. 500 g)

2 EL Zitronensaft

½ reife Avocado

30 g Kräuterfrischkäse (20 % Fett)

Salz, Pfeffer

200 g Shiitakepilze

1 EL Olivenöl

1 EL Butter

1. Das Rotbarschfilet trocken tupfen und mit 1 EL Zitronensaft beträufelt ziehen lassen.

2. In der Zwischenzeit das Avocadofruchtfleisch aus der Schale lösen, mit einer Gabel zerdrücken und mit dem Kräuterfrischkäse und dem restlichen Zitronensaft zu einer glatten Creme verrühren. Mit Salz und Pfeffer abschmecken.

3. Die Shiitakepilze mit Küchenpapier vorsichtig abreiben, die harten Stiele mit den Fingern herausknipsen. Größere Pilze in zwei Teile brechen, nicht schneiden.

4. Das Rotbarschfilet salzen und pfeffern und in einer beschichteten Pfanne im Olivenöl bei schwacher Hitze von beiden Seiten 4 bis 5 Minuten braten. Die Butter in einer beschichteten Pfanne stark erhitzen und die Shiitakepilze für 1 Minute darin schwenken. Mit Salz und Pfeffer würzen.

5. Die Avocadocreme auf zwei Tellerhälften verstreichen, das Fischfilet halbieren und auf die Creme legen, die Pilze daneben.

Dorade im Gemüsebett

Pro Portion: 38 g E, 33 g F, 13 g KH

⏱ **40 MINUTEN**

Zutaten für 2 Portionen

1 Dorade, küchenfertig
(ca. 400 g)

Salz, Pfeffer

2 Scheiben Zitrone

6 Knoblauchzehen

1 Bund Frühlingszwiebeln

1 kleiner Zucchino (ca. 150 g)

350 g kleine Tomaten

3 EL Olivenöl

50 g schwarze
entsteinte Oliven

2 Zweige Rosmarin

1. Die Dorade innen und außen mit Salz und Pfeffer würzen. Die Zitronenscheiben in den Bauch legen. Die Knoblauchzehen mit der stumpfen Seite nach unten fest auf die Arbeitsplatte drücken, damit sie aufplatzen. Die Frühlingszwiebeln abziehen und in etwa 1 cm breite Ringe schneiden. Dabei auch viel von dem dunklen Grün mit verwenden. Den Zucchino waschen, putzen und in Scheiben schneiden. Die Tomaten waschen und halbieren.

2. 2 EL Olivenöl in einem Bräter erhitzen. Knoblauchzehen und Zwiebelringe darin glasig dünsten. Zucchino, Tomaten und Oliven unterrühren. Die Dorade daraufflegen und mit dem restlichen Olivenöl beträufeln. Die Rosmarinzweige danebenlegen.

3. Den Backofen auf 200 °C stellen. Die Dorade mit dem Gemüse ca. 30 Minuten garen und in der Form servieren.

Alles Gemüse

Diese Rezepte sind nicht nur für Vegetarier. Wir sind uns sicher: Auch der überzeugteste Nichtvegetarier wird von dem einen oder anderen Gemüsegericht begeistert sein. Sie sind alle blitzschnell gemacht und voller Frische und Geschmack!

Für die Rezepte in diesem Kapitel haben wir wieder zum Käsetrick gegriffen. Viel Gemüse wird unter einer Käseschicht versteckt – und ab damit in den Backofen. Denn das bei Vegetariern so beliebte (und sinnvolle) pflanzliche Eiweiß aus Hülsenfrüchten fällt bei der 2-Tage-Diät wegen des hohen Kohlenhydratgehalts weg. Aber trösten Sie sich: Es bleiben Ihnen noch 5 Tage in der Woche, an denen Sie Hülsenfrüchte essen können.

Überbackener Blumenkohl

36 g E, 35 g F, 12 g KH

🕐 **45 MINUTEN**

Zutaten für 1 Portion

½ Blumenkohl (ca. 300 g, ohne Blätter)

Salz

2 Eier, Größe M

50 g mittelalter Gouda

75 ml Milch

Pfeffer

frisch geriebene Muskatnuss

10 g Butter

1 EL gehackter Dill

1. Den Backofen auf 200 °C vorheizen.

2. Den Blumenkohl in Röschen teilen und waschen. Die Stiele klein würfeln und in reichlich Salzwasser 7 bis 8 Minuten bissfest kochen. Durch ein Sieb abgießen und gut abtropfen lassen.

3. In der Zwischenzeit die Eier mit einem Schneebesen verquirlen, den Gouda fein reiben und beides mit der Milch vermischen. Mit Salz, Pfeffer und Muskatnuss würzen.

4. Eine feuerfeste Form (ca. 22 cm Durchmesser) mit Butter bestreichen, den Blumenkohl hineingeben und leicht andrücken. Mit der Eiermilch übergießen und 20 bis 25 Minuten im vorgeheizten Backofen backen, bis sich eine goldgelbe Kruste gebildet hat. Mit Dill bestreut in der Form servieren.

Variante:

Sie können diesen Auflauf auch mit Brokkoli machen, allerdings nur mit 250 g, denn sonst werden es mehr als 500 Kalorien. Brokkoli hat eine geringere Garzeit als Blumenkohl. Die Staude ebenfalls in Röschen teilen und die Stiele klein schneiden. Zuerst die Stiele 5 Minuten in Salzwasser blanchieren, dann für weitere 5 Minuten die Röschen dazugeben.

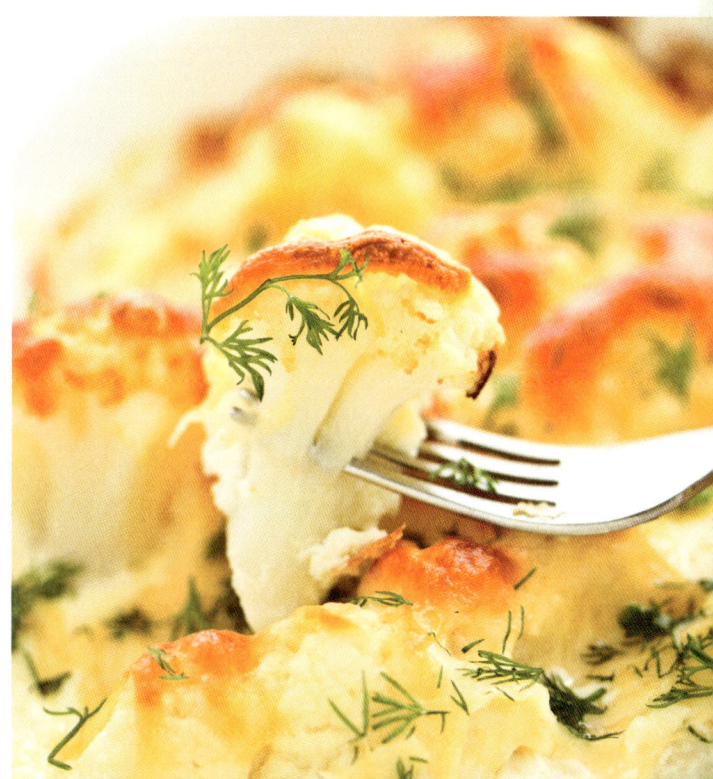

Paprikakohl mit Bergkäse

36 g E, 36 g F, 11 g KH

🕐 **20 MINUTEN**

Zutaten für 1 Portion

½ Chinakohl (ca. 250 g
vorbereitet, gewogen)

Salz

1 rote Paprikaschote

1 EL Schnittlauch in Röllchen

2 EL saure Sahne

Pfeffer

1 flacher TL Paprikapulver
edelsüß oder rosenscharf

100 g Bergkäse in Scheiben

1. Den Chinakohl putzen und in Streifen schneiden. In reichlich Salzwasser 2 Minuten blanchieren, dann durch ein Sieb abgießen und gut abtropfen lassen.

2. Den Grill des Backofens vorheizen.

3. Die Paprikaschote waschen, putzen und in feine Streifen schneiden. Kohl, Paprika, Schnittlauch und saure Sahne vermengen. Mit Salz, Pfeffer und Paprikapulver abschmecken.

4. Das Gemüse in eine feuerfeste Form füllen, mit den Käsescheiben belegen und überbacken, bis der Käse geschmolzen und goldgelb ist.

Aubergine mit Paprika aus dem Ofen

26 g E, 36 g F, 17 g KH

🕐 **25 MINUTEN**

Zutaten für 1 Portion

1 kleine Aubergine (ca. 200 g geputzt gewogen)

1 TL Olivenöl

1 Bund Frühlingszwiebeln

1 Knoblauchzehe

1 rote oder gelbe Paprikaschote

1 EL Olivenöl

½ TL Paprikapulver edelsüß oder rosenscharf

½ Dose stückige Tomaten (ca. 200 g)

Salz, Pfeffer

100 g Mozzarella

1. Den Backofen auf 200 °C vorheizen. Die Aubergine waschen, putzen und längs in 4 Scheiben schneiden. Auf ein mit Alufolie ausgelegtes Backblech oder in eine ofenfeste Form legen und dünn mit 1 TL Olivenöl bepinseln. 10 Minuten braten, dabei einmal wenden.

2. In der Zwischenzeit die Frühlingszwiebeln und die Knoblauchzehe abziehen. Frühlingszwiebeln in Ringe, Knoblauch in kleine Würfelchen schneiden. Die Paprikaschote waschen, putzen und klein würfeln.

3. 1 EL Olivenöl in einer beschichteten Pfanne erhitzen, Zwiebeln und Knoblauch darin glasig dünsten. Die Paprikawürfel dazugeben und unter Rühren braten, bis sie etwas Farbe angenommen haben. Mit dem Paprikapulver bestäuben, kurz durchrühren und die Dosentomaten dazugeben. Mit Salz und Pfeffer würzen und cremig einkochen lassen.

4. Die Auberginenscheiben aus dem Ofen nehmen und mit Salz und Pfeffer würzen. Das Paprika-Tomaten-Gemüse auf den Auberginenscheiben verteilen, den Mozzarella in Scheiben schneiden und darauflegen. 4 bis 5 Minuten im Ofen überbacken, bis der Käse geschmolzen ist.

Zucchini mit Käsekruste

39 g E, 34 g F, 10 g KH

🕐 **30 MINUTEN**

Zutaten für 1 Portion

1 Zucchino (ca. 300 g)

100 g würziger Käse (z. B. Gruyère oder Bergkäse)

1 Ei, Größe M

2 EL saure Sahne

Salz, Pfeffer

1 Bund Frühlingszwiebeln

2 EL Schnittlauch in Röllchen

1. Den Backofen auf 200 °C vorheizen. Den Zucchino waschen, putzen und in etwa 3 mm breite Scheiben schneiden. Den Käse fein raspeln, mit dem Ei und der sauren Sahne vermischen und mit Salz und Pfeffer würzen.

2. Die Zucchinischeiben in eine feuerfeste Form (ca. 24 cm Durchmesser) geben und mit dem Käse-Ei-Gemisch bestreichen. Im vorgeheizten Backofen 20 bis 25 Minuten backen, bis eine goldbraune Kruste entstanden ist.

3. In der Zwischenzeit die Frühlingszwiebeln abziehen und in dünne Ringe schneiden. Den Zucchiniauflauf mit den Frühlingszwiebeln und den Schnittlauchröllchen bestreut in der Form servieren.

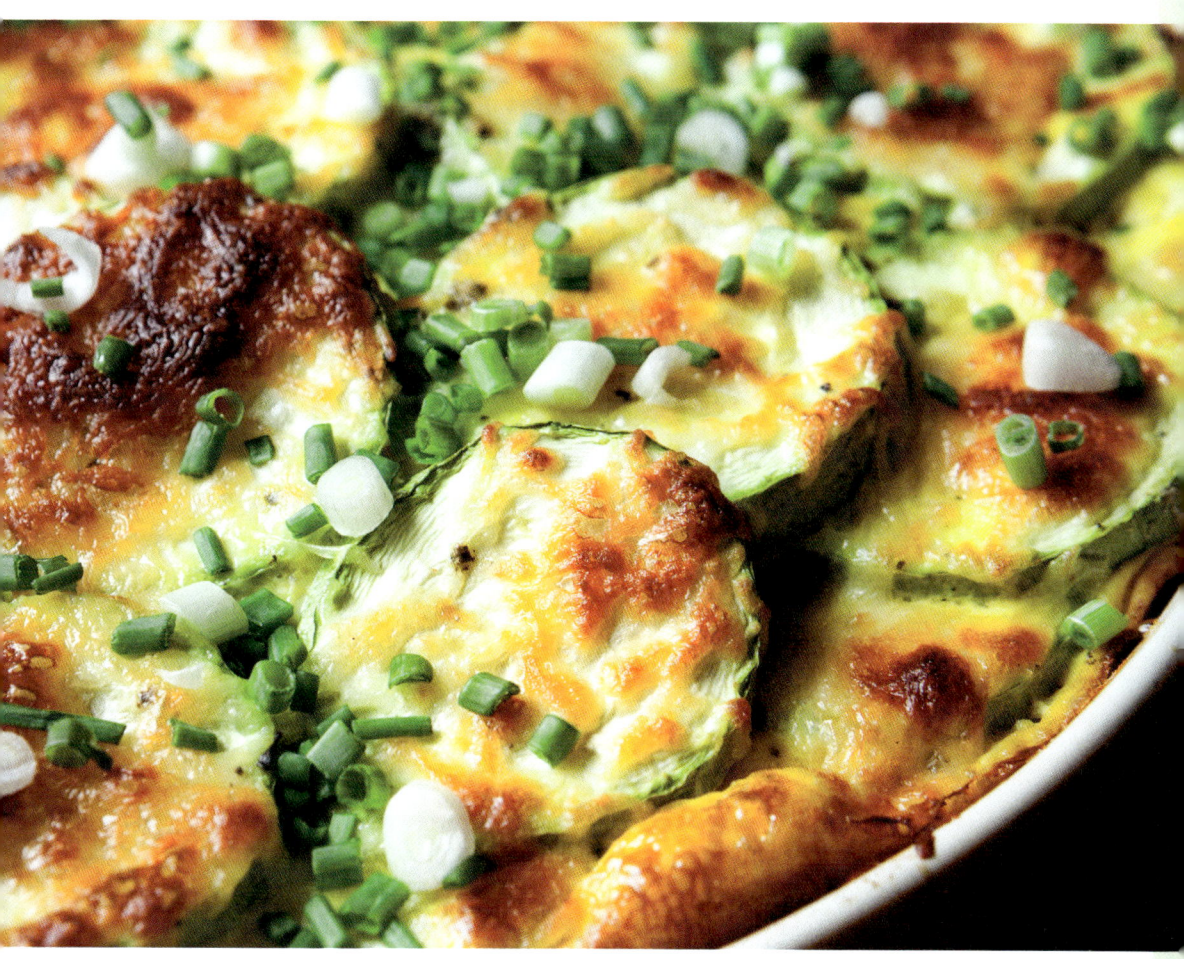

Champignonpfanne mit Mozzarella

29 g E, 36 g F, 13 g KH

⏱ **20 MINUTEN**

Zutaten für 1 Portion

2 Schalotten
1 Knoblauchzehe
1 rote Paprikaschote
1 kleine Lauchstange
200 g Champignons
2 EL Olivenöl
Salz, Pfeffer
80 g Mozzarella
10 Blätter frisches Basilikum

1. Schalotten und Knoblauchzehe abziehen und fein würfeln. Die Paprikaschote waschen, putzen und in Streifen schneiden. Die Lauchstange putzen, längs halbieren, gründlich waschen und in Ringe schneiden. Die Champignons mit Küchenpapier vorsichtig abreiben, die braunen Füßchen eventuell abschneiden. Je nach Größe vierteln oder halbieren.

2. Das Olivenöl in einem Wok oder in einer großen Pfanne erhitzen. Das Gemüse – bis auf die Champignons – hineingeben und unter Rühren 5 Minuten anbraten, bis Lauch und Paprika Farbe angenommen haben. Die Champignons dazugeben und 1 Minute weiterbraten.

3. Den Mozzarella in dünne Scheiben schneiden, darauflegen und zugedeckt leicht schmelzen lassen. Die Basilikumblätter in Streifen schneiden und darüberstreuen.

Überbackene Champignons in Tomatensauce

30 g E, 39 g F, 8 g KH

🕐 **20 MINUTEN**

Zutaten für 1 Portion

200 g Champignons

25 g Butter

2 EL gehackte Petersilie

½ Dose stückige
Tomaten (ca. 200 g)

Salz, schwarzer Pfeffer
aus der Mühle

80 g mittelalter Gouda
in Scheiben

1. Den Backofen auf 220 °C vorheizen. Die Champignons vorsichtig mit Küchenpapier abreiben, eventuell die braunen Füßchen abschneiden. Pilze in breite Scheiben schneiden.

2. Die Butter in einer beschichteten, feuerfesten Pfanne erhitzen. Die Petersilie kurz darin anschwitzen, dann die Champignons dazugeben und unter Rühren für 1 Minute anbraten.

3. Die Tomaten dazugießen und in 3 bis 4 Minuten sämig einkochen lassen. Mit Salz und Pfeffer abschmecken. Mit den Käsescheiben belegen und 6 bis 7 Minuten im vorgeheizten Backofen überbacken, bis der Käse Blasen wirft und etwas Farbe angenommen hat. Mit frisch gemahlenem Pfeffer bestreuen und gleich aus der Pfanne servieren.

Rosenkohl-Pilz-Pfanne

23 g E, 35 g F, 17 g KH

🕐 **25 MINUTEN**

Zutaten für 1 Portion

300 g Rosenkohl

Salz

1 mittelgroße weiße Zwiebel

300 g gemischte Pilze (z. B. Austernpilze, Champignons und Kräuterseitlinge)

40 g Butter

frisch geriebene Muskatnuss

Pfeffer

25 g gehackter Dill

1. Den Rosenkohl waschen und putzen. Größere Röschen halbieren. Dann in reichlich Salzwasser je nach Größe in 10 bis 15 Minuten bissfest kochen.

2. In der Zwischenzeit die Zwiebel abziehen und in Ringe schneiden. Die Pilze mit Küchenpapier vorsichtig abreiben und in mundgerechte Stücke schneiden.

3. Den Rosenkohl durch ein Sieb abgießen und gut abtropfen lassen. Die Butter in einer großen beschichteten Pfanne stark erhitzen und die Zwiebelringe darin glasig dünsten. Die Pilze dazugeben und unter Rühren 2 Minuten anbraten. Den Rosenkohl unterrühren und mit Salz, Pfeffer und frisch geriebener Muskatnuss abschmecken. Mit Dill bestreut servieren.

Variante:

Gut zu Pilzen passt auch Brokkoli. Davon dürfen Sie 400 g nehmen, dann haben Rosenkohl und Brokkoli fast genau denselben Eiweiß- und Kohlenhydratgehalt. Nehmen Sie vom Brokkoli am besten nur die Röschen, die Stiele können Sie für die Brokkolicremesuppe mit Tomaten auf Seite 137 verwenden.

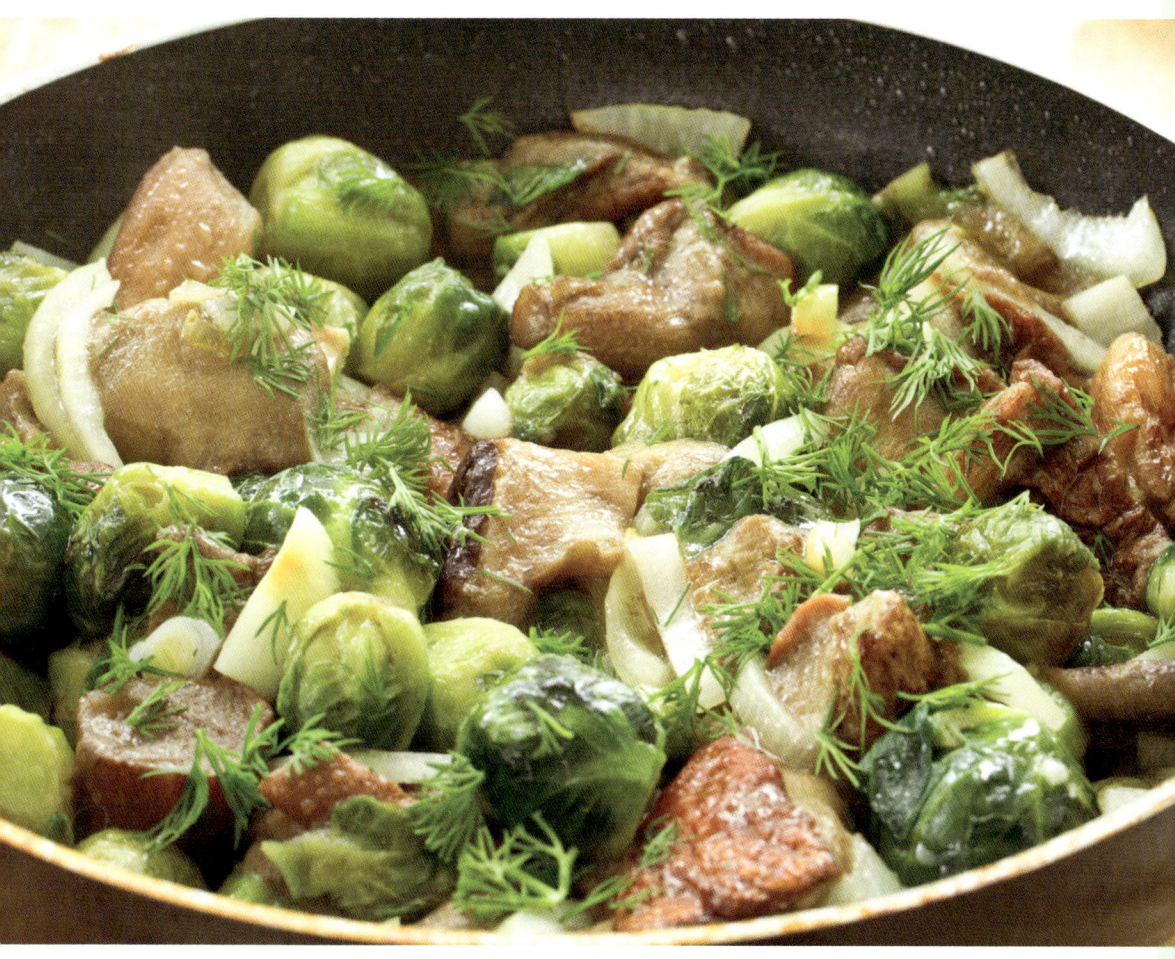

Zucchini mit Nusskruste

27 g E, 39 g F, 10 g KH

🕐 **35 MINUTEN**

Zutaten für 1 Portion

1 Zucchino (ca. 250 g)

Salz, Pfeffer

10 g Walnusskerne

10 g Pinienkerne

10 g gemahlene Haselnüsse

100 g Mozzarella

1. Den Backofen auf 180 °C vorheizen. Den Zucchino waschen, putzen und längs halbieren. Die Kerne mit einem Teelöffel herausschaben. Die Zucchinihälften salzen und pfeffern und in eine feuerfeste Form oder auf ein Backblech legen.

2. Die Walnuss- und Pinienkerne grob hacken und in einer beschichteten Pfanne ohne Fett goldgelb rösten. Mit den gemahlenen Haselnüssen vermischen und in die Zucchinihälften füllen.

3. Den Mozzarella in kleine Würfel schneiden und auf der Nussmischung verteilen. Im vorgeheizten Backofen ca. 25 Minuten backen, bis der Käse eine goldgelbe Kruste gebildet hat.

Chinakohl mit körnigem Frischkäse

24 g E, 41 g F, 18 g KH

🕐 **30 MINUTEN**

Zutaten für 1 Portion

½ Chinakohl (250 g
geputzt gewogen)

2–3 Stängel Staudensellerie
(ca. 100 g)

1 walnussgroßes Stück Ingwer

30 g Walnusskerne

2 EL Rapsöl

100 ml Gemüsebrühe (instant)

100 g körniger Frischkäse

schwarzer Pfeffer
aus der Mühle

1. Den harten Strunk des Chinakohls herausschneiden und die Blätter grob in Streifen schneiden. Die Stängel des Staudenselleries, wenn nötig, dünn abschälen und in Streifen schneiden. Den Ingwer schälen und in sehr kleine Würfelchen schneiden. Die Walnusskerne grob hacken und in einer beschichteten Pfanne ohne Fett rösten, herausnehmen und beiseitestellen.

2. Das Rapsöl in einem Wok (oder in einer großen beschichteten Pfanne) erhitzen und die Ingwerwürfel kurz darin anschwitzen. Chinakohl und Sellerie dazugeben und unter Rühren 2 bis 3 Minuten anbraten, bis das Gemüse etwas Farbe angenommen hat. Mit der Gemüsebrühe aufgießen und 8 bis 10 Minuten offen dünsten, bis die Flüssigkeit verdampft und der Kohl schön weich ist.

3. Zum Servieren den Frischkäse mit einem Löffel darüber verteilen, mit den gerösteten Walnüssen bestreuen und frisch gemahlenen Pfeffer darüberstreuen.

Kürbis mit Babyspinat

10 g E, 43 g F, 11 g KH

⏱ **20 MINUTEN**

Zutaten für 1 Portion

100 g frischer Babyspinat

150 g Kürbisfleisch
(geputzt gewogen, z. B.
Hokkaido-Kürbis, Butternut
oder Gelber Zentner)

30 g Butter

20 g Sesamsaat

75 ml Gemüsebrühe (instant)

1 EL Olivenöl

2 EL weißer Balsamessig

Salz, Pfeffer

1. Den Babyspinat gründlich waschen und verlesen. Gut abtropfen lassen. Das Kürbisfleisch aus der Schale lösen und in Würfel schneiden. (Hokkaido-Kürbis kann mit Schale verarbeitet werden.)

2. Die Butter in einer beschichteten Pfanne erhitzen und Kürbis und Sesamsaat unter Rühren 3 Minuten anbraten. Mit der Gemüsebrühe aufgießen und unter gelegentlichem Rühren dünsten, bis die Flüssigkeit verdampft ist.

3. Aus Olivenöl, Balsamessig, Salz und Pfeffer eine Marinade bereiten. Mit dem Babyspinat vermischen und das Kürbis-Sesam-Gemüse daraufgeben.

Info:

Es gibt Babyspinat bereits fertig vorbereitet (100 g) im Kühlregal der Gemüseabteilung im Supermarkt. Dort finden Sie auch Salatmischungen, die sich ebenfalls als Basis für das Kürbisgemüse eignen, z. B. mit jungen Blättern von Spinat, rotem Mangold und Rucola.

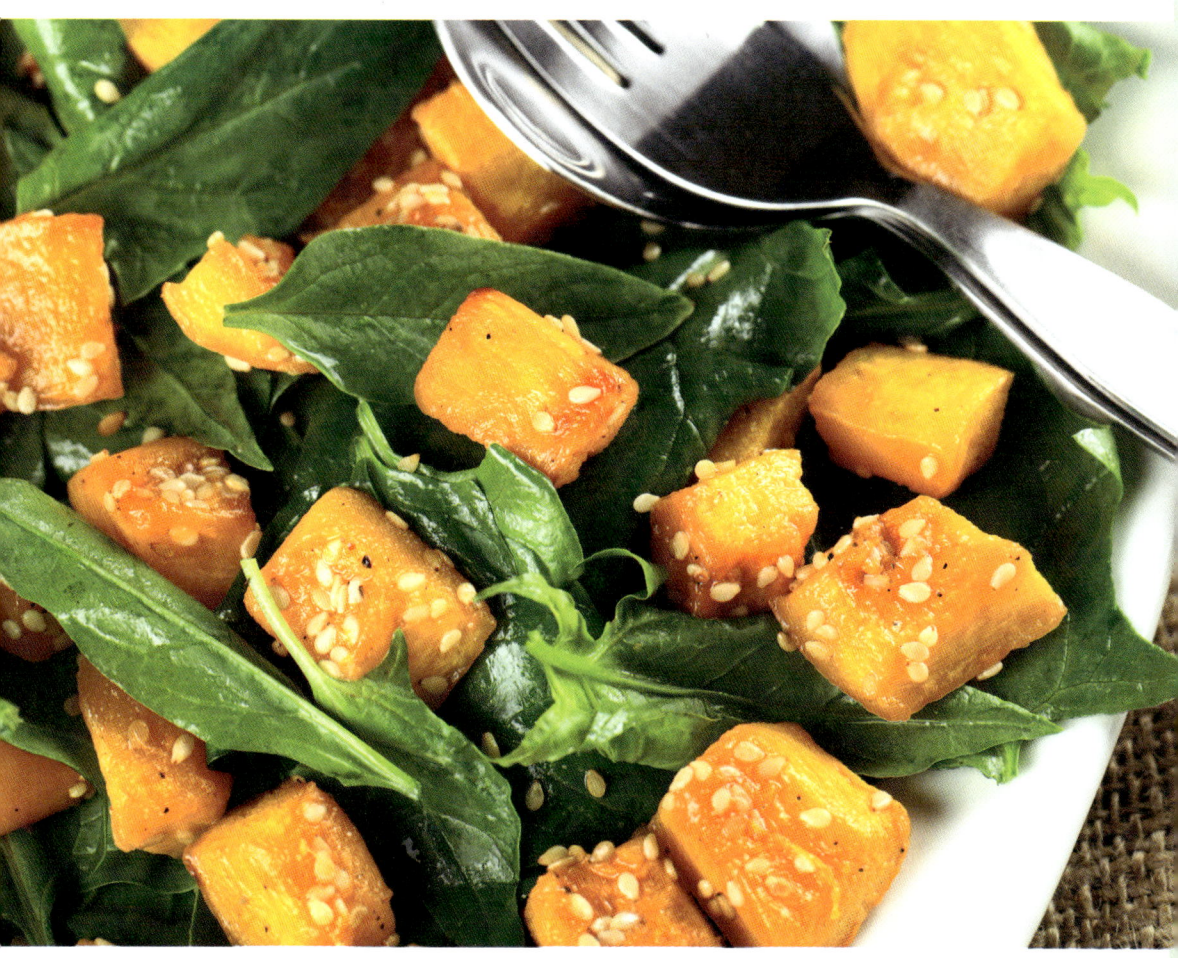

Gemüseplatte mit Aioli

20 g E, 39 g F, 19 g KH

🕐 30 MINUTEN

Zutaten für 1 Portion

2 Eier, Größe M
100 g grüne Bohnen
1 kleine Möhre (ca. 100 g)
½ Kohlrabi (ca. 100 g)
Salz
50 g Salatmayonnaise
1 EL Naturjoghurt
1–2 Knoblauchzehen
Pfeffer
etwas grobes Meersalz

1. Die Eier in 10 Minuten hart kochen, kalt abschrecken, schälen und in Spalten schneiden.

2. In der Zwischenzeit die Bohnen waschen, putzen und in Salzwasser 10 bis 12 Minuten kochen, bis sie bissfest sind. Die Möhre und den Kohlrabi schälen, waschen und in etwa 5 cm lange Stifte schneiden. Ebenfalls in Salzwasser in etwa 10 Minuten bissfest kochen.

3. Die Salatmayonnaise mit dem Joghurt verrühren. Die Knoblauchzehe abziehen, durch die Knoblauchpresse drücken und unter die Mayonnaise rühren. Mit Salz und Pfeffer abschmecken.

4. Das Gemüse durch ein Sieb abgießen, auf einem Teller anrichten und mit etwas grobem Meersalz bestreuen. Die Eierspalten danebenlegen und die Aioli in einem Schälchen getrennt dazureichen.

Fenchel mit Zitronenmayo

22 g E, 40 g F, 12 g KH

🕐 **30 MINUTEN**

Zutaten für 1 Portion

2 mittelgroße
Fenchelknollen (ca. 250 g)

Salz

2 hart gekochte
Eier, Größe M

½ unbehandelte Zitrone

20 g Kräuter der Provence
oder Gartenkräuter
(Tiefkühlprodukte)

25 g Salatmayonnaise

25 g saure Sahne

Salz, Pfeffer

1 EL Olivenöl

1. Die Fenchelknollen waschen, wenn nötig, die äußeren Blätter dünn abschälen und längs halbieren. Die harten Stiele entfernen, 1 EL und Fenchelgrün fein hacken und beiseitelegen. In reichlich Salzwasser 20 bis 25 Minuten bei schwacher Hitze garen, herausheben und mit der Schnittseite nach unten abtropfen lassen.

2. In der Zwischenzeit für die Sauce die Eier schälen, das Eigelb mit einer Gabel zerdrücken und das Eiweiß sehr fein hacken. Von der Zitrone die Zitronenschale fein abreiben, die Zitrone halbieren und den Saft auspressen.

3. Kräuter, Fenchelgrün, Mayonnaise und saure Sahne mit den Eiern, der Zitronenschale und 2 EL Zitronensaft verrühren. Mit Salz und Pfeffer und eventuell noch etwas mehr Zitronensaft abschmecken. Die abgetropften Fenchelhälften auf einem Teller anrichten, mit Olivenöl beträufeln und die Sauce darüberlöffeln.

Spargelfrittata mit Käse

28 g E, 38 g F, 13 g KH

🕐 **30 MINUTEN**

Zutaten für 1 Portion

300 g grüner Spargel
1 Bund Frühlingszwiebeln
1 Knoblauchzehe
1 EL Olivenöl
10 Blätter frisches Basilikum
2 Eier, Größe M
50 g Frischkäse (20 % Fett)
Salz, Pfeffer
15 g Butter

1. Den Spargel, wenn nötig, am unteren Ende dünn abschälen. In etwa 2 cm lange Stücke schneiden. Die Frühlingszwiebeln waschen, putzen und in feine Ringe schneiden. Den Knoblauch abziehen und in Scheiben schneiden. Das Olivenöl in einer beschichteten Pfanne erhitzen und Spargel, Frühlingszwiebeln und Knoblauch unter Rühren etwa 4 Minuten anbraten.

2. Die Basilikumblätter in Streifen schneiden. Die Eier in einer Rührschüssel verquirlen. Basilikum und Frischkäse einrühren und mit Salz und Pfeffer würzen. Die Spargelmischung unterheben.

3. Die Butter in der Pfanne schmelzen lassen, die Spargel-Ei-Masse einfüllen und bei schwacher Hitze in 12 bis 15 Minuten stocken lassen. Auf einen Teller gleiten lassen und mithilfe eines zweiten Tellers wenden. Wieder in die Pfanne zurückgleiten lassen und auch die andere Seite 5 Minuten braten.

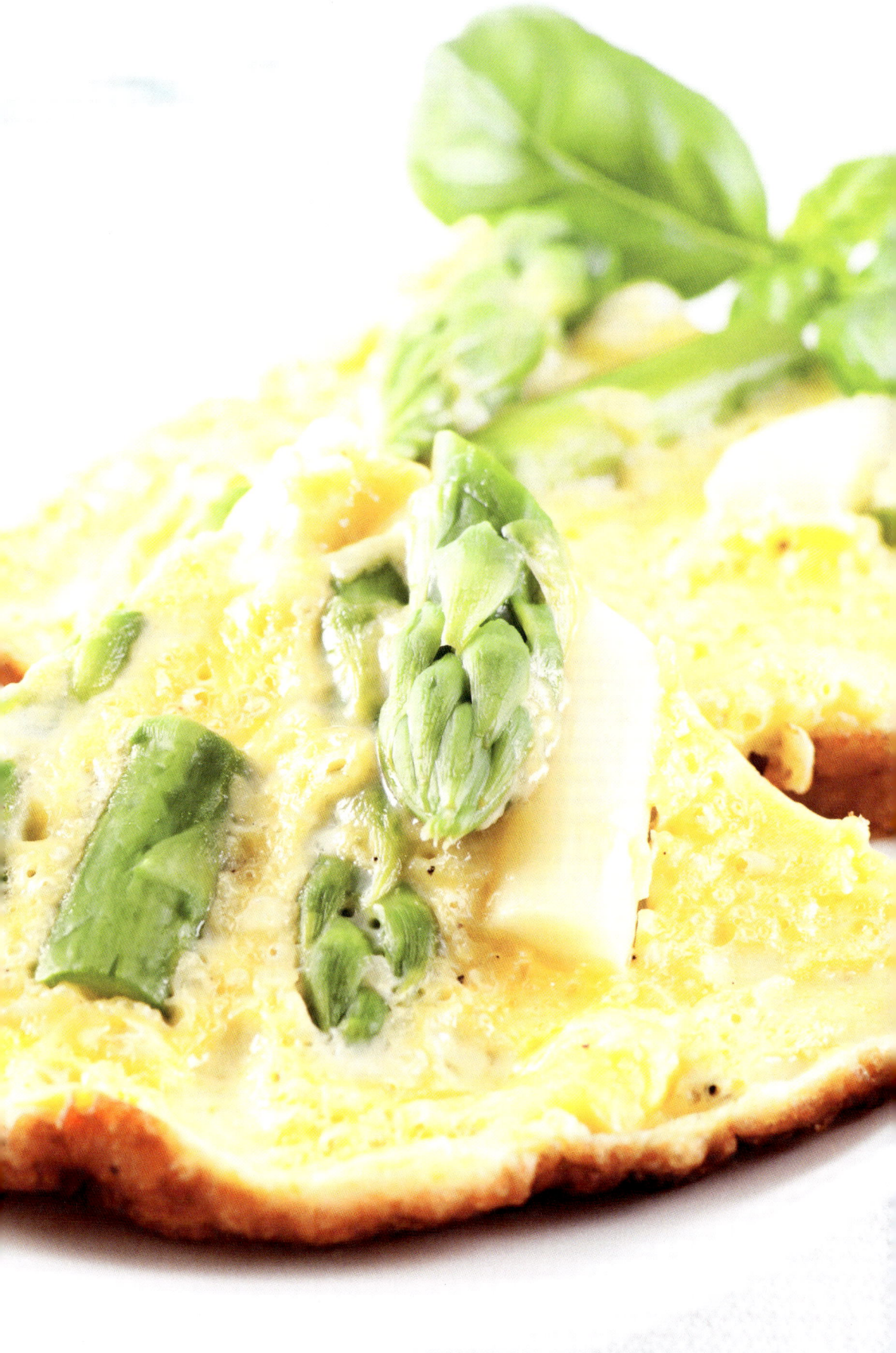

Spargel und Möhren mit Kräutersauce

20 g E, 39 g F, 16 g KH

🕐 **25 MINUTEN**

Zutaten für 1 Portion

Für die Sauce:

1 hart gekochtes Ei

2 in Salz eingelegte Sardellenfilets

25 g italienische Kräuter oder andere Kräutermischungen nach Belieben (Tiefkühlprodukt)

1 EL Kapern

2 EL Olivenöl

1 EL Limettensaft

Salz, Pfeffer

Für das Gemüse:

1 Möhre (ca. 100 g)

15 g Butter

300 g Spargel in dünnen Stangen

1. Für die Sauce das Ei schälen und grob hacken. Die Sardellenfilets abspülen, mit Küchenpapier trocken tupfen und klein schneiden. Mit den italienischen Kräutern, den Kapern, dem Olivenöl und dem Limettensaft im Mixer pürieren. Mit Salz und Pfeffer abschmecken.

2. Die Möhre schälen, quer halbieren und längs in Viertel schneiden. Den Spargel waschen, schälen, die holzigen Enden abschneiden und in etwa 5 cm lange Stücke schneiden.

3. Die Butter in einem Topf zerlassen und die Möhren darin wenden. Mit Wasser und einer Prise Salz aufgießen, sodass sie bedeckt sind, und zugedeckt bei schwacher Hitze 5 Minuten köcheln lassen.

4. Den Spargel dazugeben und weitere 5 bis 8 Minuten garen, bis das Gemüse bissfest ist. Eventuell noch etwas Wasser zufügen. Dann aus dem Topf heben und auf einer vorgewärmten Platte anrichten.

5. Die Sauce mit 1 EL heißem Gemüsesud verrühren und auf dem Gemüse anrichten.

Tipp:

Die Sauce schmeckt auch Fleischessern. Um die erlaubten 500 Kalorien nicht zu überschreiten, darf es statt des Gemüses auch ein 160 g schweres Rindersteak oder ein 190 g schweres Schweinefilet oder Putensteak sein. Fisch passt ebenfalls sehr gut zu der Kräutersauce, z. B. Rotbarsch (190 g) oder Heilbutt (200 g).

Spitzpaprika gefüllt mit Fetacreme

29 g E, 37 g F, 14 g KH

🕐 **15 MINUTEN,** zuzüglich
40 Minuten Backzeit

Zutaten für 1 Portion

2 rote Spitzpaprikaschoten
(ca. 200 g)

125 g Schafskäse
(40 % Fett i. Tr.)

2 Knoblauchzehen

1 Bund Frühlingszwiebeln

2 EL Olivenöl

Salz, Cayennepfeffer

150 g Rispentomaten

1. Den Backofen auf 200 °C vorheizen.

2. Die Paprika längs von oben nach unten aufschlitzen, vorsichtig auseinanderklappen und die Kerne und das Kerngehäuse entfernen.

3. Den Schafskäse mit einer Gabel zerkrümeln. Die Knoblauchzehen abziehen und durch eine Knoblauchpresse in den Käse drücken. Die Frühlingszwiebeln abziehen, sehr fein hacken und zur Käsemasse geben. 1 EL Olivenöl dazugeben und mit Salz und Cayennepfeffer würzen.

4. Die Käsemasse in die Paprikaschoten füllen und in eine feuerfeste Form setzen. Die Tomaten waschen, halbieren, die Stielansätze entfernen und rund um die Paprikaschoten legen.

5. Im vorgeheizten Backofen 35 bis 40 Minuten backen, bis die Paprikaschoten an den Rändern Farbe angenommen haben und weich sind.

Tipp:

Veganer können für dieses Rezept 3 rote Spitzpaprikaschoten, 150 g Tofu (statt Schafskäse) und 3 EL Olivenöl verwenden. Das ergibt ebenfalls die erforderlichen 500 Kalorien.

Gedünstetes Paprikakraut

14 g E, 41 g F, 19 g KH

🕐 30 MINUTEN

Zutaten für 1 Portion

200 g Weißkohl
(vorbereitet gewogen)

1 kleine weiße Zwiebel

1 kleine rote Paprikaschote

2 EL Rapsöl

1 EL Paprikapulver edelsüß
oder rosenscharf

200 ml Gemüsebrühe (instant)

Salz, Pfeffer

1–2 EL Apfelessig

50 g Frischkäse (60 % Fett)

1 EL Schnittlauch in Röllchen

75 ml saure Sahne

1. Vom Weißkohl den harten Strunk entfernen. Die Blätter in feine Streifen schneiden. Die Zwiebel abziehen und in dünne Ringe schneiden. Die Paprikaschote waschen, putzen und in feine Streifen schneiden.

2. Das Rapsöl in einem Topf erhitzen und die Zwiebel darin glasig dünsten. Das Kraut dazugeben und unter Rühren anschwitzen. Mit Paprikapulver bestäuben und kurz mitbraten lassen. Mit der Gemüsebrühe aufgießen und 20 Minuten bei schwacher Hitze zugedeckt köcheln lassen, bis das Kraut schön weich ist. Mit Salz, Pfeffer und dem Apfelessig pikant abschmecken.

3. Den Frischkäse unterrühren und mit den Schnittlauchröllchen bestreut servieren. Die saure Sahne getrennt dazu reichen.

Tipp:

Da Sie für dieses Rezept nur ¼ von einem kleinen Weißkohlkopf brauchen, empfiehlt es sich, doch gleich die vierfache Menge zu machen. Das Paprikakraut lässt sich gut portionsweise einfrieren – am besten jedoch ohne den Frischkäse.

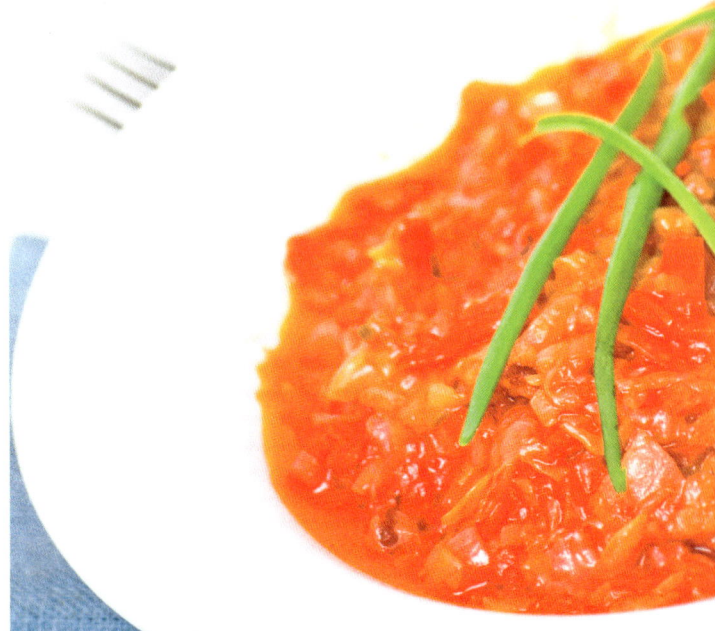

Trendy vegan

Bill Clinton, Michelle Pfeiffer, Brad Pitt oder die Tennisschwestern Williams: Sie alle tun es! Oder besser gesagt, sie tun es nicht, und zwar kommt ihnen nichts vom Tier auf den Teller. Da der Trend zu veganer Ernährung weiter anhält, möchten wir dem mit ein paar Rezepten auch bei unserer Diät Rechnung tragen.

Tierische Produkte wie Käse, Sahne und Eier gehören bei einer veganen Ernährung nicht auf den Speiseplan. Da an Ihren Diättagen Hülsenfrüchte wegen ihres erhöhten Kohlenhydratgehalts als Eiweißquelle wegfallen, findet hier Tofu reichlich Verwendung. Diesen kann man durchaus schmackhaft zubereiten, wie Sie gleich sehen werden.

Blattspinat mit geräucherten Tofuwürfeln

26 g E, 40 g F, 9 g KH

🕐 **20 MINUTEN,** zuzüglich c
3 Stunden Auftauzeit für den Spir

Zutaten für 1 Portion

200 g tiefgekühlter
Blattspinat

1 Pck. geräucherter
Tofu (200 g)

1 Knoblauchzehe

1 walnussgroßes Stück Ingwer

15 g Sesamsaat

2 EL Rapsöl

Salz, Pfeffer

1. Den Spinat auftauen lassen. Den Tofu trocken tupfen und in mundgerechte Würfel schneiden. Die Knoblauchzehe abziehen, den Ingwer schälen und beides in kleine Würfel schneiden.

2. Die Sesamsaat in einer Pfanne ohne Fett rösten, herausnehmen und beiseitestellen. 1 EL Rapsöl in einer beschichteten Pfanne erhitzen und die Tofuwürfel von allen Seiten leicht anbraten.

3. Das restliche Rapsöl in einem Wok (oder in einer breiten Pfanne) erhitzen und Knoblauch und Ingwer anschwitzen. Den Spinat dazugeben, mit Salz und Pfeffer würzen, etwas Wasser angießen und bei schwacher Hitze 5 Minuten köcheln lassen, bis die ganze Flüssigkeit verdampft ist.

4. Den Spinat auf einem Teller anrichten, die Tofuwürfel darauf verteilen und mit der Sesamsaat bestreut servieren.

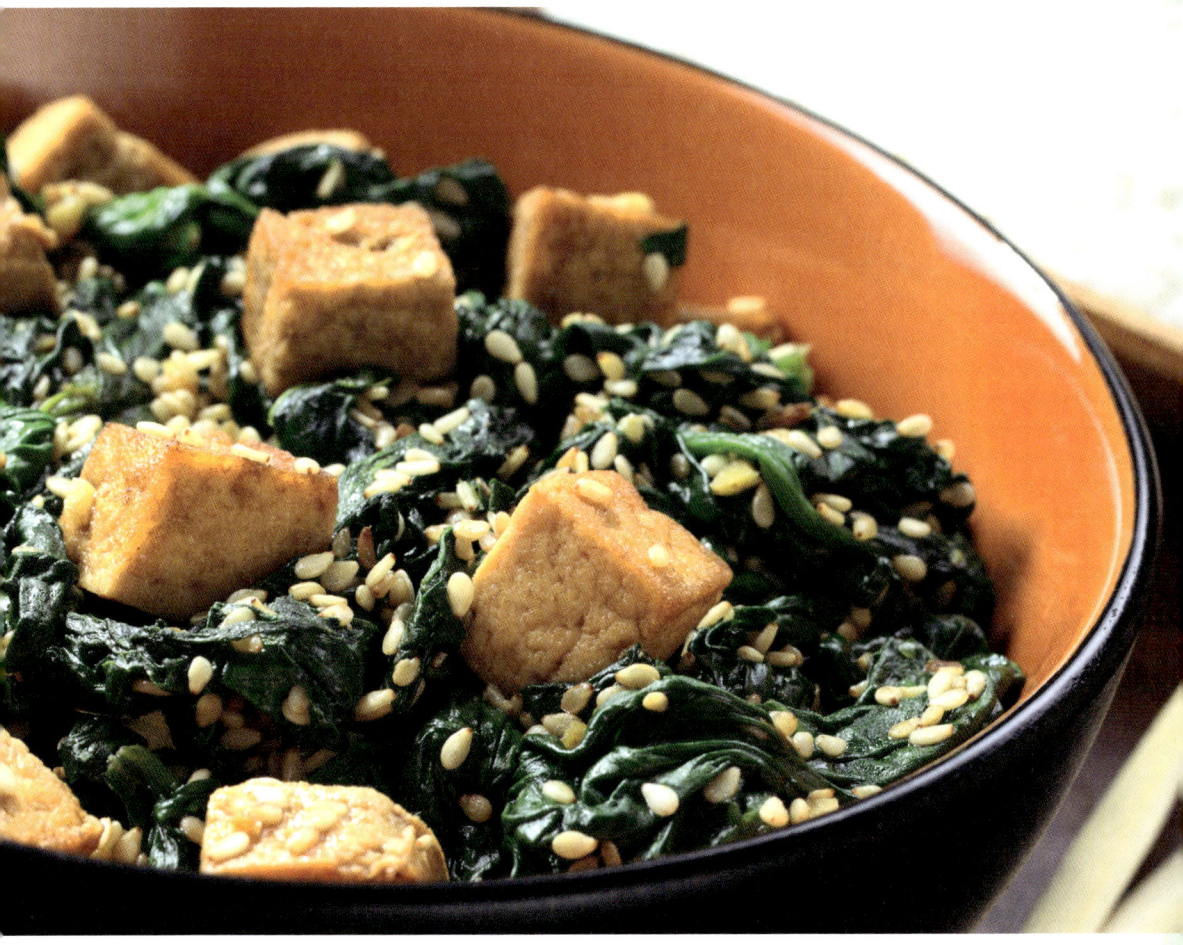

Tofutaschen mit geschmorten Tomaten

25 g E, 39 g F, 12 g KH

🕐 **25 MINUTEN**

Zutaten für 1 Portion

1 Knoblauchzehe

20 g TK-Kräutermischung,
z. B. »Gartenkräuter«

Salz, Pfeffer

125 g Cocktailtomaten

1 Bund Frühlingszwiebeln

1 Pck. Tofu (200 g)

20 g gemahlene Mandeln

Cayennepfeffer

2 EL Rapsöl

1–2 EL weißen Balsamessig

1. Die Knoblauchzehe abziehen und durch eine Knoblauchpresse drücken. Mit der Kräutermischung sowie Salz und Pfeffer vermengen.

2. Die Cocktailtomaten waschen und halbieren. Die Frühlingszwiebeln abziehen und mit viel vom dunklen Grün in feine Scheiben schneiden.

3. Den Tofu trocken tupfen und halbieren. In jede Hälfte mit einem scharfen Messer eine Tasche schneiden, dabei an drei Seiten ca. 1 cm Rand lassen, damit die Tasche beim Füllen nicht einreißt. Die Kräutermischung vorsichtig in die Taschen füllen und die Öffnungen leicht zusammendrücken.

4. Die gemahlenen Mandeln auf einem Teller ausbreiten und mit Cayennepfeffer bestäuben. Die Tofuschnitten darin wenden und die Mandeln fest andrücken. 1 EL Rapsöl in einer beschichteten Pfanne erhitzen und die Tofuschnitten bei mittlerer Hitze von jeder Seite etwa 3 Minuten braten, bis die Mandeln knusprig sind. Dann herausnehmen und warm stellen.

5. Das restliche Rapsöl in die Pfanne geben und die Zwiebelringe anschwitzen. Die Tomaten dazugeben und kurz andünsten. Falls etwas von der Kräutermischung übrig geblieben ist, den Rest unterrühren. Mit dem weißen Balsamessig, Salz und Pfeffer würzen und zu den Tofutaschen servieren.

Gewürzter Tofu auf Salat

23 g E, 39 g F, 15 g KH

⊙ **20 MINUTEN**

Zutaten für 1 Portion

1 Chicorée
1 gelbe Paprikaschote
150 g Salatgurke (ca. 12 cm)
1 EL Zitronensaft
2 EL Apfelessig
1 EL scharfer Senf
3 EL Rapsöl
Salz, Pfeffer
1 Pck. Tofu (200 g)
1 TL Paprikapulver edelsüß
2 TL Currypulver
1 TL Salz

1. Vom Chicorée die Blätter ablösen, dabei immer wieder ein Stück vom bitteren Strunk wegschneiden. Die Blätter quer in Streifen schneiden. Die Paprikaschote waschen, putzen und in Rauten schneiden. Die Salatgurke schälen, längs halbieren, die Kerne mit einem Teelöffel herausschaben und das Fruchtfleisch in Ringe schneiden. Alle Zutaten in einer Salatschüssel vermengen.

2. Zitronensaft, Apfelessig, den scharfen Senf, 1 EL Rapsöl, Salz und Pfeffer mit dem Schneebesen zu einer Marinade verquirlen und unter den Salat heben.

3. Den Tofu trocken tupfen und quer in zwei Scheiben schneiden. Paprikapulver, Currypulver und 1 TL Salz auf einem flachen Teller vermischen und die Tofuscheiben darin wenden.

4. Das restliche Rapsöl in einer beschichteten Pfanne erhitzen und die Tofuscheiben von jeder Seite ca. 1 Minute knusprig braten. Auf den Salat legen und noch warm servieren.

Gemüsecurry mit Tofu

32 g E, 35 g F, 14 g KH

🕐 **25 MINUTEN**

Zutaten für 1 Portion

100 g Brokkoli
1 kleine Möhre (ca. 100 g)
100 g kleine Champignons
1 Bund Frühlingszwiebeln
2 EL Rapsöl
1 EL Thai-Currypulver
200 ml Gemüsebrühe (instant)
50 ml Sojasahne
Salz, Pfeffer
150 g Seidentofu

1. Von einem Brokkolikopf 100 g Röschen abschneiden. (Den Rest z. B. für eine Suppe verwenden.) Die Möhre schälen, putzen und in etwa 3 cm lange Stifte schneiden. Die Champignons mit Küchenpapier vorsichtig abreiben, die braunen Füßchen eventuell abschneiden, größere Pilze halbieren.

2. Die Frühlingszwiebeln abziehen und mit viel vom dunklen Grün in Scheiben schneiden.

3. 1 EL Rapsöl in einem Topf erhitzen und die Frühlingszwiebeln darin anschwitzen. Die Möhrenstifte dazugeben und 2 bis 3 Minuten unter Rühren anbraten.

4. Mit dem Thai-Currypulver bestäuben, kurz durchrösten und mit der Gemüsebrühe aufgießen.

5. Den Brokkoli dazugeben und bei schwacher Hitze 6 bis 8 Minuten kochen, bis das Gemüse weich ist.

6. Die Champignons einrühren und weitere 2 Minuten köcheln lassen.

7. Die Sojasahne unterrühren und mit Salz und Pfeffer abschmecken.

8. Den Tofu trocken tupfen und in Würfel schneiden. Das restliche Rapsöl in einer beschichteten Pfanne erhitzen und den Tofu rundherum knusprig braten, dann salzen.

9. Das Gemüsecurry in einen Suppenteller geben und die Tofuwürfel daraufsetzen.

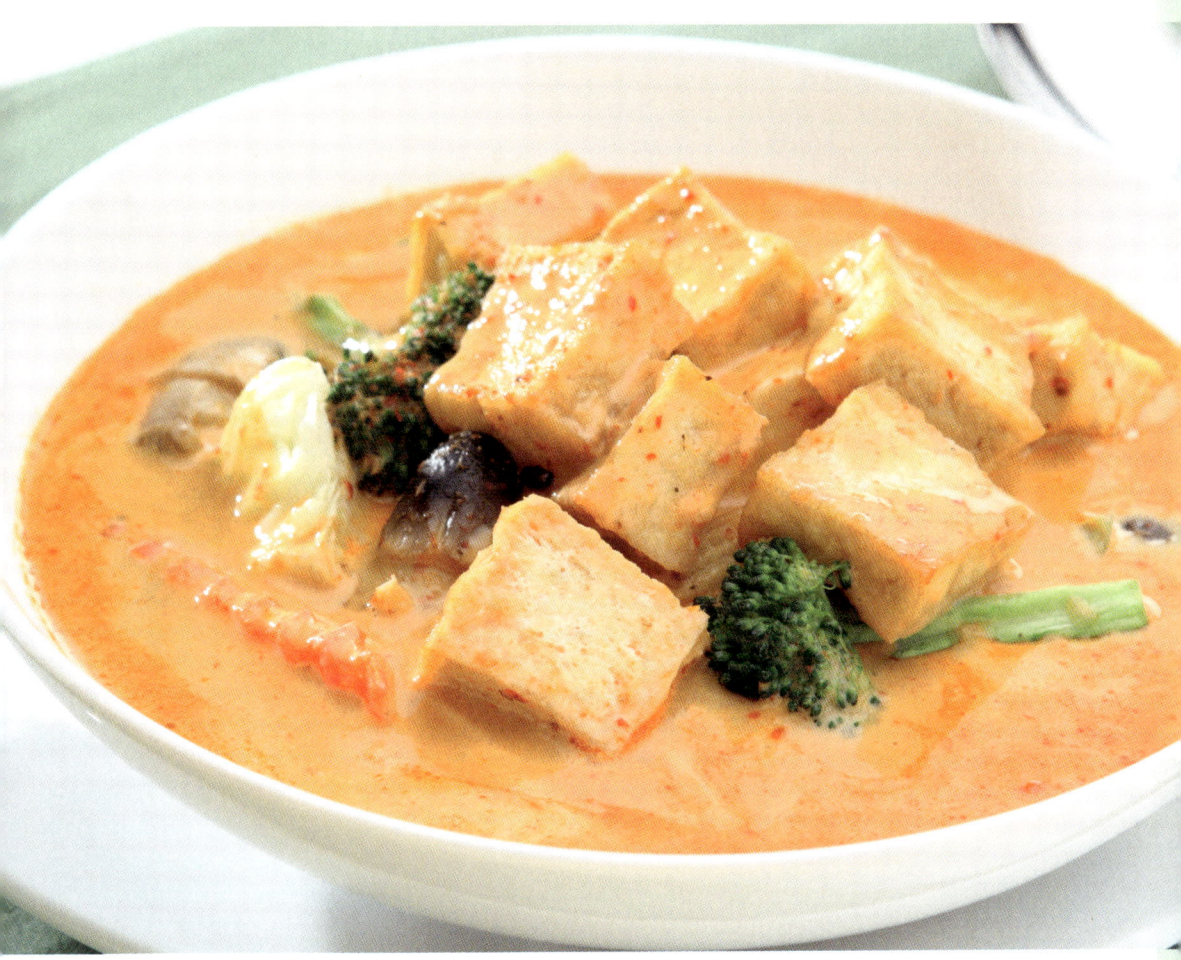

Asia-Gemüse mit Tofu

23 g E, 40 g F, 13 g KH

⏱ **20 MINUTEN**

Zutaten für 1 Portion

200 g kleine Champignons
1 rote Paprikaschote
100 g Tofu
1 Knoblauchzehe
1 walnussgroßes Stück Ingwer
1 EL helle Sojasoße
1 EL Apfelessig
2 EL Rapsöl, Salz, Pfeffer

1. Die Champignons mit Küchenpapier vorsichtig abreiben und halbieren. Die Paprikaschote waschen, putzen und in Würfel schneiden. Den Tofu trocken tupfen und würfeln. Den Knoblauch abziehen, den Ingwer schälen und beides in winzige Würfelchen schneiden. Mit Sojasoße, Apfelessig und 2 EL Wasser verrühren.

2. Das Rapsöl in einer beschichteten Pfanne erhitzen und den Tofu bei starker Hitze 2 Minuten knusprig anbraten. Mit einem Pfannenheber herausnehmen und beiseitestellen. Die Paprikawürfel unter Rühren 3 Minuten braten, bis sie etwas Farbe angenommen haben, dann die Pilze dazugeben und 1 Minute mitbraten.

3. Den Tofu wieder in die Pfanne geben, die Knoblauch-Ingwer-Soße angießen und alles etwa 2 Minuten weiterdünsten lassen. Mit Salz und Pfeffer abschmecken.

Buntes Gemüse mit Sesamtofu

26 g E, 37 g F, 17 g KH

🕐 **25 MINUTEN,**
zuzüglich 1 Stunde Marinierzeit

Zutaten für 1 Portion

1 Pck. Tofu (200 g)
1 TL Sesamöl
2 EL helle Sojasoße
100 g Blumenkohlröschen
1 kleine Möhre (ca. 100 g)
3 Stangen grüner
Spargel (ca. 100 g)
1 Knoblauchzehe
1 walnussgroßes Stück Ingwer
1 EL Sesamsaat
2 EL Rapsöl
Salz, Pfeffer

1. Den Tofu trocken tupfen und in 1 cm große Würfel schneiden. Mit dem Sesamöl und 1 EL Sojasoße vermischen und 1 Stunde (oder länger) zugedeckt ziehen lassen. Die Blumenkohlröschen in kleine Stücke teilen. Die Möhre schälen, putzen und in Stifte schneiden. Den Spargel waschen, eventuell im unteren Drittel dünn abschälen und in Stücke schneiden. Den Knoblauch abziehen, den Ingwer schälen und beides fein hacken.

2. Die Sesamsaat in einer beschichteten Pfanne ohne Fett rösten, herausnehmen und beiseitestellen.

3. Die Tofuwürfel abtropfen lassen. 1 EL Rapsöl in einer beschichteten Pfanne erhitzen und die Tofuwürfel in 3 bis 4 Minuten rundherum knusprig goldgelb anbraten. Herausnehmen und beiseitestellen.

4. Das restliche Rapsöl in die Pfanne geben. Knoblauch, Ingwer und Gemüse unter ständigem Rühren 2 Minuten braten. Etwa 50 ml Wasser angießen und das Gemüse zugedeckt bei mittlerer Hitze in etwa 5 Minuten bissfest garen. Mit der übrigen Sojasoße würzen und mit Salz und Pfeffer abschmecken. Die Tofuwürfel unterheben und mit Sesam bestreut servieren.

Gebratener Seidentofu mit Brokkoli und Pak Choi

29 g E, 33 g F, 18 g KH

🕐 **25 MINUTEN**

Zutaten für 1 Portion

200 g Brokkoli

200 g Pak Choi, Salz

1 Pck. Seidentofu (200 g)

10 g Sesamsaat

2 EL Rapsöl

3 EL Sojasoße

1. Von einem Brokkolikopf 200 g Röschen abschneiden. (Der restliche Brokkoli kann z. B. für eine Suppe verwendet werden.) Vom Pak-Choi-Kopf die Blätter ablösen, putzen und waschen.

2. Den Brokkoli in reichlich kochendem Salzwasser in 8 bis 10 Minuten bissfest kochen. Gegen Ende der Kochzeit die Pak-Choi-Blätter dazugeben. Durch ein Sieb abgießen und gut abtropfen lassen.

3. Den Seidentofu trocken tupfen und in mundgerechte Würfel schneiden.

4. Die Sesamsaat in einer beschichteten Pfanne ohne Fett rösten, herausnehmen und beiseitestellen. Das Rapsöl in die Pfanne geben und die Tofuwürfel von allen Seiten knusprig anbraten. Mit 2 EL Sojasoße ablöschen, aus der Pfanne heben und auf einem Teller anrichten. Das Gemüse im Bratfett schwenken und zum Tofu auf den Teller geben. Mit der restlichen Sojasoße beträufeln und mit der Sesamsaat bestreut servieren.

Info:

Pak Choi (oder Pak Soi) wird bei uns auch als Chinesischer Senfkohl bezeichnet. Er ist geschmacklich eng mit dem Chinakohl verwandt. Wenn Sie ihn also nicht bekommen, können Sie ihn getrost durch dieselbe Menge Chinakohl ersetzen. Gut machen sich in diesem Gericht aber auch Mangoldblätter.

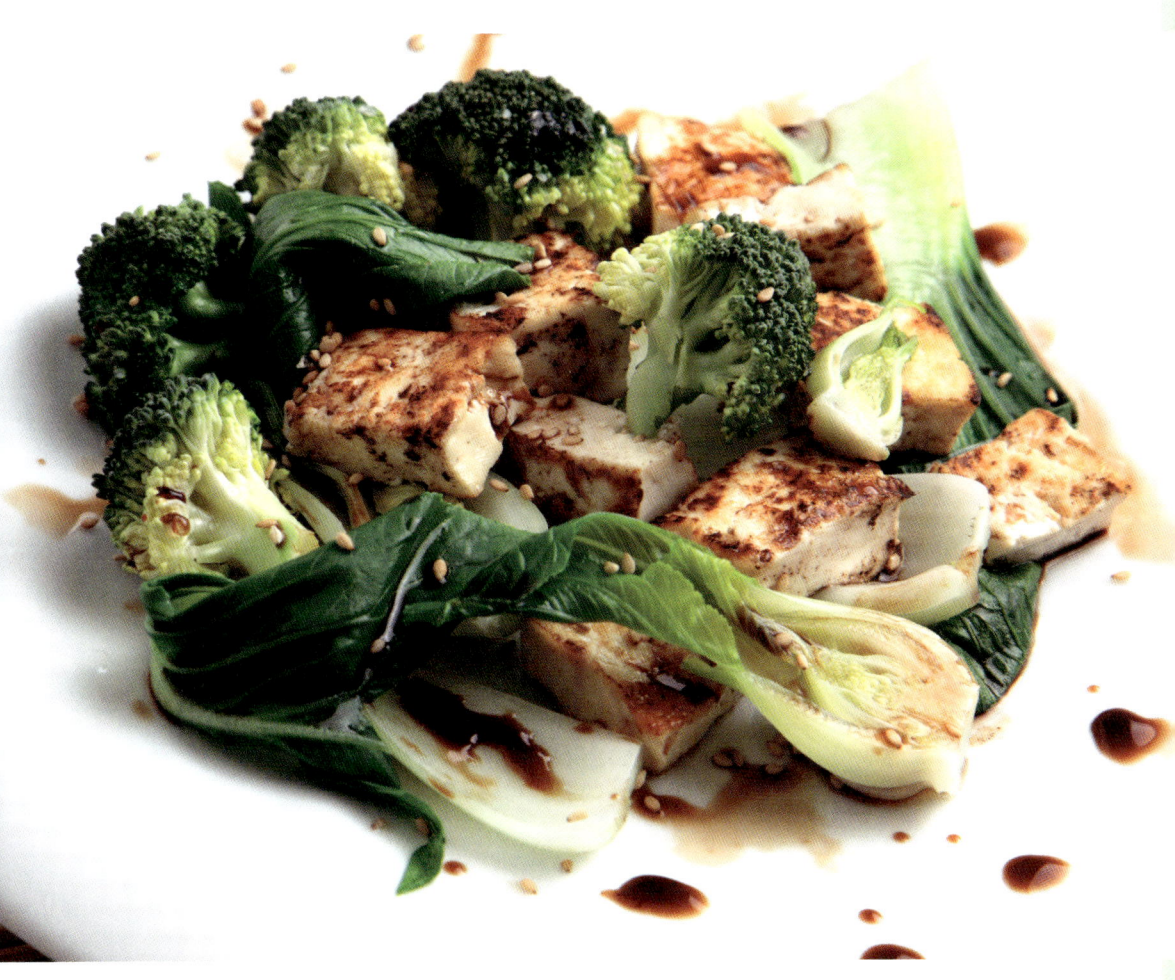

Champignons mit Tofufüllung

32 g E, 31 g F, 22 g KH

🕐 **30 MINUTEN**

Zutaten für 1 Portion

½ Dose stückige
Tomaten (ca. 200 g)

6 große weiße
Champignons (ca. 300 g)

1 EL Zitronensaft

1 TL Olivenöl

Salz, Pfeffer

1–2 Schalotten (ca. 30 g)

125 g Tofu

1 EL Olivenöl

2 EL fein gehackte Petersilie

30 g gehackte Cashewkerne

1. Den Backofen auf 200 °C vorheizen. Die Tomaten aus der Dose in eine Auflaufform füllen, in der die Champignons nebeneinander Platz haben.

2. Die Champignons mit Küchenpapier vorsichtig abreiben und die Stiele herausdrehen. Aus Zitronensaft, 1 TL Olivenöl, Salz und Pfeffer eine Marinade anrühren und die Champignons darin wenden. Mit der Öffnung nach oben in die Auflaufform setzen. Mit der restlichen Marinade beträufeln.

3. Die Schalotten abziehen und fein würfeln. Die Champignonstiele und den Tofu ebenfalls sehr klein würfeln. 1 EL Olivenöl in einer beschichteten Pfanne erhitzen, die Schalottenwürfel darin glasig dünsten. Die Champignonstiele dazugeben und kräftig anbraten. Tofu und Petersilie unterrühren, mit Salz und Pfeffer würzen und noch 2 Minuten unter Rühren braten.

4. Die Tofumischung in die Pilze füllen, mit den Cashewkernen bestreuen und im vorgeheizten Backofen 15 bis 20 Minuten backen, bis die Champignons Farbe angenommen haben.

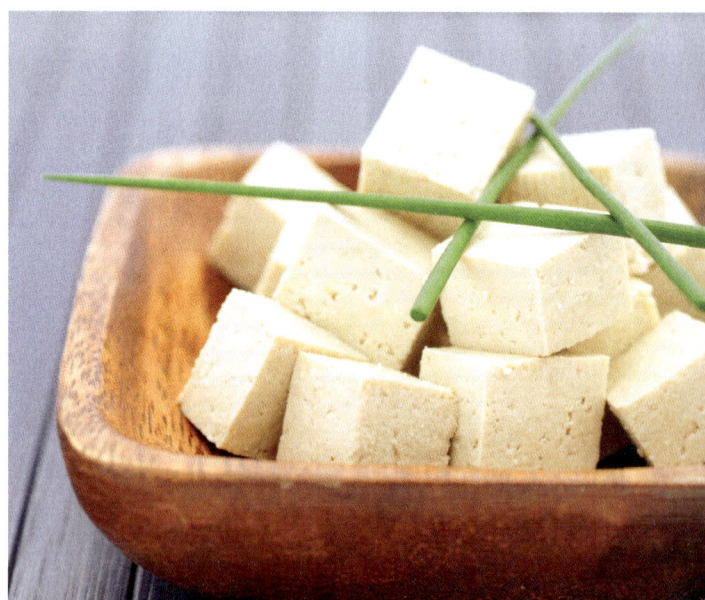

Tofupäckchen auf Tomaten-Zucchini-Gemüse

22 g E, 38 g F, 19 g KH

🕐 **30 MINUTEN**

Zutaten für 1 Portion

1 großer Zucchino (ca. 300 g)

Salz

150 g geräucherter Tofu

Pfeffer

2 EL Olivenöl

1 TL Paprikapulver edelsüß
oder rosenscharf

2 Schalotten

30 g schwarze
entsteinte Oliven

½ Dose stückige
Tomaten (ca. 200 g)

1. Den Zucchino waschen, putzen und längs halbieren. Aus der Mitte mit einem Gemüsehobel oder einem scharfen Messer 5 dünne Streifen herausschneiden. In einer breiten Pfanne Salzwasser zum Kochen bringen und die Zucchinistreifen darin 1 Minute blanchieren. Herausnehmen und gut abtropfen lassen. Den restlichen Zucchino in Würfel schneiden.

2. Den Backofen auf 200 °C vorheizen. Den Tofu trocken tupfen, salzen und pfeffern, in 5 ca. 1,5 cm breite Streifen schneiden und in die Zucchinistreifen wickeln. Mit einem Zahnstocher fixieren und die Tofupäckchen in eine feuerfeste Form setzen. 1 EL Olivenöl mit Salz, Pfeffer und Paprikapulver verrühren und die Päckchen damit einpinseln. Im vorgeheizten Backofen 10 Minuten gratinieren.

3. In der Zwischenzeit die Schalotten abziehen und fein würfeln. Die Oliven vierteln. Das restliche Olivenöl in einem Topf erhitzen und Schalotten- und Zucchiniwürfel andünsten. Tomaten und Oliven dazugeben und alles 5 Minuten bei schwacher Hitze köcheln lassen.

4. Das Tomaten-Zucchini-Gemüse in einen tiefen Teller geben und die Tofupäckchen daraufsetzen.

Rezeptverzeichnis

Aus dem Wasser

Genug für zwei

Alles Gemüse

Trendy vegan

Über die Autoren

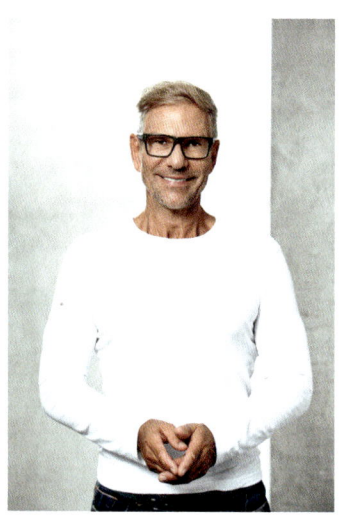

Dr. Dr. Michael Despeghel ist Sportwissenschaftler und Spezialist für gesunde Lebensführung. Er promovierte im Fach Sportmedizin an der Deutschen Sporthochschule in Köln und im Fach Philosophie an der Justus-Liebig-Universität Gießen. Er ist Geschäftsführer der Gesundheitsconsulting Despeghel & Partner, Vorstand der deutschen Gesellschaft für präventive Männermedizin e. V., Beiratsmitglied der Deutschen Stiftung für Männer Gesundheit und Gastdozent am Institut für Sportmedizin der Justus-Liebig-Universität Gießen. Als erfahrener Referent zu Gesundheits-, Präventions- und Fitnessthemen gibt er praktische und alltagsgerechte Empfehlungen zu einer gesunden Lebensgestaltung. Bereits 600 000 Menschen konnte er unter anderem in Vorträgen und Seminaren von einer nachhaltigen Lebensstiländerung überzeugen. Seine über 30 Bücher wurden insgesamt mehr als 300 000-mal verkauft. Bei riva sind bisher von ihm erschienen *Was können wir noch essen?*, *2 Tage Diät sind genug*, *So senken Sie Ihr biologisches Alter* und *Der 28-Tage-Plan gegen Entzündungen*.

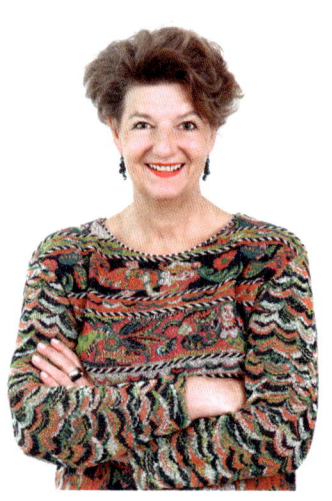

Doris Muliar, gebürtige Österreicherin, ist Journalistin für Hörfunk, Fernsehen und Verlage. Seit Mitte der 90er-Jahre schreibt sie Bücher mit dem Schwerpunkt gesunde Ernährung und entwickelt die Rezepte dafür. Im riva Verlag hat sie bereits an den beiden Bestsellern *Low-Carb* (mit Dr. Nicolai Worm) und *2 Tage Diät sind genug: Das Rezeptbuch* sowie *Der 28-Tage-Plan gegen Entzündungen* (beide mit Dr. Dr. Michael Despeghel) mitgewirkt sowie zahlreiche Bücher und Kalender zum Kochen mit dem Thermomix® herausgebracht, darunter der Bestseller *Abnehmen mit dem Thermomix®*.